歯科再生医学

Dental Regenerative Medicine

●編集
村上 伸也
網塚 憲生
齋藤 正寛
松本 卓也

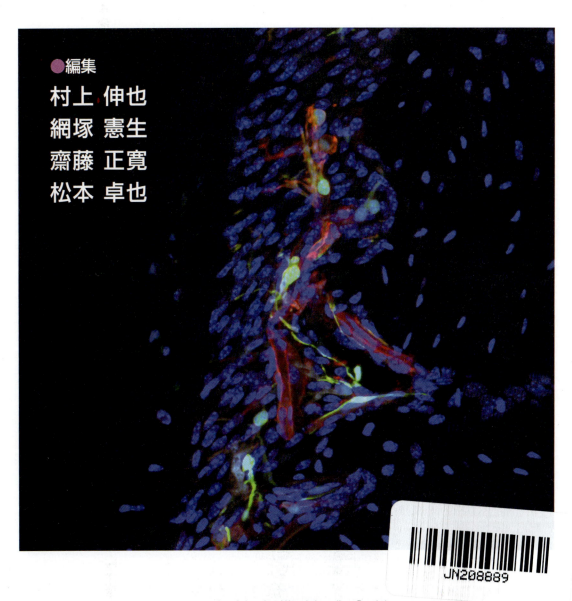

医歯薬出版株式会社

表紙の写真解説

　マウス歯根膜組織中に存在する Nestin-GFP 陽性細胞（緑色）は，毛細血管（赤色）近傍に位置する周皮細胞であり，歯周組織の恒常性を維持している間葉系幹細胞であると考えられる（青色：細胞核，左：象牙質，右：歯槽骨，中央：歯根膜）.

This book was originally published in Japanese under the title of :

SHIKA SAISEI IGAKU

（Dental Regenerative Medicine）

Editors:

MURAKAMI, Shinya et al.

MURAKAMI, Shinya
　Professor, Osaka University

© 2019　1st ed

ISHIYAKU PUBLISHERS, INC.
　7-10, Honkomagome 1 chome, Bunkyo-ku,
　Tokyo　113-8612, Japan

序

　病気や外傷等により組織・臓器の機能や形態が損なわれた場合に，それらを元通りに「再生」することは，医師・歯科医師が目指す究極の目標のひとつです．しかしながら，これまで積み重ねられてきた臨床経験から，その目標は決して容易に達成されるものではないことも明らかになっています．一方，Robert Langer らにより "Tissue Engineering" の考え方が紹介され，幹細胞・シグナル分子・足場材を，目標とする組織・臓器の特性に合わせて至適に融合することにより，「再生」を誘導することが理論的に可能であることが広く認知されるようになりました．加えて，分子生物学的に進展を遂げた発生学や幹細胞生物学の分野における新たな知識は，組織・臓器の発生過程を模倣することによる再生誘導の可能性，各種幹細胞を至適に増殖・分化誘導する方法の開発，そして ES 細胞や iPS 細胞の開発や応用へと様々に発展を遂げ，今後の再生医療の未来を明るく照らしています．

　歯科の分野において，「再生」という言葉が広く認知され使われ始めたのは歯周治療における GTR 法の誕生からではないでしょうか．その際に紹介された歯根膜に由来する細胞を歯周組織幹細胞として位置づけ，その細胞機能の活性化により歯周組織再生を達成しようとする考え方は，今日まで脈々と続いています．その後，歯学および歯科医療の分野で広く期待される様々な「再生」についても，それぞれの課題が整理され，新しい歯科再生医療の創出に向けて，多くの研究者の努力が今日まで継続されています．そして現在では，歯科再生医学という新しい学際的学問領域が誕生したといっても過言ではないでしょう．

　再生医学の知識や情報を再生医療の出口へと繋いでいくためには，基礎研究と臨床研究の学際的融合が欠かせません．本書では，歯科再生医学の全範囲を網羅すべく，それぞれの分野の第一人者の先生方に執筆を依頼いたしました．まず，再生という観点から理解しておくべき基礎情報を口腔の全組織に関して整理しています．また，口腔領域にコミットした足場材開発に欠かせない情報も，材料学的観点から記しています．そして，これら情報を基にして，現在進められている，あるいは今後進められる歯科再生医療開発（出口戦略）について，最後に纏めております．読者の主たる興味の分野から読み進めていただいても結構ですし，歯科再生医学全般についての知識の整理を目指して，読破いただいてもよろしいかと思います．

　"Drilling and Filling" と称された材料学に深く依存してきた歯科医療に，生物学に立脚した歯科再生医療が付加されることにより，21 世紀の歯科医学・歯科医療がさらに強靱なものになることを念じております．

　最後になりますが，ご多忙中にもかかわらず本原稿の執筆・編集にご協力をいただきました執筆者の先生方に深謝いたします．また，本書の発案から発行までのすべての過程でご尽力いただきました医歯薬出版の編集部諸氏に御礼申し上げます．

2019 年 3 月

村上伸也
網塚憲生
齋藤正寛
松本卓也

歯科再生医学
CONTENTS

第1章 歯科再生医学のための顎顔面発生生物学・組織学

1 顎顔面発生生物学・組織学　総論 ……………………………………網塚憲生
1 はじめに ……………………………………………………………………2
2 歯の発生におけるシグナル分子の時空的調節 ………………………3
3 歯周組織の組織構築と再生 ………………………………………………3
4 歯槽骨・顎骨におけるモデリングと骨リモデリング ………………4
5 唾液腺の組織・発生 ………………………………………………………4
6 口腔粘膜の組織学的特徴 …………………………………………………5
7 末梢神経の再生 ……………………………………………………………5
8 おわりに ……………………………………………………………………5

2 エナメル質・象牙質・歯髄 …………………………………………大島勇人
1 はじめに ……………………………………………………………………7
2 歯の発生 ……………………………………………………………………7
3 歯の構造 ……………………………………………………………………14
4 おわりに ……………………………………………………………………15

3 歯周組織 ………………………………………………………………入江一元
1 はじめに ……………………………………………………………………18
2 歯周組織の組織学的構造 …………………………………………………18
3 歯周組織の発生 ……………………………………………………………23
4 おわりに ……………………………………………………………………29

4 顎骨・歯槽骨 ………………………………長谷川智香，本郷裕美，網塚憲生
1 はじめに ……………………………………………………………………32
2 顎骨と歯槽骨の組織・発生学的特徴 …………………………………32
3 骨再生における骨誘導能と骨伝導能 …………………………………34
4 骨のでき方——モデリングと骨リモデリング ………………………36
5 骨再生バイオマテリアルによるモデリングと骨リモデリング ……37
6 骨再生にかかわる細胞群 …………………………………………………39
7 おわりに ……………………………………………………………………44

5 唾液腺組織 ···天野　修

1 はじめに ···46
2 大唾液腺 ···46
3 唾液腺の組織構造 ···48
4 唾液腺の発生 ···52
5 おわりに ···56

6 口腔粘膜組織 ···城戸瑞穂

1 はじめに ···59
2 口腔粘膜の部位による特徴 ···59
3 口腔粘膜の基本構造 ···60
4 上皮細胞の結合 ···62
5 口腔粘膜に存在する非角化細胞 ··69
6 おわりに ···69

7 神経組織 ···前田健康, 山田友里恵

1 はじめに ···72
2 神経細胞：ニューロン ···72
3 神経膠細胞 ···77
4 神経組織の再生 ···78
5 おわりに ···84

第2章　歯科再生医学のための細胞・分子生物学

1 歯科再生医学にかかわる遺伝子 ···山田　聡

1 はじめに ···88
2 歯根膜の網羅的遺伝子発現解析 ··89
3 歯根膜における機能未知遺伝子群の単離と機能解析 ····································91
4 歯根膜特異的分子 PLAP-1 によるサイトカイン機能制御を介した
　組織恒常性維持機構 ···94
5 歯根膜特異的分子 PLAP-1 の TLR を介した抗炎症機能 ·······························95
6 おわりに ···95

2 歯科再生医学にかかわる増殖因子，サイトカイン ···············山城　隆

1 はじめに ···98
2 PRP（多血小板血漿）療法 ···99
3 FGF（線維芽細胞増殖因子）···99

4	IGF1（インスリン様成長因子1）	100
5	PDGF（血小板由来増殖因子）	101
6	VEGF（血管内皮細胞増殖因子）	102
7	TGFβ（トランスフォーミング増殖因子β）	103
8	BMP（骨形成因子）	105
9	Wnt	106
10	おわりに	107

3 歯科再生医学にかかわる細胞外基質 ……齋藤正寛, 半田慶介

1	はじめに	112
2	歯の発生にかかわる細胞外基質	113
3	歯周組織の細胞外基質	116
4	歯周組織の微細線維形成機構	119
5	おわりに	120

4 歯科再生医学にかかわる幹細胞 ……齋藤正寛, 半田慶介

1	はじめに	124
2	歯髄再生療法の必要性	125
3	歯周組織の幹細胞	128
4	おわりに	134

5 歯科再生医学にかかわるメカノトランスダクション ……鈴木茂樹, 山田　聡

1	はじめに	138
2	メカノトランスダクションの分子機構	139
3	メカノトランスダクションによる遺伝子発現制御機構	140
4	SIBLINGs とメカノトランスダクション	141
5	歯科再生医学とメカノバイオロジー	143
6	おわりに	144

第3章　歯科再生医学のためのバイオマテリアル学

1 歯科再生医学のためのバイオマテリアル学　総論 ……松本卓也

1	はじめに	148
2	歯科再生医学におけるバイオマテリアル	149
3	バイオマテリアルの役割	151
4	バイオマテリアルの特性	151
5	おわりに	156

CONTENTS

2 無機・セラミック材料 ————————————————————————— 松本卓也

1 はじめに ……………………………………………………………… 158
2 歯科再生医学におけるバイオセラミックス ……………………… 158
3 バイオセラミックスの基礎と特徴 ………………………………… 164
4 バイオセラミックスの分類 ………………………………………… 166
5 おわりに ……………………………………………………………… 167

3 高分子材料 ———————————————————————————— 木村　剛, 岸田晶夫

1 はじめに ……………………………………………………………… 170
2 組織再生における高分子材料の応用 ……………………………… 170
3 高分子の基礎 ………………………………………………………… 174
4 おわりに ……………………………………………………………… 180

4 金属材料 —————————————————————————————————— 塙　隆夫

1 はじめに ……………………………………………………………… 182
2 歯科再生・再建医療における金属材料 …………………………… 183
3 チタンとチタン合金 ………………………………………………… 183
4 金属材料の特徴と合金 ……………………………………………… 185
5 金属材料の内部構造と機械的性質 ………………………………… 186
6 耐食性と組織適合性を担う表面構造 ……………………………… 188
7 金属の内部構造に支配される性質 ………………………………… 189
8 金属材料の表面に起因する性質 …………………………………… 190
9 生分解性金属 ………………………………………………………… 191
10 おわりに ……………………………………………………………… 192

5 マイクロエンジニアリング技術を用いた生体模倣デバイス ………… 鳥澤勇介

1 はじめに ……………………………………………………………… 194
2 マイクロデバイス（Organ-on-a-chip）…………………………… 194
3 マイクロデバイスの歯の再生研究への応用 ……………………… 195
4 マイクロデバイスによる骨髄の作製と培養システム …………… 197
5 マイクロデバイスによる濃度勾配の制御 ………………………… 199
6 マイクロデバイスによる力学的な環境の制御 …………………… 201
7 おわりに ……………………………………………………………… 203

6 三次元オルガノイド形成 ————————————————————— 穴田貴久, 鈴木　治

1 はじめに ……………………………………………………………… 206
2 三次元オルガノジェネシス ………………………………………… 206
3 顎顔面領域のオルガノジェネシス ………………………………… 208

vii

4 三次元オルガノジェネシスのためのスフェロイド培養 ……………………………209
5 おわりに ………………………………………………………………………………213

第4章 最先端歯科再生医療

1 歯髄・象牙質再生医療 ……………………………………佐々木淳一，今里　聡
1 はじめに ……………………………………………………………………………218
2 歯髄再生医療 ………………………………………………………………………218
3 象牙質再生医療 ……………………………………………………………………227
4 おわりに ……………………………………………………………………………230

2 歯周組織再生医療 …………………………………………………………村上伸也
1 はじめに ……………………………………………………………………………233
2 「歯周組織再生」とは ……………………………………………………………233
3 歯周組織再生医工学 ………………………………………………………………234
4 歯根膜の臨床的意義 ………………………………………………………………235
5 歯周組織再生療法の変遷 …………………………………………………………236
6 サイトカイン療法による歯周組織再生誘導 ……………………………………238
7 細胞移植治療による歯周組織再生誘導 …………………………………………243
8 おわりに ……………………………………………………………………………245

3 顎骨・歯槽骨の再生医療 ……………………………………………………朝比奈　泉
1 はじめに ……………………………………………………………………………248
2 現在の歯槽骨造成法 ………………………………………………………………248
3 分化成長因子を用いた歯槽骨再生 ………………………………………………251
4 Tissue Engineering（組織工学）による骨組織再生 …………………………252
5 現在の顎骨再建法 …………………………………………………………………255
6 顎骨の再生医療 ……………………………………………………………………256
7 おわりに ……………………………………………………………………………257

4 唾液腺組織再生医療 ……………………………………………………………阪井丘芳
1 はじめに ……………………………………………………………………………260
2 唾液の分泌障害の原因 ……………………………………………………………260
3 唾液分泌障害に対する再生医療の試み …………………………………………262
4 唾液分泌障害に対する再生医療の現状 …………………………………………263
5 放射線照射により唾液分泌障害を呈するマウスを用いた治療実験 …………265
6 おわりに ……………………………………………………………………………267

CONTENTS

5　口腔粘膜組織再生医療 ···泉　健次

1　はじめに ··270
2　口腔粘膜上皮再生医療におけるティッシュエンジニアリング的アプローチ ·····270
3　口腔粘膜のティッシュエンジニアリングを進化させるためのストラテジー·····275
4　おわりに ··279

6　神経組織再生医療 ··味岡逸樹

1　はじめに ··283
2　原因と症状 ··283
3　薬物療法 ··284
4　神経ブロック ··284
5　外科療法 ··285
6　バイオマテリアルを用いた末梢神経再生 ···286
7　末梢神経再生の最先端 ···287
8　おわりに ··291

7　次世代器官再生医療 ··大島正充, 辻　孝

1　はじめに ··294
2　器官発生プログラムに立脚した歯の再生戦略 ···295
3　三次元的な細胞操作技術による機能的な歯の器官再生 ····································295
4　歯根膜機能を有するインプラントの開発に向けた試み ····································300
5　歯周組織を有するバイオハイブリッドインプラントの開発 ·····························302
6　おわりに ··304

8　今後の歯科再生医学 ··松本卓也, 村上伸也

1　はじめに ··308
2　生命科学の進展 ··308
3　医用工学（バイオメディカルエンジニアリング）の進展 ·································309
4　倫理問題, 臨床応用 ··310
5　おわりに ··310

索引 ··312

執筆者一覧

編　集

村上伸也
網塚憲生
齋藤正寛
松本卓也

執　筆 (執筆順)

網塚憲生 (北海道大学大学院歯学研究院 口腔健康科学分野 硬組織発生生物学教室 教授)

大島勇人 (新潟大学大学院医歯学総合研究科 顎顔面再建学講座 硬組織形態学分野 教授)

入江一元 (北海道医療大学歯学部 口腔構造・機能発育学系 組織学分野 教授)

長谷川智香 (北海道大学大学院歯学研究院 口腔健康科学分野 硬組織発生生物学教室 助教)

本郷裕美 (北海道大学大学院歯学研究院 口腔健康科学分野 硬組織発生生物学教室 研究員)

天野　修 (明海大学歯学部 形態機能成育学講座 解剖学分野 教授)

城戸瑞穂 (佐賀大学医学部 生体構造機能学講座 組織・神経解剖学 教授)

前田健康 (新潟大学大学院医歯学総合研究科 高度口腔機能教育研究センター 教授)

山田友里恵 (新潟大学大学院医歯学総合研究科 高度口腔機能教育研究センター 助教)

山田　聡 (東北大学大学院歯学研究科 口腔生物学講座 歯内歯周治療学分野 教授)

山城　隆 (大阪大学大学院歯学研究科 口腔分化発育情報学講座 顎顔面口腔矯正学 教授)

齋藤正寛 (東北大学大学院歯学研究科 口腔修復学講座 歯科保存学分野 教授)

半田慶介 (東北大学大学院歯学研究科 口腔修復学講座 歯科保存学分野 講師)

鈴木茂樹 (東北大学病院 口腔回復系診療科 歯周病科 講師)

松本卓也 (岡山大学大学院医歯薬学総合研究科 生体材料学分野 教授)

岸田晶夫 (東京医科歯科大学 生体材料工学研究所 生体機能修復研究部門 物質医工学 教授)

木村　剛 (東京医科歯科大学 生体材料工学研究所 生体機能修復研究部門 物質医工学 准教授)

塙　隆夫 (東京医科歯科大学 生体材料工学研究所 医療基盤材料研究部門 金属生体材料学分野 教授)

鳥澤勇介 (京都大学白眉センター, 京都大学大学院工学研究科 マイクロエンジニアリング専攻 准教授)

鈴木　治 (東北大学大学院歯学研究科 顎口腔創建学講座 顎口腔機能創建学分野 教授)

穴田貴久 (九州大学 先導物質化学研究所 ソフトマテリアル学際化学分野 准教授)

今里　聡 (大阪大学大学院歯学研究科 顎口腔機能再建学講座 歯科理工学教室 教授)

佐々木淳一 (大阪大学大学院歯学研究科 顎口腔機能再建学講座 歯科理工学教室 講師)

村上伸也 (大阪大学大学院歯学研究科 口腔分子免疫制御学講座 口腔治療学教室 教授)

朝比奈　泉 (長崎大学生命医科学域 教授)

阪井丘芳 (大阪大学大学院歯学研究科 高次脳口腔機能学講座 顎口腔機能治療学教室 教授)

泉　健次 (新潟大学大学院医歯学総合研究科 口腔健康科学講座 生体組織再生工学分野 教授)

味岡逸樹 (東京医科歯科大学 脳統合機能研究センター 准教授)

辻　　孝 (理化学研究所 多細胞システム形成研究センター 器官誘導研究チーム チームリーダー)

大島正充 (徳島大学大学院医歯薬学研究部 顎機能咬合再建学分野 准教授)

第1章

歯科再生医学のための
顎顔面発生生物学・組織学

第1章　歯科再生医学のための顎顔面発生生物学・組織学

1 顎顔面発生生物学・組織学　総論

1 はじめに

　組織再生では，再生された組織の形態や機能は無論のこと，それに関連する他の組織・臓器とのバランスを保ちながら機能すること，つまり，われわれの健康な正常組織・器官に近づけることが目標の1つとしてあげられる．組織再生における基本的な3つの要素として，組織を再生しうる「細胞」，再生組織の大きさや形を規定する「足場」，そして，細胞の分化増殖の「調節因子」が存在する．再生医療では，これらの要素を組み合わせ，また，さまざまな応用技術を施すことで，大きさ・形・機能ともに生体内で十分に機能しうる組織・器官を再生することが望まれる．したがって，われわれの人体における複雑かつ精巧な正常組織および発生過程を理解することが重要と思われる．

　本書『歯科再生医学』の第1章「歯科再生医学のための顎顔面発生生物学・組織学」では，歯科領域における歯，歯周組織，歯槽骨や顎骨，腺組織，粘膜組織そして神経組織を構成する細胞や組織像を中心に解説した．つまり，第1章では，再生における3つの要素の1つである「細胞」ならびに再生で目指すべき組織構造や機能が記載されており，また，組織再生についても一部言及することで，第2章以降の理解の助けとなるようにしてある．一方，第2章「歯科再生医学のための細胞・分子生物学」では，歯科領域の各組織の再生を調節する「因子」について，また，第3章「歯科再生医学のためのバイオマテリアル学」では，再生医学・医療に用いられるバイオマテリアルといった「足場」について記載することで，再生における3つの要因を歯科医学・基礎医学的な観点からまとめている．そして，第4章「最先端歯科再生医療」では，最先端の歯科再生臨床について記載しているが，特に，第1章と第4章における各項目が互いに対比できるように，歯，歯周組織，歯槽骨・顎骨，唾液腺，口腔粘膜，神経組織の順で掲載してある．読者が従事する研究・教育・臨床に応じて，また，基礎あるいは臨床における興味に応じて，本書をご参考にしていただければ幸甚である．なお，歯科領域以外の読者にも理解できるように，専門用語の統一を図った．別の表現などもあると思われるが，ご容赦をいただきたい．

　以下に，第1章の各項目における要点を記した．また各項目のまとめを文末の**表 1-1-1**に示した．

1. 顎顔面発生生物学・組織学　総論

2 ## 歯の発生におけるシグナル分子の時空的調節

　歯の発生は，口腔粘膜上皮と頭部神経堤由来間葉における上皮間葉相互作用によって細胞分化・増殖が空間的，時間的に調整されている．歯の発生におけるシグナル分子もまた時空的に ON-OFF が調節されており，歯列のパターニング（顎堤における歯種の決定や形態形成）は *Msx* や *Dlx* などによって，一方，歯胚の分化は *Shh*，*Bmps*，*Fgfs*，*Wnt* などのシグナル分子などによって厳密に調節されている．また，各発生段階における基底膜や象牙質などは足場 scaffold として作用し，エナメル質や象牙質は歯の特徴である石灰化した細胞外基質 extracellular matrix として成熟・形成していくことで，その機能を発揮する．歯の修復については，エナメル質は細胞が失われた部位であるため，材料修復学的に再建されるのに対して，象牙質は象牙芽細胞とその周囲の歯髄の細胞群（象牙質・歯髄複合体）によって維持・調節される．歯は，咬合力・咀嚼力といった力学的負荷（メカニカルストレス）や口腔内環境からのさまざまな刺激を受けながら，長年，維持・機能する必要があるため，歯の再生あるいは修復のどちらにおいても力学的強度を備える必要がある．

3 ## 歯周組織の組織構築と再生

　歯周組織は，歯根表面のセメント質，顎骨から続く歯槽骨，セメント質と歯槽骨を連結する歯根膜，そして，歯頸部で歯を取り巻く歯肉から構成される．歯根膜は歯を歯槽骨に連結・維持するだけでなく，痛みや圧覚・触覚などの感覚器，歯に加わる咬合圧の緩衝装置，セメント質や歯槽骨への栄養供給の場，そして，歯周組織の再生をつかさどる幹細胞の供給の場として機能する．歯根膜にはⅠ型コラーゲン線維を主体とした主線維が走行しており，歯槽骨やセメント質ではシャーピー線維として基質内に埋入することで歯根膜と歯槽骨/セメント質を強靱に固定している．歯根膜には，線維芽細胞，未分化間葉系細胞，血管内皮細胞，マクロファージなどが局在するとともに，Ⅰ・Ⅲ型コラーゲンおよびオキシタラン線維やペリオスチン periostin などが存在する．歯根膜におけるコラーゲン線維をはじめとする基質改変はターンオーバー turnover が速いことが知られており，歯根膜の線維芽細胞がコラーゲン線維の合成・分泌だけでなく，その分解・処理にあたっている．一方，歯肉は口腔からの刺激や細菌侵襲からのバリアとして機能しており，付着上皮の粘膜固有層では，コラーゲン線維束が歯槽骨へと連結，すなわち線維性付着を示すことで，粘膜固有層と歯槽骨が密着し，物理的強度を上げている．一方で，歯肉の内縁上皮は歯肉溝上皮と付着上皮に分けられ，付着上皮はヘミデスモゾームを介した歯への付着，つまり上皮性付着を示す一方で，上皮の細胞間隙がやや緩く，白血球などが遊走できるようになっている．このように，歯周組織はさまざまな細胞・組織の複合体である．よって，歯周組織の再生では，歯周病などで失われた歯根膜，歯肉，セメント質，歯槽骨の形態的再建だけでなく，歯肉の線維性付着・上皮性付着，歯槽骨の再構築，感覚器としての神経や血管を含有しながらも，咬合圧に耐えうる歯根膜など組織複合体としての形態・機能の両方が求められる．

第1章　歯科再生医学のための顎顔面発生生物学・組織学

4 歯槽骨・顎骨におけるモデリングと骨リモデリング

　顎顔面領域に存在する歯槽骨・顎骨は，咀嚼筋や表情筋などと連携して，咀嚼・咬合などを含めた顎顔面の運動に関与する．特に歯槽骨は，咀嚼・咬合などのメカニカルストレスが負荷する歯を歯根膜を介して維持するだけでなく，口腔機能全体にも寄与する組織である．一般に，健常な成人において歯槽骨や顎骨を含めた骨は絶えず「骨の置き換え」である骨リモデリング bone remodeling を受けることで，強度としなやかさを維持している．しかし，個体発生期や骨の成長期においては，モデリング modeling という「骨の形づくり」が行われる．モデリングは，骨リモデリングとは異なり，破骨細胞による骨吸収に依存せずに新しい骨をつくりあげていく現象である．一方で，骨再生では骨の発生や成長期と同様の過程を再現するため，モデリングと骨リモデリングともに起こりうる．さらに骨再生の様式として，さまざまな足場やシグナル分子を用いることで，母床骨から周囲の骨補填材などへと骨形成を波及させる骨伝導 osteoconduction，ならびに骨以外の組織の細胞を骨原性細胞・骨芽細胞へと分化させて骨形成を誘導する骨誘導 osteoinduction がある．したがって，骨再生において，骨補填材やシグナル因子による骨伝導や骨誘導を適切に導くことで，骨の再生の速さ，領域・形，メカニカルストレスへの抵抗性などを考慮しながら骨形成を誘導することが重要である．そして，最も重要な点は，最終的に十分な骨強度を示す幾何学構造ならびに適切なコラーゲン線維の配列や架橋構造，そして機能的な骨細胞ネットワークなどを備えるなど，骨質 bone quality の面からも優れた成熟骨を誘導することと考えられる．

5 唾液腺の組織・発生

　唾液腺は，腺房部における外分泌物の合成・分泌および導管からの放出だけでなく，自律神経系による調節，電解質を主とする成分の再吸収と添加，さらには筋上皮細胞の収縮による分泌物の導管への移行など，さまざまな機能が備わった組織である．また，唾液腺の分泌物には BDNF，EGF，HGF，IGF1，NGF，TGFα/β など細胞増殖因子やカリクレインなどのタンパク質分解酵素をはじめ多くの生理活性物質が含まれている．唾液腺の発生は胎生期の形態形成 morphogenesis と，生後も続く細胞分化 cytodifferentiation に大別して考えることができる．唾液腺の形態形成には，上皮間葉相互作用が関与すること，腺房の分化発生には腺房細胞の細胞増殖やアポトーシスが離乳期まで続くこと，腺房細胞の分化増殖には交感神経の β アドレナリン受容体とそのシグナル伝達が関与することなど，時空的に複雑な細胞間・細胞基質間作用および分化増殖因子による作用が重要な役割を果たす．唾液腺の正常組織・機能の再生には，これら腺の各部位における形態的・機能的回復が必須となるが，ヒトで唾液腺を完全に再生させた報告は未だにない．近年，放射線照射後のマウスの唾液腺組織に幹細胞を移植することで唾液分泌を回復させた研究成果があり，組織幹細胞や iPS 細胞を用いた動物実験が先行している．

6 口腔粘膜の組織学的特徴

　口腔粘膜は，部位によって多様に角化・錯角化または非角化を示す重層扁平上皮によって覆われており，口腔内からの化学刺激，細菌や物理的負荷から内部組織を保護している．たとえば，歯肉の付着上皮では陥入の深い上皮脚を伸ばしており，上皮脚に囲まれる結合組織乳頭にはコラーゲン線維束が歯槽骨に向かって伸びて歯肉と歯槽骨を強固に密着させている．口腔粘膜上皮は，他の上皮と同様に細胞間接着装置や細胞骨格が発達することで物理的強度を得ているが，粘膜上皮は単にバリアとして機能するだけでなく，そこには樹状細胞，ランゲルハンス細胞，ヘルパーT細胞，マクロファージの他，自然免疫で働く自然リンパ球など免疫反応にかかわる細胞群も存在している．このような粘膜組織の創傷治癒においては，上皮間葉転換の関与や幹細胞が炎症を記憶し，組織の再生を高めることが報告されている．また，粘膜再生は細胞シートやその周囲組織を含む再生技術により飛躍的に発展してきた領域の1つであるが，その一方で，口腔粘膜組織には血管，神経，免疫担当細胞などが必要であり，口腔内からの刺激や細菌叢に対応した構造・機能を付加させることが重要である．

7 末梢神経の再生

　中枢神経の再生は容易ではなく，神経回路の再構築・機能回復まで完全に誘導するのはむずかしい．その一例として，中枢神経の損傷では，軸索再生が抑制されるとともに血液脳関門によるバリアが破壊され，免疫系細胞が中枢神経に侵入し神経変性を引き起こすことが示されている．このような中枢神経に比べて，末梢神経はやや高い再生力を有する．末梢神経が傷害されると，その遠位側ではワーラー変性が誘導される．ワーラー変性により軸索とミエリンの断片化が生じ，それをマクロファージが貪食することで以前の軸索部位が除去されるが，その後，そこにシュワン細胞が増殖し，ビュングナー帯 Hanken-Büngner band とよばれる帯状の細胞層を形成する．ビュングナー帯は軸索再生のトンネル状の足場として機能するとともに，神経栄養因子を供給することで軸索再生を誘導することが知られている．また，末梢神経では，軸索の再生は損傷部に近いランヴィエの絞輪から発芽によって再生していくが，その先端は細胞骨格が豊富な成長円錐を形成し，netrin，semaphorin，ephrin などの誘導を受けて伸長していく．

8 おわりに

　顎顔面・口腔を構成する正常組織は，さまざまな形態・機能を有する組織の複合体であり，その精巧な細胞・組織機能を理解することが重要である．近年の再生医学・医療の発展に伴い口腔組織の再生についても大きな進展が認められ，歯周組織再生における FGF2 の臨床応用，組織幹細胞や iPS 細胞などを用いた細胞治療，あるいは骨・軟骨の再生にお

けるバイオマテリアルの臨床応用など，知見や技術が大きく飛躍し成功を収めてきた医学・医療分野と考えられる．その一方で，顎顔面・口腔という複雑な器官に対して，組織損傷・感染・自己免疫疾患・外傷などといった侵襲の種類や程度の違いによって，それに応じた再生法・技術や現実的なゴールも異なると思われる．

（網塚憲生）

表 1-1-1　口腔組織における組織学的特徴および組織再生のポイント

	組織学的特徴	組織再生におけるポイント
歯の再生	歯冠は，象牙芽細胞の細胞突起が走行する象牙質を主体として構成されており，その表層を細胞成分のないエナメル質が覆い，また，象牙質の内部に歯髄が位置している．	歯冠の形態形成は，エナメル形成と象牙質・歯髄複合体形成に分けて考えられるが，ともに上皮間葉相互作用や局所因子の時空的な on-off 機構，さらに，足場による影響を受ける．また，高い再生能力を示す歯髄は象牙質などの修復などにおいて重要な役割を担う．
歯周組織の再生	歯周組織は，セメント質，歯根膜，歯槽骨，歯肉からなる組織であり，痛みや圧覚・触覚などの感覚器，歯に加わる咬合圧の緩衝装置，セメント質や歯槽骨への栄養供給として機能する．	歯周病などで失われた歯根膜，歯肉，セメント質，歯槽骨の再建だけでなく，歯肉の線維性付着・上皮性付着，歯槽骨の再構築，感覚器としての神経や血管を含有しながらも咬合圧に耐えうる歯根膜などといった組織複合体としての形態・機能の両方が求められる．
歯槽骨・顎骨の再生と再建	骨には，骨形成を行う骨芽細胞，骨吸収を営む破骨細胞，骨基質内部に包埋された骨細胞が存在する．骨基質の硬さはハイドロキシアパタイト（骨アパタイト），また，しなやかさはコラーゲン線維に由来する．	「骨の形づくり」であるモデリングで骨の形態形成が誘導される．成長後の骨は「骨の置き換え」である骨リモデリングで骨量が維持・調節されている．正常な骨リモデリングでは，破骨細胞と骨芽細胞とのカップリングに依存している．骨再生には骨誘導と骨伝導があるが，いずれの場合も，最終的に形成された骨は，骨だけでなく優れた骨質が要求される．
唾液腺の再生	唾液腺は腺房部（終末部）と導管部に分けられ，腺房部では腺房細胞や筋上皮細胞で構成されるほか，神経性の調節を受けている．	唾液腺の分化は，胎生期における形態形成，および，生後も続く細胞分化の二段階に分けられる．唾液腺の発生は，上皮間葉系相互作用や多様な因子の影響を受ける．唾液腺は組織形態学的な回復だけではなく，唾液の産生・分泌といった機能的回復が必須となる．組織幹細胞や用いた研究に期待が寄せられている．
口腔粘膜の再生	口腔粘膜は角化・錯角化または非角化を示す重層扁平上皮によって構成されており，口腔内の化学刺激，および，細菌や物理的負荷から内部組織を保護している．また，免疫系細胞や神経・血管も重要な役割を果たしている．	口腔粘膜上皮は，細胞間接着装置や細胞骨格にて物理的強度を得てバリアとして機能しているほか，免疫系細胞も存在する．粘膜の創傷治癒においては，近年，上皮間葉転換および幹細胞の炎症記憶などが関与していることが明らかにされている．
顎顔面の神経の再生	中枢神経では，神経細胞とその支持・栄養・代謝・髄鞘形成を行う神経膠細胞および血管が存在する一方，末梢神経では，神経膠細胞の代わりにシュワン細胞が存在する．	中枢神経の再生は困難であるが，末梢神経は比較的高い再生能力を示す．末梢神経を傷害すると，その遠位側では軸索とミエリンの断片化が生じ，それをマクロファージが貪食することで以前の軸索部位が除去・消失される．その後，消失した軸索に沿ってシュワン細胞が増殖し，軸索再生のトンネル状の足場を形成することで軸索再生を誘導していく．

第 1 章　歯科再生医学のための顎顔面発生生物学・組織学

2 エナメル質・象牙質・歯髄

1　はじめに

　再生医学の歯科臨床への応用を考えた場合，さまざまなレベルでの歯科再生医療が考えられる．すでに臨床応用が実現している GBR 法（足場）やエムドゲイン（成長因子）に加え，PRP（多血小板血漿）などの血小板由来増殖因子を用いた臨床（PRP 療法）が行われている．将来的には，歯の再生や歯根膜付きインプラントのような「夢の治療」から象牙質・歯髄複合体や歯周組織の再生，現実的な細胞もしくは生体活性因子の移入まで歯科再生医療の範囲は広く[1]，歯周組織再生用 FGF2 製剤が 2016 年に製造販売承認されたのは記憶に新しい．「歯の再生」および「歯髄・象牙質再生」を考えるうえで基盤となるのが，歯の初期発生，エナメル質・象牙質・歯髄の発生と構造である．

　歯 tooth は象牙質 dentin を主体として構成されているが，表面がエナメル質 enamel で覆われ顎の外に露出している部分を歯冠 crown，顎骨の歯槽の中にあってセメント質 cementum に覆われている部分を歯根 root という．歯（象牙質）の内部には，だいたいその外形に一致した歯髄腔 pulp cavity とよばれる空洞があり，その中に歯髄 dental pulp を容れている．セメント質は歯周組織 periodontium に含まれるので，本稿では，歯を構成する組織のうち，エナメル質・象牙質・歯髄の発生と構造について扱い，歯の発生過程を中心に述べる．

2　歯の発生

1 歯の初期発生

　歯の発生は，口腔粘膜上皮（外胚葉）とその下の頭部神経堤由来間葉（外胚葉性間葉）間の上皮間葉相互作用により，時間的・空間的な細胞の増殖と分化の正確な調節を受け，誘導，形態形成，細胞分化・基質分泌と段階的に進行する（**図 1-2-1**）[2-12]．組織間相互作用に重要な役割を担う主要なシグナル分子は，骨形成タンパク質（BMP），線維芽細胞増殖因子（FGF），ソニックヘッジホッグ（SHH），腫瘍壊死因子（TNF）ファミリー，ウィント（Wnt）である．このシグナルのセット組は他の器官発生でも同様に用いられるので，ツールキット遺伝子とよばれる[13]．

7

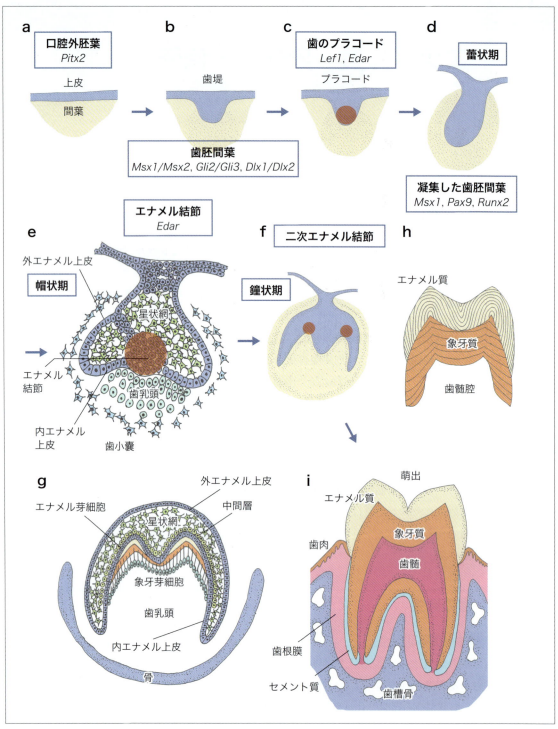

図 1-2-1　歯の発生過程
歯の発生は，口腔外胚葉と外胚葉性間葉間の相互作用により，誘導（歯堤→プラコード），形態形成（蕾状期→帽状期→鐘状期），細胞分化と基質分泌（鐘状期）と進行する．
□の中のイタリック文字は鍵となる転写因子を示す．

2. エナメル質・象牙質・歯髄

　歯の発生は，3つのステージ，すなわち蕾状期 bud stage，帽状期 cap stage，鐘状期 bell stage を経る（図1-2-1a～f）．帽状期歯胚になると，歯胚上皮は，エナメル器 enamel organ とよばれるようになり，外エナメル上皮 outer enamel epithelium，内エナメル上皮 inner enamel epithelium，エナメル結節 enamel knot，星状網 stellate reticulum から構成される（図1-2-1e）．外胚葉性間葉は，歯髄になる歯乳頭 dental papilla と歯周組織に分化する歯小嚢 dental follicle に分かれる．鐘状期歯胚になると，咬頭頂から細胞分化が進行し，象牙芽細胞 odontoblast とエナメル芽細胞 ameloblast が，それぞれ象牙質とエナメル質の形成を開始する（図1-2-1g）．両者の成長線から象牙質形成とエナメル質形成の方向が理解できる（図1-2-1h）．歯が萌出すると，口腔内にエナメル質が露出する（図1-2-1i）．

　蕾状期より前では，歯の誘導能が上皮にあり，蕾状期より後では，その誘導能は間葉に移る．上皮間葉組換え実験により，足底部の上皮と蕾状期より後の歯胚間葉を組み合わせると歯胚が形成され，同時期の歯胚上皮を皮膚の間葉と組み合わせると表皮が形成されることが示されている．歯胚上皮にある歯の誘導因子は，その後時間とともに間葉にシフトする．最も早い歯胚間葉シグナルの1つである Pax9 は Fgf8 で誘導され，BMP2 と BMP4 で抑制され，歯の形成部位が決まる．

　魚類（一部を除く），両生類，爬虫類の歯はすべて同じ形（同歯性）であるが，ほとんどの哺乳類では歯の形が異なり（異形歯性），切歯，犬歯，臼歯の3つの歯種に分かれる．顎堤における特異的な歯種の決定は歯列のパターニングとよばれ，2つの仮説モデルが提唱されている．1つは，歯の形を担う因子がそれぞれの歯種に対応して外胚葉性間葉内に存在するという「場の理論 field theory」で，それぞれの場に異なる組み合わせの転写因子遺伝子が発現している事実により支持される．もう1つは，それぞれの歯種が，上皮からのシグナルでつくる歯の形をプログラムされた外胚葉性間葉細胞のクローンによって決定されるという「クローン理論 clone theory」で，分離した将来第一臼歯になることが運命づけられた組織が，その正常な位置的な順序で3つの臼歯が形成されるように発生が進行する事実により支持される．両方のモデルは相反する説ではなく，組み合わせて考えるべき理論と思われる．

　外胚葉性間葉におけるホメオボックス遺伝子発現のパターンについて，歯胚発生開始前の Msx1 と Msx2 遺伝子の発現は，切歯（ヒトの場合は切歯・犬歯）が発生する領域の外胚葉性間葉に限局している．一方，Dlx1 と Dlx2 は多咬頭歯が発生する外胚葉性間葉細胞に発現する．Dlx1 と Dlx2 の発現領域は広範で，Barx1 発現は Dlx1 と Dlx2 と重なり合い，臼歯になる外胚葉性間葉細胞に対応している．このホメオボックス遺伝子モデルは，これらの遺伝子の重なり合う領域が歯種の形態形成の位置情報を提供することを提唱している．切歯領域での Barx1 異所性発現は，結果として切歯歯胚が臼歯として発生する．切歯から臼歯への形質転換は切歯遺伝子（Msx）の喪失と臼歯遺伝子（Barx1）の獲得の組み合わせを必要とする．

　エナメル結節は，帽状期歯胚の歯乳頭に面した細胞分裂しない上皮細胞集団である．エ

ナメル結節は，組織学的に識別できる帽状期までに，*Shh*，*Bmp*，*Fgf*，*Wnt* を含む多くのシグナル分子遺伝子を発現する．エナメル結節からの SHH シグナルは，内エナメル上皮と外エナメル上皮の移行部（上皮の折れ返り）であるサービカルループの成長に必須である．エナメル結節シグナルは，帽状期臼歯の将来の咬頭頂の先端に位置する二次エナメル結節の形成に影響を与えることにより，歯冠形態のパターニングを調節しており，咬頭形態形成を組織化する形態形成中心として働く．

2 象牙質・歯髄複合体の発生

象牙質はⅠ型コラーゲン線維を主体とする石灰化組織であるが，歯髄は硬組織である象牙質に囲まれ，外界とは根尖孔で交通するという一種の閉鎖空間に近い特殊な環境におかれている疎性結合組織である（**図 1-2-1i**）[11, 12, 14]．象牙質と歯髄はともに歯乳頭に由来する間葉組織で，脳や脊髄などの中枢神経の原基（神経管）がつくられるときに，上皮から間葉にこぼれ落ちた細胞群で，歯のできる領域に遊走し，歯胚上皮細胞の誘導により象牙質を形成する象牙芽細胞に分化する（**図 1-2-2a〜d**）．象牙芽細胞は歯髄に存在し，その細胞突起を象牙質中の管状構造物である象牙細管に伸ばしているので（**図 1-2-2e, f**），一度象牙質に侵襲が加わると象牙細管が口腔内に露出することになり，象牙細管もしくは象牙芽細胞突起を通して歯髄が影響を受け，歯髄炎が惹起される．このように，象牙質と歯髄は，発生学的・構造的・機能的に互いに密接な関係をもつことから，象牙質・歯髄複合体という概念が生まれた．象牙芽細胞の分化は，鐘状期歯胚の将来咬頭頂になる部位から開始するが（**図 1-2-1g**），象牙質形成は上皮間葉相互作用により進行する．内エナメル上皮細胞から分泌された成長因子やシグナル分子〔transforming growth factor（TGF）*β* スーパーファミリー，インスリン様成長因子（IGF），Wnt，FGF など〕が基底膜に吸着されることがきっかけになるという．最後の細胞分裂を終えた基底膜近くの歯乳頭細胞が成長因子の受容体を発現するようになると，これらの細胞は基底膜に接し，基底膜に吸着していた成長因子などを受け取って象牙芽細胞に分化すると考えられている（**図 1-2-2a〜d**）．一方，エナメル芽細胞の分化（エナメル質基質の沈着）には石灰化象牙質の存在が必須である．

基底膜に接した歯乳頭細胞は，極性を示すようになると前象牙芽細胞 preodontoblast，コラーゲン線維の分泌を開始すると象牙芽細胞 odontoblast になる（**図 1-2-2c, d**）．ゴルジ装置や粗面小胞体を発達させた円柱形を呈する象牙芽細胞は，細胞遠位端（基底膜側）に細かい複数の細胞突起をもつようになる．このような象牙質形成にかかわる象牙芽細胞を幼若象牙芽細胞 immature odontoblast とよび（**図 1-2-2d**），これによって形成された象牙質を外套象牙質という．

基質を分泌すると同時に細胞層を維持しながら歯髄内方に後退する象牙芽細胞は，互いに押し合い，細胞層は多列上皮様の配列を呈するようになる．この時期の象牙芽細胞は1本の太い細胞突起を発達させ，象牙芽細胞層内には有窓性毛細血管が象牙前質近傍に位置し，迅速なアミノ酸とミネラルの供給を担う．この時期の象牙芽細胞は成熟象牙芽細胞

2. エナメル質・象牙質・歯髄

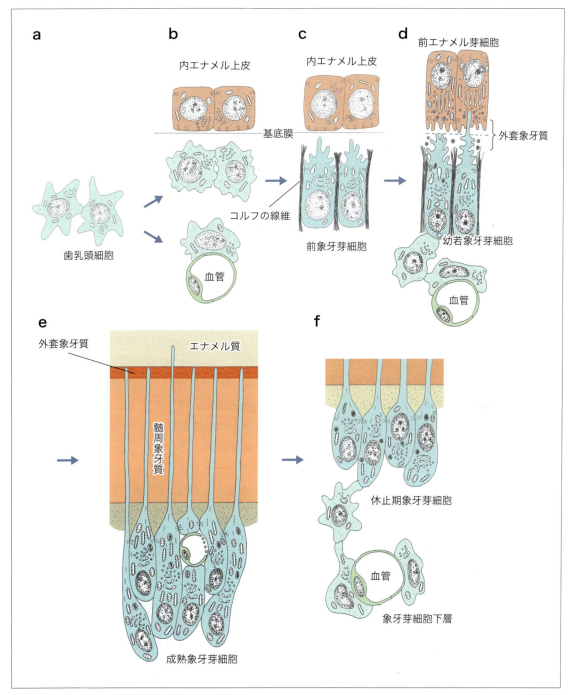

図1-2-2 象牙質・歯髄複合体の発生過程
歯乳頭細胞→前象牙芽細胞→幼若象牙芽細胞→成熟象牙芽細胞→休止期象牙芽細胞と進行する．歯乳頭細胞は，最後の細胞分裂後，二方向性に分化し，一方は象牙芽細胞に，他方は象牙芽細胞下層になると推測されている．

mature odontoblast とよばれ，髄周象牙質の形成にかかわる（**図 1-2-2e**）.

　分泌活性を急速に減弱させ，細胞層の高さが減少する時期の象牙芽細胞を，休止期象牙芽細胞 resting odontoblast とよぶ（**図 1-2-2f**）．この時期までに形成される象牙質を第一（原生）象牙質 primary dentin とよび，その後，休止期象牙芽細胞が一生をかけてゆっくり形成する象牙質を第二象牙質 secondary dentin とよぶ．なお，これらの象牙芽細胞の分類はわれわれの研究成果に基づいて分類したものであり[15, 16]，研究者によりその分類法は異なる．

　歯科再生医学においては，歯の特殊性について理解する必要がある．骨，セメント質，象牙質は特殊に分化した結合組織で，I型コラーゲンを主体とした基質に，リン酸カルシウム結晶（ハイドロキシアパタイト）が沈着したものである．形成細胞はアルカリホスファターゼ（ALPase：リン酸イオンの供給とピロリン酸分解の役割を担う）活性をもち，十分な血液の供給が必要である．骨，セメント質に特徴的な非コラーゲン性タンパク質として，Small Integrin-Binding Ligand N-linked Glycoprotein（SIBLING）ファミリーがある．SIBLING ファミリーには，象牙質シアロリンタンパク質〔DSPP；*Dspp* 遺伝子は象牙質リンタンパク質（DPP）と象牙質シアロタンパク質（DSP）をコードしている〕，象牙質基質タンパク質1（DMP1），骨シアロタンパク質（BSP），基質細胞外リン糖タンパク質（MEPE），オステオポンチン osteopontin がある．骨芽細胞，骨細胞，破骨細胞がこれらのタンパク質を発現し，細胞活性や石灰化に対して促進的・抑制的に働く．SIBLING ファミリー以外にも，石灰化にかかわるオステオカルシン osteocalcin，オステオネクチン osteonectin がある．象牙質は骨と共通した非コラーゲン性タンパク質をもつが，両者で量的な比率が異なる．DPP，DSP，DMP1 は象牙質特異タンパク質とよばれ，骨に比べて象牙質での発現量が高い．象牙芽細胞分化に伴い，各種細胞分化マーカー〔*P21*，*Lef1*，熱ショックタンパク質（HSP25），ネスチン nestin，*Dspp*〕の発現がみられるが，歯の損傷後の修復象牙質形成においても同じ分化マーカーの発現がみられる．*Dspp* mRNA は象牙芽細胞の機能的マーカーとして，HSP25 やネスチンは象牙芽細胞分化マーカーとして有用である[15, 16]．このようなマーカーの発現は，再生組織の評価にきわめて重要となる．

3 エナメル質の発生

　エナメル質形成は，①必ず象牙質形成が先行する，②未石灰化の前駆物質層がみられない（すなわち石灰化前線が存在しない），③エナメル質基質は分泌後ただちに（軽度に）石灰化する，④石灰化の進行は緩やかである（2段階で進行），⑤エナメル質形成はエナメル質の厚さがある値に達すると停止する，⑥基質形成期と成熟期（形成期の数倍＝数年）が存在する（完成時には有機質のスペースは結晶で置換される），という特徴がある[11, 12]．

　象牙質形成では，基質小胞 matrix vesicle が初期石灰化に関与し，その後，アパタイト結晶はコラーゲン線維と密接に関連するのに対し，エナメル質の石灰化にはどちらも認められず，エナメル質の主成分はエナメルマトリックスタンパク質とハイドロキシアパタイトである．エナメルマトリックスタンパク質の90％はアメロゲニン amelogenin で，エナ

2．エナメル質・象牙質・歯髄

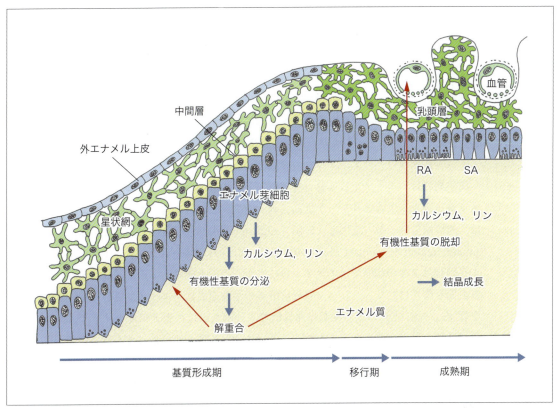

図 1-2-3　エナメル質形成過程
エナメル質形成は，基質形成期と成熟期の二段階で進行する．基質形成期にエナメル質は軽度に石灰化するが，成熟期に有機性基質の解重合が進行し，有機性基質の脱却とミネラルの供給により，結晶成長が進行する．

メル質の形をつくり，幼若エナメル質表層で結晶成長を調整する役割をもつ．その他にも，結晶の新生や成長に関与するエナメリン enamelin，エナメル芽細胞と基質の接着に関与しエナメル芽細胞の分化を維持するアメロブラスチン ameloblastin などのエナメルマトリックスタンパク質に加え，エナメルマトリックスタンパク質の処理と分解を担うタンパク質分解酵素が存在し，主に形成期に働くエナメライシン enamelysin〔matrix metalloproteinase（MMP）20 ともいう〕と移行期〜成熟期に働くカリクレイン 4 kallikrein 4（KLK4）が存在する．エナメルマトリックスタンパク質やタンパク質分解酵素に遺伝子変異があると遺伝性エナメル質形成不全が発症する．

　エナメル質形成は，増殖期 proliferative stage，分化期 differentiation stage，基質形成期 secretory stage，移行期 transitional stage，成熟期 maturation stage，退縮期 regenerative stage に分けられる（**図 1-2-3**）[11,12]．

　増殖期では，内エナメル上皮細胞が増殖し，将来のエナメル-象牙境の形を決定する．内エナメル上皮が細胞増殖を終えると極性が明確になり，エナメルマトリックスタンパク質の分泌を開始すると，（分泌）前エナメル芽細胞 preameloblast とよばれる．この時期になると，中間層 stratum intermedium，星状網，外エナメル上皮が区別できる．

基質形成期には幼若エナメル質が形成され，エナメル質基質が観察される時期の形成細胞をエナメル芽細胞とよぶ．エナメル芽細胞はエナメルマトリックスタンパク質とタンパク質分解酵素を合成・分泌し，トームス突起Tomes' processを形成する．中間層はALPase陽性を呈する．

移行期になると，エナメル芽細胞はトームス突起を消失するとともに高さが低くなり，タンパク質合成型から電解質輸送型へと形態変化する．同時に，エナメル芽細胞には自家食胞が増加し，アポトーシスがみられるようになる．また，エナメル器の再構成が起こり，エナメル芽細胞以外のエナメル器の細胞は，乳頭層papillary layerとよばれるようになる．

成熟期には，エナメル質基質（有機質）と水の脱却が起こり，エナメル質には多量のミネラル（カルシウムとリン）が供給され，結晶成長が起こる．この時期のエナメル芽細胞は，遠位端に刷子縁（波状縁）をもつruffle-ended ameloblast（RA）と，遠位端が平坦なsmooth-ended ameloblast（SA）の2型で，周期的に形態変化modulationをする．エナメル芽細胞はRAの状態ではエナメル質にカルシウムを能動的に送り込むと同時にエナメル質表面を酸性にして，タンパク質分解酵素の活性を高め，エナメル質の有機性基質の分解を促す．一方，SAの細胞間隙は開放的で，分解されたエナメルマトリックスタンパク質の拡散的な脱却経路となる．また，SAではエナメル質が組織液に洗われて中和される．この繰り返しによって，エナメル質は他の生物組織に類のない高度に石灰化した組織となる．

乳頭層の細胞間，乳頭層細胞とエナメル芽細胞間，エナメル芽細胞間には，ギャップ結合が発達し，エナメル器の細胞は全体で1つの機能ユニットを構成しているとみなされる．したがって，機能ユニットを構成するいずれかの細胞に異常があると，エナメル質形成不全が惹起される．

エナメル質の成熟が完了すると，エナメル芽細胞を含むエナメル器は退縮エナメル上皮reduced enamel epitheliumとなり，歯の萌出後に歯–歯肉境の形成にかかわり，接合上皮junctional epitheliumとなる．

歯が萌出すると，接合上皮を除き，エナメル質表面を覆う細胞成分が消失するために，エナメル質の部分は生体で唯一，上皮細胞の連続性を欠く弱点となり，歯肉溝は口腔内常在細菌と生体の免疫細胞との間でのせめぎ合いの場となり，口腔内常在細菌が優位になると歯周炎を発症する．萌出後のエナメル質には，唾液や飲料水，食物成分などが浸透し，無機成分の沈着・交換が起こり，萌出後の成熟post-eruptive maturationが起こる．

以上のように，口腔粘膜上皮が特殊に分化してエナメル器となり，エナメル質を形成し，その後再び口腔粘膜に戻るという現象は，エナメル質の再生を考えるうえで興味深い．

3 歯の構造

1 エナメル質の構造

生体で唯一の外胚葉性硬組織のエナメル質は，96%が無機質（ハイドロキシアパタイト）である．ヒトエナメル質の基本構造単位は，鍵穴型（しゃもじ型）を示すエナメル小柱

enamel rod/enamel prism で，体部 body と尾部 tail からなる[11,12]．尾部は interod region とよばれ，小柱間質という概念とほぼ一致する．隣り合うエナメル小柱の体部と尾部との境界（小柱鞘に一致する）は，結晶が鋭角に交わるので大きなスペースを生むことで石灰化が低くなる．1つのエナメル小柱は4個のエナメル芽細胞からつくられる．エナメル小柱には1日の成長線である横紋があり，レチウスの線条（平行条）は横紋が強調された成長線であり，トームス突起の一時的な狭窄により形成される．レチウスの線条が歯冠表面に達するところは，エナメル質表面がやや凹み，連続した溝となり，周波条 perikymata とよばれる．歯冠の縦断面をみると，小柱がまっすぐに走る層と遮断された層が交互に重なって美しい縞模様を呈す．この縞模様を発見者の名前にちなんでシュレーゲルの条紋 bands of Schreger という．

2 象牙質・歯髄複合体の構造

　象牙質の化学組成は無機質70％，有機質20％，水分10％（重量比）で，無機質はハイドロキシアパタイトで，有機質は上述のようにコラーゲン性タンパク質と非コラーゲン性タンパク質である[11,12]．象牙質を顕微鏡で観察すると，石灰化基質には無数の象牙細管が存在する．象牙質はエナメル質より強靭で弾性があるために，硬いが脆いエナメル質と象牙質が一体となると，咀嚼力に耐えうる強度を得ることになる．象牙質には規則的成長線と不規則成長線が観察される．

　歯髄の組織標本を観察すると，歯髄周辺部に細胞が高密度に分布しているのがわかる．歯髄は象牙芽細胞層 odontoblast layer，細胞希薄層 cell-free zone，細胞稠密層 cell-rich zone，歯髄中心部の4層に分かれる[11,12,14]．象牙芽細胞層は文字通り象牙芽細胞からなり，細胞間には接着複合体が発達し，血行性の組織液が容易に象牙前質へ拡散しない生体バリアとしての機能を果たす．また，象牙芽細胞と下層の間葉細胞間，もしくはそれぞれの細胞同士はギャップ結合を発達させており，歯髄構成細胞は細胞間の連絡をもち，機能ユニットとして働いていることが示唆されている．

4 おわりに

　歯科再生医療の研究・臨床応用はさまざまなレベルで展開されている．歯の再生研究では，ネズミの胎生期歯胚細胞から口腔内で萌出・機能する歯の再生が実現しており，歯の形態・大きさの制御や機能面の回復への道筋もできている．また，歯髄，歯根膜，歯肉，頬粘膜から，効率よく品質の高い iPS 細胞の作製が可能になっており，iPS 細胞を歯の形成細胞に分化させる研究も進んでいる．われわれの身体は，外傷や切断などの物理的損傷に対しての治癒能力を備えており，その傷を受けた場所に応じて修復し，元通りに再生する．象牙質・歯髄複合体においても再生現象が知られており，歯の損傷に対して，歯髄は高い再生能力を有している[14]．このような再生の中心になるのが歯髄幹細胞である．歯髄幹細胞は高い増殖・分化能（ステムネス）を有し，歯髄幹細胞から iPS 細胞を高率に樹立

することができる．さらに，歯髄幹細胞による歯髄再生療法にとどまらず，歯髄幹細胞もしくは幹細胞培養上清液による脊髄損傷の治療や，歯髄幹細胞による小児領域の難病治療への展開もある．

　一方，歯の萌出後には，エナメル質形成細胞であるエナメル芽細胞が消失するので，エナメル質は再生しない組織となる．歯の再生は歯の発生過程を再現することが有効な方略であるが，歯の初期発生の項で述べたように，歯をつくる能力のある口腔粘膜上皮（外胚葉）細胞と頭部神経堤由来間葉（外胚葉性間葉）細胞を組み合わせる必要がある．乳歯や第三大臼歯の歯髄幹細胞など，間葉系幹細胞の入手は比較的容易だが，エナメル芽細胞系細胞が口腔内に維持されている可能性は低いので，歯胚上皮幹細胞を入手するハードルがきわめて高いのが，歯の再生研究の課題である．

■ 「歯の再生」および「歯髄・象牙質の再生」

| 課題 | ● 「歯の再生」および「象牙質・歯髄複合体の再生」メカニズムの解明
● 歯をつくる能力のある口腔粘膜上皮（外胚葉）細胞と頭部神経堤由来間葉（外胚葉性間葉）細胞の入手 |

| 実施項目 | ● 「歯の発生」および「歯の損傷後の象牙質・歯髄複合体の治癒」メカニズムの解明
● 歯髄幹細胞などの体性幹細胞や iPS 細胞の分化誘導技術の開発 |

| 実現化 | ● 歯の再生から象牙質・歯髄複合体や歯周組織の再生を実現
● 口腔組織から入手した体性幹細胞や iPS 細胞を他の器官再生へも応用 |

（大島勇人）

参考文献

1) 大島勇人：歯科における再生医療の行方．日本歯科評論，**77**(7)：11〜13，2017.

2) Peters H and Balling R：Teeth. Where and how to make them. *Trends Genet*, **15**(2)：59〜65, 1999.

3) Thesleff I：Epithelial-mesenchymal signalling regulating tooth morphogenesis. *J Cell Sci*, **116**(Pt 9)：1647〜1648, 2003.

4) Thesleff I：The genetic basis of tooth development and dental defects. *Am J Med Genet A*, **140**(23)：2530〜2535, 2006.

5) Bei M：Molecular genetics of tooth development. *Curr Opin Genet Dev*, **19**(5)：504〜510, 2009.

6) Mitsiadis TA and Graf D：Cell fate determination during tooth development and regeneration. *Birth Defects Res C Embryo Today*, **87**(3)：199〜211, 2009.

7) Tummers M and Thesleff I：The importance of signal pathway modulation in all aspects of tooth development. *J Exp Zool Part B*, **312B**(4)：309〜319, 2009.

8) Cobourne MT and Sharpe PT：Making up the numbers：The molecular control of mammalian dental formula. *Semin Cell Dev Biol*, **21**(3)：314〜324, 2010.

9) Mitsiadis TA and Luder HU：Genetic basis for tooth malformations：from mice to men and back again. *Clin Genet*, **80**(4)：319〜329, 2011.

10) Jussila M and Thesleff I：Signaling networks regulating tooth organogenesis and regeneration, and the specification of dental mesenchymal and epithelial cell lineages. *Cold Spring Harb Perspect Biol*, **4**(4)：a008425, 2012.

11) Nanci A：Ten Cate's oral histology：development, structure, and function. 8th ed. Elsevier, St Louis, 2013.

12) Berkovitz BKB et al.：Oral anatomy, histology & embryology. 5th ed. Elsevier, Edinburgh, London, New York, Oxford, Philadelphia, St Louis, Sydney, Tronto, 2018.

13) Carroll SB et al.：From DNA to diversity：molecular genetics and the evolution of animal design. Blackwell Science, Malden, Mass, 2001.

14) 大島勇人：象牙質・歯髄複合体の科学−発生，解剖，加齢変化および治癒機構．抜髄 Initial treatment 治癒に導くための歯髄への臨床アプローチ（木之本喜史編著）．ヒョーロン・パブリッシャーズ，東京，2016，27〜44.

15) Quispe-Salcedo A et al.：Expression patterns of nestin and dentin sialoprotein in the process of dentinogenesis and aging. *Biomed Res*, **33**(2)：119〜132, 2012.

16) Nakatomi M et al.：Lymphoid enhancer-binding factor 1 expression precedes dentin sialophosphoprotein expression during rat odontoblast differentiation and regeneration. *J Endod*, **39**(5)：612〜618, 2013.

第1章　歯科再生医学のための顎顔面発生生物学・組織学

3 歯周組織

1 はじめに

　歯は顎骨に植立し，その機能を果たす．歯を顎骨に固定する組織を含め，歯の周囲の組織を歯周組織とよぶ．すなわち歯周組織は歯根表面の硬組織であるセメント質，顎骨に連続し，歯を容れ，支持する歯槽骨，歯根表面のセメント質と歯槽骨の間で2つの組織を連結する靱帯様組織の歯根膜，および歯肉とよばれる歯頸部で歯を取り巻く粘膜からなる．セメント質，歯根膜，歯槽骨は神経堤由来の外胚葉性間葉に由来し，歯肉の上皮は口腔の体表外胚葉に由来する．

　歯周組織に炎症が起きるのが歯周炎で，歯周炎が進行し歯周組織が破壊されると，歯を十分に支持できなくなり，歯を失う．身体のバリアとして働く上皮は，歯の萌出によって破られる．付着上皮とよばれる歯肉の一部が上皮の産物であるエナメル質に接着しバリアを保っているが，ここが歯周病の起点となる．

　歯周治療，インプラントなど歯科再生治療の中で歯周組織の再生の占める割合は大きいが，その発生に関しては未だ不明な点も多い．本稿の前半では歯周組織を構成する組織学的構造について述べ，後半でその発生について述べる．

2 歯周組織の組織学的構造[1,2]

1 セメント質

　セメント質 cementum は歯根表面を覆う硬組織で，歯の硬組織と歯周組織との両方に属する．Ⅰ型コラーゲンを主体とする有機質にハイドロキシアパタイトが沈着したものである．無機質の含有割合は65％程度で，エナメル質や象牙質と比較するとその割合は低く，骨に近い．線維にはⅢ型コラーゲンが少量含まれ，また骨組織でもみられる骨シアロタンパク質やオステオポンチンなどの非コラーゲン性タンパク質を含む．エナメル質，象牙質と同様に血管を含まず，また神経も含まない．

1）外来線維と固有線維

　セメント質を構成する線維には，外来線維 extrinsic fiber と固有線維 intrinsic fiber がある．外来線維はシャーピー線維 Sharpey's fiber ともよばれ，歯根膜の主線維に連続し，歯

根の表面と垂直に配列する．この線維はセメント芽細胞 cementoblast と歯根膜の線維芽細胞によって形成される．固有線維はセメント質固有の線維で，セメント芽細胞によって産生され，歯根表面とほぼ平行に配列する．

2）無細胞セメント質

歯頸側 1/2〜2/3 の領域の歯根を覆うセメント質は，無細胞外来線維性セメント質 acellular extrinsic fiber cementum とよばれ，線維は主にシャーピー線維からなる．シャーピー線維は歯根膜の主線維と連続するので，この無細胞外来線維性セメント質が歯を歯槽内に懸垂し，支持するのに寄与する．石灰化はゆっくり進み，石灰化度は後述する根尖部のセメント質より高い．

3）有細胞セメント質

根尖側 1/2〜1/3 の領域ではセメント質は重層構造を呈し厚い．その中にはセメント細胞 cementocyte を含む層が認められ，有細胞セメント質 cellular cementum とよばれる．重層構造の各層では，外来線維と固有線維の占める割合が異なり，またセメント細胞を含まない層もみられる．このため有細胞混合性重層セメント質 cellular mixed stratified cementum とよばれることもある．この部位のセメント質は臼歯部で厚く，また加齢とともに厚くなる．

2 歯根膜

歯根膜 periodontal membrane, periodontal ligament（図 1-3-1）は，歯根表面のセメント質と歯槽（歯を容れる骨のくぼみ）の表面の間（歯根膜腔）を埋める軟組織である．その厚さは歯種，年齢，その歯が機能しているか否かなどの状態により異なる．歯根中央付近で薄く約 0.15 mm で，歯頸部と根尖部でやや厚く 0.4 mm 程度である．その主体は歯根

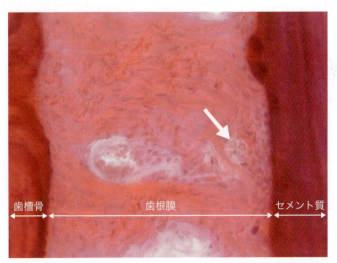

図 1-3-1　**セメント質，歯根膜，歯槽骨の組織像**（北海道大学歯学部 網塚憲生教授のご厚意による）
矢印はマラッセ上皮遺残．

膜の主線維 principal fiber とよばれるコラーゲン線維束で，その一端はセメント質中に埋め込まれ，もう一端は歯槽骨に埋め込まれ，セメント質と歯槽骨をつなぎ，歯を懸垂し，歯槽内に支持する．主線維は靱帯様に密に配列するが，その間に神経と血管を豊富に含む．そのため，歯根膜は歯を歯槽骨に連結支持するほかに，感覚器としての役割，またセメント質や歯槽骨に栄養を供給する働きをもつ．また歯に加わる強大な咬合圧の緩衝装置としても働く．

1）主線維と細胞外基質（図1-3-2, 3）

主線維はⅠ型コラーゲンと少量のⅢ型コラーゲンからなる線維束で，その両端はセメント質と歯槽骨にそれぞれ埋め込まれており，埋め込まれた部分の線維をシャーピー線維とよぶ．主線維を構成するコラーゲン線維の1本1本がセメント質から歯槽骨まで連続しているのではなく，線維束としてセメント質と歯槽骨を機能的に連結している．主線維はその部位と走行により，歯槽頂線維群 alveolar crest fiber group, 水平線維群 horizontal fiber group, 斜走線維群 oblique fiber group, 根尖線維群 apical fiber group, 根間線維群 inter-

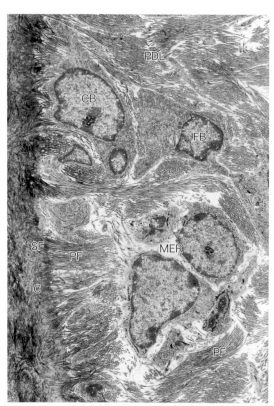

図1-3-2 セメント質と歯根膜の界面付近の電子顕微鏡写真[1]（北海道医療大学名誉教授 矢嶋俊彦先生のご厚意による）
C：セメント質，CB：セメント芽細胞，PDL：歯根膜，PF：主線維束，SF：シャーピー線維，FB：線維芽細胞，MER：マラッセ上皮遺残．

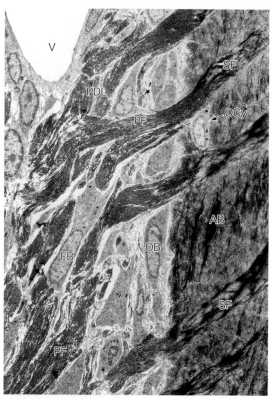

図1-3-3 歯槽骨と歯根膜の界面付近の電子顕微鏡写真[1]（北海道医療大学名誉教授 矢嶋俊彦先生のご厚意による）
AB：歯槽骨，OB：骨芽細胞，PDL：歯根膜，PF：主線維束，SF：シャーピー線維，FB：線維芽細胞，OCy：骨細胞，V：血管．

radicular fiber group に分けられ，それぞれ異なった方向の外力に抵抗するが，斜走線維群が一番多く，咬合による陥入力に対して最も抗力を発揮する．これらの主線維は咬合開始後に発達する．歯根膜の細胞外基質の主なものは主線維を構成するコラーゲン線維であるが，その他にオキシタラン線維 oxytalan fiber や他の結合組織と同様に糖タンパク質，プロテオグリカンなどを含む．特にペリオスチン periostin はその名の示すとおり骨膜や腱などにもみられるタンパク質であるが，歯根膜にも多く局在しており，主線維の束の形成にかかわる重要なタンパク質である[3]．

2）歯根膜の細胞

歯根膜の細胞成分は多様である．セメント質と歯槽骨の間の軟組織を歯根膜とよぶため，セメント質の表面に局在し，機能的にはセメント質の細胞であるセメント芽細胞や歯槽骨の細胞で歯槽骨表面に局在する骨芽細胞 osteoblast や破骨細胞 osteoclast も歯根膜の細胞に含まれる．歯根膜線維の間には線維芽細胞 fibroblast，未分化間葉系細胞 undifferentiated mesenchymal cell，マクロファージ macrophage がみられる．未分化間葉系細胞は間葉系の幹細胞で血管周囲に多く局在し，セメント芽細胞，線維芽細胞，骨芽細胞への分化能を有する．また網目状に歯根を取り囲むように配列するマラッセ上皮遺残 epithelial rests of Malassez は，歯根形成にかかわったヘルトウィッヒ上皮鞘 Hertwig's epithelial (root) sheath に由来する上皮系の細胞集団である．発生の過程ではヘルトウィッヒ上皮鞘の細胞が歯乳頭 dental papilla や歯小嚢 dental follicle, dental sac の細胞の分化に関与するほか，みずからもセメント芽細胞や歯根膜の線維芽細胞に分化することが示唆されており，歯周組織の再生を図る際にも，幹細胞とマラッセ上皮遺残の細胞など，細胞−細胞の相互作用がかかわる可能性が示唆されている[4]．

3 歯槽骨

歯槽骨 alveolar bone（図 1-3-4）は歯根の周囲で歯を容れる歯槽を形成する骨組織で，

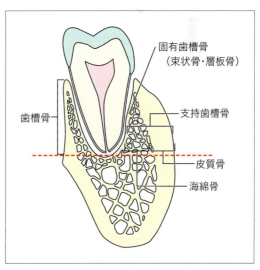

図 1-3-4　歯槽骨の構成を示す模式図

顎骨と連続する．上顎骨では歯槽突起 alveolar process，下顎骨では歯槽部 alveolar part とよばれる部分が歯槽骨に相当する．歯槽と歯槽の間を槽間中隔 interalveolar septum，多根歯の歯槽でそれぞれの歯根を容れるくぼみの境界を根間中隔 interradicular septum とよぶ．歯槽骨は組織学的には歯槽内面を構成し歯根膜に面する固有歯槽骨 alveolar bone proper と固有歯槽骨の外側で固有歯槽骨を支える支持歯槽骨 supporting alveolar bone に区分される．固有歯槽骨は発生学的には歯小嚢に由来する．臨床的に歯槽硬線 lamina dura とよばれる歯根周囲の線状のエックス線不透過像はこの固有歯槽骨に相当する．固有歯槽骨には歯根膜の血管が歯槽骨内の骨髄と連絡するため多数の孔が存在しているので，篩状板 cribriform plate とよぶことがある．固有歯槽骨のうち，さらに歯根膜に面した一層の部分は歯根膜の主線維がシャーピー線維として進入しており，束状骨 bundle bone とよばれる．束状骨は歯槽内面に平行な層板状を呈している．束状骨の骨髄側には層板骨が裏打ちする場合としない場合があり，支持歯槽骨の海綿骨に連続する．支持歯槽骨は骨髄周囲の海綿骨と最も外側を構成する皮質骨からなる．歯槽骨の外側の皮質骨の表面には骨膜が存在するが，内側の束状骨では骨膜がない．

歯槽骨の骨基質は他の部位の骨組織と同様に，コラーゲン線維を主体とする有機質にハイドロキシアパタイトが沈着したものである．コラーゲン線維はⅠ型コラーゲンと少量のⅢ型コラーゲンからなる．非コラーゲン性タンパク質には骨シアロタンパク質 bone sialo-protein，オステオポンチン osteopontin，オステオカルシン osteocalcin，オステオネクチン osteonectin などがあり，プロテオグリカンとしてはデコリン decorin，バイグリカン biglycan，バーシカン versican などが含まれる．細胞成分も同様に歯槽骨表面には骨形成を担う骨芽細胞，骨吸収を担う破骨細胞がみられ，骨基質中の骨小腔内には骨細胞がみられる．

4 歯　肉

歯槽縁付近および歯頸部周囲の粘膜を歯肉 gingiva, gum とよぶ．歯肉は咀嚼粘膜 masticatory mucosa に分類され，その表面は主に錯角化重層扁平上皮で覆われ，下層の粘膜固有層は直接歯槽骨につく．そのため他の消化管粘膜でみられるような粘膜筋板や粘膜下層はみられない．また粘膜下層に発達する腺や脂肪組織もみられない．歯肉およびその上皮はいくつかの部位に区分される．歯頸部周囲の狭い領域は遊離歯肉 free gingiva とよばれる．遊離歯肉の根尖側に続く部位は付着歯肉 attached gingiva とよばれ，上皮あるいは粘膜固有層が歯あるいは歯槽骨にしっかりと結合し可動性が乏しい．遊離歯肉と付着歯肉の境界は遊離歯肉溝とよばれる浅い溝をつくる．遊離歯肉溝の位置は後述する歯肉溝の底部とほぼ相応する．付着歯肉はさらに根尖側の歯肉歯槽粘膜境で歯槽粘膜に移行する．

1）歯肉上皮

歯肉を覆う上皮は，その部位によって異なる組織学的特徴を示す．歯肉縁より外側は外縁上皮とよばれ錯角化した厚い重層扁平上皮で覆われる．粘膜固有層の結合組織乳頭は深く上皮内に進入し，上皮と固有層の境界は深い波状を呈する．歯肉縁の内側には歯肉と歯

の表面にわずかの間隙がある．これを歯肉溝 gingival sulcus とよぶ．歯肉縁の内側で歯肉を覆う上皮を内縁上皮 inner epithelium とよぶ．内縁上皮と結合組織の境界は平坦で，外縁上皮が示すような深い陥入はない．内縁上皮はさらに歯肉溝の表面を覆う歯肉溝上皮 sulcular epithelium と，その根尖側で基底板 basal lamina を介してエナメル質に付着する付着上皮 junctional epithelium に分けられる．付着上皮は典型的な重層扁平上皮の形態を示さないが，最表層の細胞は長軸を歯の表面に沿って伸ばす細胞で，歯小皮と内基底板を介してヘミデスモゾームで歯に接着する．歯肉溝直下で細胞は十数層になるが，最も歯根側では1～2層の細胞からなる．付着上皮では細胞間を接着するデスモゾームが少なく，細胞間隙が広めである．その間隙に白血球の遊走を認める．歯の萌出は口腔で上皮の連続性が破られることでもあるが，上皮の産物である歯冠表層のエナメル質と付着歯肉が接着し，体外とのバリアを維持している．歯が萌出して間もないときはエナメル器 enamel organ，退縮エナメル上皮に由来した上皮であるが，その後，口腔側の上皮によって置き換わる．

2）歯肉固有層

歯肉の固有層は密性線維性結合組織からなり，歯肉を歯や歯槽骨に連結するコラーゲン線維は線維束を形成する．それらは歯頸・歯肉線維束 dentogingival group，歯槽・歯肉線維束 alveologingival group，歯・骨膜線維束 dento periosteal group，輪走線維束 circular group，中隔横断線維束 transseptal group とよばれる．歯肉固有層のコラーゲン線維のターンオーバーは皮膚や骨のコラーゲン線維より速いが，歯根膜ほどではない．また付着上皮直下には歯肉血管叢とよばれる発達した血管網が形成されており，ここから滲出した血清が歯肉溝滲出液のもととなる．

3　歯周組織の発生（図1-3-5）[1,2,5]

セメント質，歯根膜，歯槽骨はいずれも歯の発生過程で帽状期以降の歯胚においてエナメル器と歯乳頭を取り囲む歯小囊とよばれる線維性の間葉に由来し，歯冠の形成が完了した後，歯根の形成とともに始まる．歯小囊は歯乳頭と同様に頭部神経堤 cranial neural crest 由来の外胚葉性間葉である．歯冠形成が完了すると，エナメル器の歯頸彎曲部 cervical loop から内外2層のエナメル上皮からなる鞘状の構造，ヘルトウィッヒ上皮鞘が伸び出す．ヘルトウィッヒ上皮鞘はその内側の歯乳頭の細胞と外側の歯小囊を隔てるが，内側の歯乳頭の細胞に作用し，象牙芽細胞への分化と歯根象牙質の形成を促す．ヘルトウィッヒ上皮鞘が根尖側に順次伸延するにつれて，歯乳頭の細胞も歯頸部から根尖部に向かって順次象牙芽細胞へと分化し，歯根象牙質を形成する．象牙質形成が誘導された部位のヘルトウィッヒ上皮鞘は，象牙前質から離れるとともに細胞間には隙間が生じる．生じた裂隙を通って歯小囊の細胞が歯根象牙質表面に達し，そこでセメント芽細胞に分化しセメント質を形成する．一方，ヘルトウィッヒ上皮鞘の外側の歯小囊の細胞の一部は歯小囊の外縁で骨芽細胞へと分化し，骨基質を産生する．また一部の細胞は線維芽細胞に分化し歯根膜線維を産生する．これら歯小囊の細胞がセメント芽細胞，線維芽細胞，骨芽細胞へ分化し，それぞれ

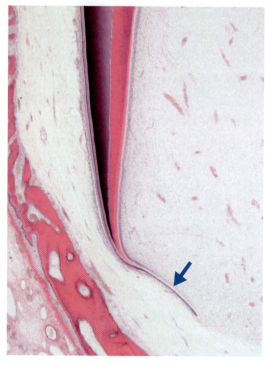

図 1-3-5 歯根形成開始時期の歯頸部組織像
（北海道大学歯学部 網塚憲生教授のご厚意による）
矢印はヘルトウィッヒ上皮鞘

　セメント質，歯根膜，歯槽骨を形成するのにヘルトウィッヒ上皮鞘が深く関与する[6]．さらに最近ではヘルトウィッヒ上皮鞘の一部の細胞が上皮間葉転換によってセメント芽細胞や線維芽細胞に分化する可能性が示されている[7]．歯周組織の発生に関しては歯の発生ほど分子生物学的解明が進んでいない．ここではまず各組織の発生について古典的な組織学的，形態学的な観点から述べ，次に最近明らかになりつつある分子生物学的知見を紹介する．

1 セメント質形成

1）無細胞外来線維性セメント質

　セメント質は歯根象牙質の表面を覆うのでその発生は歯根象牙質の形成に伴って始まる．ヘルトウィッヒ上皮鞘の細胞と歯乳頭の細胞との相互作用によって歯乳頭の細胞が象牙芽細胞へと分化すると，象牙基質を分泌し，外套象牙質が形成される．分泌された象牙基質が石灰化する前に，ヘルトウィッヒ上皮鞘は象牙質表面を離れ，断裂する．断裂したその間隙の象牙前質表面でセメント芽細胞が分化する．このセメント芽細胞は，線維芽細胞に似た特徴をもち，象牙前質中に細胞突起を伸ばし，そこにコラーゲン線維を産生する．象牙前質のコラーゲン線維とこのコラーゲン線維は絡み合う．その後，外套象牙質の深部から始まった石灰化がセメント-象牙境方向に進み，さらにセメント質へと波及する．象牙質とセメント質の線維が絡み合った後に石灰化することで，セメント-象牙境の接着を強固にしている．セメント芽細胞は非コラーゲン性タンパク質を分泌するとともに，先に形成したコラーゲン線維に続けて，歯根表面に垂直な方向に配列する短い房状のコラーゲン線

維の束を形成する．ここに歯根膜の線維芽細胞が形成したコラーゲン線維が加わり，さらにセメント芽細胞から分泌された非コラーゲン性タンパク質が添加されたものが無細胞外来線維性セメント質とよばれる．このセメント芽細胞とその後の線維芽細胞によって形成された房状のコラーゲン線維束に歯根膜の線維束が連なり，歯根膜の主線維とそれに連続するセメント質のシャーピー線維が形成される．セメント芽細胞は古典的には断裂したヘルトウィッヒ上皮鞘を通って象牙前質の表面に移動してきた歯小囊の細胞であると考えられてきたが，最近では少なくとも一部のセメント芽細胞はヘルトウィッヒ上皮鞘の細胞が上皮間葉転換 epithelial-mesenchymal transition によって分化したものであるという可能性が示されている（**図1-3-6**)[8,9]．

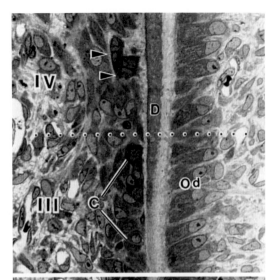
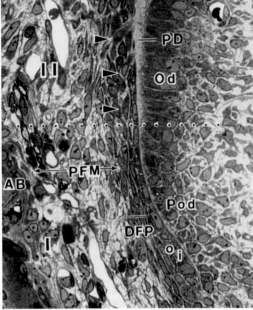

図1-3-6　ラット上顎第一臼歯発生中の歯根のセメント質形成（文献[5]より許可を得て転載）

ヘルトウィッヒ上皮鞘の内エナメル上皮（i）と外エナメル上皮（o）の2層の細胞．その外側に数層の歯小囊の細胞が配列する．歯小囊の細胞は固有歯小囊（DFP）とさらにその外側の歯小囊周囲間葉（PFM）を分けることがある．
I〜Ⅳはセメント芽細胞の分化段階を示す．Ⅰは固有歯小囊，Ⅱは前セメント芽細胞の時期を示す．Ⅱの部位の矢頭は前セメント芽細胞を示す．Ⅲはセメント芽細胞，Ⅳは後セメント芽細胞の時期で，Cは象牙質（D）表面の成熟したセメント芽細胞を示す．Ⅳの部位の矢頭は後セメント芽細胞を示す．
AB：歯槽骨，Pod：前象牙芽細胞，Od：象牙芽細胞，PD：象牙前質．

2）有細胞セメント質

　歯根形成が歯根の 1/2～2/3 程度まで進み，歯が咬合し，機能し始めると，セメント質形成の様相が異なってくる．象牙質との接着面では，無細胞外来線維性セメント質と同様に象牙前質とセメント質の線維が絡み合う．また石灰化したセメント質とセメント芽細胞の間に未石灰化帯が認められることがある．基質形成の初期，あるいは形成速度の速いときは線維の方向は不規則で，遅くなると線維の配列は規則的になる．さらに基質形成の速いときは一部のセメント芽細胞は形成されたセメント基質中に埋め込まれセメント細胞となる．これは骨芽細胞と骨細胞の関係に類似するが，セメント細胞の配置は骨基質中の骨細胞の配置と比べるとかなり不規則である．またセメント細胞も骨細胞と同様にセメント基質中に細胞突起を伸ばすが，骨細胞のように細胞突起でつながった細胞性のネットワークをつくるものではない．そのためセメント細胞への栄養と酸素の供給は，セメント細管を通してというよりは，拡散によると考えられる．形成速度が遅くなると，コラーゲン線維は歯根表面に平行に配列するようになる．

2 歯根膜の発生

　歯根膜形成も歯根形成の進行と強く関連している．ヘルトウィッヒ上皮鞘が断裂し始める頃に，歯小囊の細胞はコラーゲン線維を分泌し始める．無細胞外来線維性セメント質のシャーピー線維の形成には分化した線維芽細胞がかかわる．歯小囊から分化した初期の線維芽細胞が形成する線維は短く不規則な配列をする．その後，成熟した線維芽細胞によりコラーゲン線維が産生され，線維束として規則的な配列になる．最近では，歯根膜の線維芽細胞の一部もセメント芽細胞と同様にヘルトウィッヒ上皮鞘の細胞の上皮間葉転換によって生じる可能性が示唆されている[10]（**図1-3-7**）．

3 歯槽骨の発生

　歯胚が鐘状期になる頃，歯胚の周囲では膜性骨化により歯槽と歯槽を分ける中隔が形成され始める．歯冠形成が完了し歯根形成が始まると，歯槽骨もまた高さを増す．歯根形成が進むとともに，歯小囊の細胞がセメント芽細胞と線維芽細胞に分化するが，それと同時に，歯小囊の一部の細胞は骨芽細胞に分化し，固有歯槽骨を形成することが形態学的に示唆されている（**図1-3-7**）．骨芽細胞への分化誘導に関しては，セメント芽細胞への分化誘導や歯根膜の線維芽細胞への分化誘導と比較してもさらに不明な点が多い．ただし，成長したラットやマウスの抜去臼歯を皮下などに移植すると，根間部に骨組織形成をみることからも，歯槽骨が歯根膜と同じ起源をもつ可能性は高い．

4 歯肉の発生

　歯冠形成を終えたエナメル器由来の細胞は，形成されたエナメル質の表面で退縮エナメル上皮となるが，歯の萌出とともに口腔粘膜と癒合する．一方で，退縮エナメル上皮は内基底板を形成し，ヘミデスモゾームによって歯に接着し，歯と歯肉を接着させる．歯肉の

3. 歯周組織

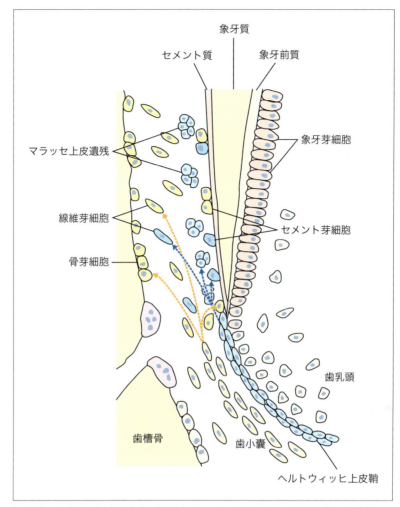

図 1-3-7 歯小囊の細胞およびヘルトウィッヒ上皮鞘の細胞の分化を示す模式図
歯小囊の細胞は，固有歯槽骨の骨芽細胞，歯根膜の線維芽細胞，セメント芽細胞へ分化する一方で，ヘルトウィッヒ上皮鞘の細胞はマラッセ上皮遺残となるだけでなく，歯根膜の線維芽細胞やセメント芽細胞へ分化する可能性が示されている．

結合組織は歯小囊周囲の中胚葉に由来する間葉から発生するとされている．

5 歯周組織の発生にかかわる分子生物学的因子

　歯の発生は歯冠形成が完了した後に歯根形成が始まる．歯根形成は歯根象牙質が形成され，その表面にセメント質が形成される．発生を調節するメカニズム，因子に関してはこれまで歯冠形成に力点がおかれてきた．最近，歯根形成のメカニズムに関する報告が集まり始めたところで，歯周組織の発生メカニズムに関しては歯冠形成や歯根形成に比べてさらに情報が少ない．ここでは歯根形成に関連してヘルトウィッヒ上皮鞘の細胞の機能や運命とともにセメント質形成や歯根膜形成に関してまとめた．

セメント芽細胞は，断裂したヘルトウィッヒ上皮鞘の隙間を通って象牙前質表面に達した歯小嚢の細胞が分化したものであり，象牙前質や細胞外基質の役割を含め，この分化過程にかかわるシグナル分子の研究が進められている．それには先に形成された歯根の象牙前質の基質成分，すなわちオステオポンチンや骨シアロタンパク質などや TGFβ，BMP2，FGF2 が考えられている[4]．

1) FGF2，TGFβ とセメント芽細胞，歯根膜線維芽細胞の分化

K14-cre マウスを用いた研究では，ヘルトウィッヒ上皮鞘の細胞の一部が歯根形成の初期から歯根表面に局在することや[9]，培養系で初期にはエナメル関連タンパク質を分泌していたヘルトウィッヒ上皮鞘の細胞がやがて形態を変え，無細胞セメント質の基質成分を分泌するようになることなどが報告され[11]，古典的なセメント芽細胞の由来に上皮間葉転換によってヘルトウィッヒ上皮鞘の細胞がセメント芽細胞になる可能性が加わった[7]．実際，ヘルトウィッヒ上皮鞘とマラッセ上皮遺残の細胞数を比較すると，アポトーシスなどによる細胞の逸脱を考慮しても数は合っていない．さらに TGFβ はヘルトウィッヒ上皮鞘の細胞の E カドヘリンの発現を抑制し，歯根膜で強く発現するペリオスチンやフィブロネクチンの発現を上昇させること，FGF2 がオステオポンチンや骨シアロタンパク質の発現を上昇することなども報告され[10]，ヘルトウィッヒ上皮鞘の細胞は，FGF2 の影響下でセメント芽細胞へ，TGFβ の影響下で線維芽細胞へ分化誘導されることが示唆されている[8]．詳細な歯周組織発生のメカニズムの解明は今後本格的になるものと思われるが，ヘルトウィッヒ上皮鞘の細胞の一部が上皮間葉転換を起こすこと，さらにセメント芽細胞や歯根膜の線維芽細胞に分化することが受け入れられている[7]．

上皮間葉転換は，上皮細胞の接着性が失われると同時に細胞骨格に変化が起こることにより，シート状配列から逸脱して遊走し，間葉化することで，発生の過程では他の部位でもみられる．口腔顔面の発生に関しては，神経管を形成するときに，神経堤の細胞が逸脱し，鰓弓内へ遊走する際や，左右の口蓋突起が癒合し，二次口蓋を形成するときに，それぞれの口蓋突起の表面を覆う上皮が癒合し消退する際に，上皮間葉転換を起こすことが知られている．また癌細胞の浸潤の過程にも上皮間葉転換が関係することが知られている．これまで示されているものの多くはマウスなどの動物であったり，培養系であったりするが，ヒトでも同様の過程で歯周組織の発生が起こっている可能性を示唆している．

FGF2 は多くの機能をもつ分子であるため，ヘルトウィッヒ上皮鞘の上皮間葉転換を誘導するだけではなく，他の歯周組織の細胞にも作用する．歯周炎で破壊された歯周組織の再生に有効なことも示されている（図 1-3-8）．

2) F スポンジンによる TGFβ シグナリングの制御

さらに細胞外基質のタンパク質も歯周組織の発生を調節する因子として働く可能性が示されている．トロンボスポンジンファミリーに属する F スポンジン F spondin は発生の段階で歯小嚢に特異的に発現し局在するが，歯根膜ではその発現が消退する[12]．この細胞外基質分子の機能とメカニズムはまだ解明されたわけではないが，過剰発現，欠損マウスを用いた研究からは F スポンジンが TGFβ のシグナリングを抑制していることが示唆されて

3. 歯周組織

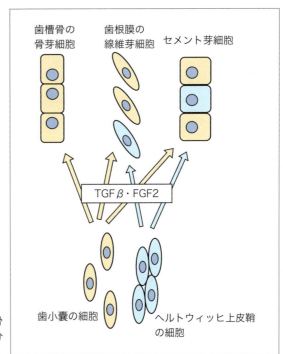

図1-3-8 歯周組織の発生
歯小囊，ヘルトウィッヒ上皮鞘の細胞から骨芽細胞，線維芽細胞，セメント芽細胞への分化には，TGFβ，FGF2が強く関与している．

いる[13]．そのためにFスポンジンを過剰発現するとTGFβシグナリングが強く抑制され，ペリオスチンやI型コラーゲンの発現が減少する．一方，Fスポンジンを欠損させるとTGFβが活性化するとともにBMPとその下流のSmad1/5の活性化が起こり，骨形成を促進することが報告されている[14]．ペリオスチンは発生の早い時期では上皮と間葉が密接に作用しあう部位の周囲で発現するが，歯小囊ではほとんどみられない．歯根膜では強く発現し，歯根膜の強靱な線維束，主線維の形成に重要な役割をもつ[3]．これらのことからFスポンジンはTGFβを介して，歯小囊から骨細胞や骨芽細胞と類似するセメント芽細胞への分化，歯根膜への分化を抑制する可能性をもつことが示唆される[15]．歯小囊においてセメント質，歯根膜，歯槽骨形成へ分化のタイミングを細胞外基質のFスポンジンの発現を介して調節している可能性も考えられる．

4 おわりに

最近ではエナメルマトリックスタンパク質や成長因子を用いた歯周組織再生の治療が行われている．これらの再生療法のヒントは，その組織の発生過程に潜んでいることはいうまでもない．これまでに歯の発生，特に歯冠形成についての分子生物学的知見が集積してきており，最近では歯根形成についても理解が深まっている．歯周組織は歯根形成に伴い構築されるので，今後，歯周組織の発生のメカニズムもさらに解明されることになる．一方で，組織再生の場は，発生の過程のように多分化能を有する未分化な細胞が豊富な状態

とは異なる．組織中の限られた幹細胞が，発生の環境とは異なった種々の組織の中で，分化し組織を再生することになる．発生過程で起こっていることをヒントにして，分化成長因子を交えた複雑な過程を明らかにしていくことによって，重度の歯周病で破壊された歯周組織の再生，あるいは歯根膜をもったインプラント治療など，それぞれの患者の状況に合わせた QOL を高める歯周組織の再生治療が可能となる．その意味からも歯周組織の発生のメカニズムがさらに解明されることが期待される．

■ 歯周組織の再生

課題
● ヘルトウィッヒ上皮鞘，歯小嚢からセメント芽細胞，歯根膜の線維芽細胞，骨芽細胞への分化の振り分けのメカニズムの解明

実施項目
● 細胞系譜解析による歯周組織の細胞の由来の解明と，幹細胞を用いた分化の分子メカニズムの解明
● 幹細胞を用いたインプラント表面に歯周組織を再生する技術の開発

実現化
● 大きな歯周組織欠損における幹細胞を用いた歯周組織再生療法の確立
● 歯周組織をもったインプラントの開発

（入江一元）

参考文献

1) 脇田 稔ほか編：口腔組織・発生学．第2版．医歯薬出版，東京，2015.

2) Antonio Nanci ed.：Ten Cate's Oral Histology. 9th ed. ELSEVIER, St.Luis, 2018.

3) Suzuki H et al.：Immunohistochemical localization of periostin in tooth and its surrounding tissues in mouse mandibles during development. *Anat Rec A Discov Mol Cell Evol Biol*, **281**(2)：1264〜1275, 2004.

4) Bosshardt DD et al.：Cell-to-cell communication − periodontal regeneration. *Clin Oral Implants Res*, **26**(3)：229〜239, 2015.

5) Cho MI, Garant PR：Development and general structure of the periodontium. *Periodontol 2000*, **24**：9〜27, 2000.

6) Wang J, Feng JQ：Signaling Pathways Critical for Tooth Root Formation. *J Dent Res*, **96**(11)：1221〜1228, 2017.

7) Li J et al.：Cellular and molecular mechanisms of tooth root development. *Development* (Cambridge, England), **144**(3)：374〜384, 2017.

8) Chen J et al.：TGF-β1 and FGF2 stimulate the epithelial-mesenchymal transition of HERS cells through a MEK-dependent mechanism. *J Cell Physiol*, **229**(11)：1647〜1659, 2014.

9) Huang X et al.：Fate of HERS during tooth root development. *Dev Biol*, **334**(1)：22〜30, 2009.

10) Itaya S et al.：Hertwig's epithelial root sheath cells contribute to formation of periodontal ligament through epithelial-mesenchymal transition by TGF-β. *Biomed Res*, **38**(1)：61〜69, 2017.

11) Zeichner-David M et al.：Role of Hertwig's epithelial root sheath cells in tooth root development. *Dev Dyn*, **228**(4)：651〜663, 2003.

12) Saito M et al.：The KK-Periome database for transcripts of periodontal ligament development. *J Exp Zool B Mol Dev Evol*, **312B**(5)：495〜502, 2009.

13) Orimoto A et al.：F-spondin negatively regulates dental follicle differentiation through the inhibition of TGF-β activity. *Arch Oral Biol*, **79**：7〜13, 2017.

14) Rakian A et al.：Bone morphogenetic protein-2 gene controls tooth root development in coordination with formation of the periodontium. *Int J Oral Sci*, **5**(2)：75〜84, 2013.

15) Palmer GD et al.：F-spondin deficient mice have a high bone mass phenotype. *PLoS One*, **9**(5)：e98388, 2014.

第1章　歯科再生医学のための顎顔面発生生物学・組織学

4 顎骨・歯槽骨

1 はじめに

　顎骨・歯槽骨は，長管骨（長骨）と同様に皮質骨と骨梁から構成されるが，歯槽骨の中でも歯根膜に面した領域には，シャーピー線維が挿入した束状骨を発達させている．骨再生には，骨組織ではない部位に骨を誘導する骨誘導，および，すでに骨組織が存在する部位から骨を波及させていく骨伝導が存在するが，特に骨伝導能を有するさまざまなバイオマテリアルが歯周治療や歯科インプラント治療に応用されてきた．しかし，再生骨は，最終的には，咬合力などの力学的負荷（メカニカルストレス）に耐えうる本来の骨と同様の機能性を有する緻密な成熟骨へと変換される必要がある．たとえば，骨補塡材として用いられたリン酸カルシウム製材などが，破骨細胞などによって除去された後，骨芽細胞が新しい骨基質を添加する．つまり，骨リモデリングと同様のメカニズムによって，強度としなやかさを有する新しい骨に置き換えられる必要がある．本稿では，骨再生技術を踏まえて，顎骨・歯槽骨における組織学的特徴，再生骨のでき方，また，骨の細胞群の反応などについて概説する．

2 顎骨と歯槽骨の組織・発生学的特徴

　上顎骨 maxilla と下顎骨 mandible とでは，皮質骨 cortical bone の厚みが大きく異なる．上顎骨は薄く複雑な形状の皮質骨を構成するのに対して，下顎骨は厚い皮質骨が発達する．下顎骨体内部には海綿骨 spongy bone が発達し，それは無数の細かな梁状の骨梁 trabecule からなっている（図1-4-1, 2）[1,2]．一方，皮質骨は，長管骨と同様に，骨単位（オステオン osteon）またはハバース系 Haversian system とよばれる同心円状の基本単位から構成されている．骨単位の中央には血管が走行するハバース管があり，それを中心として，骨細胞 osteocyte が同心円状のネットワークを形成している．

　このように皮質骨は同心円状（外縁は基礎層板）の層状構造を呈しているため，層板骨 lamella bone に分類される．その一方，コラーゲン線維や石灰化結晶が規則正しく，また，緻密に配列しているため，緻密骨 compact bone ともよばれる．

　顎骨の歯槽部で歯を囲んでいる骨が歯槽骨 alveolar bone である．歯槽骨の中でも歯根膜

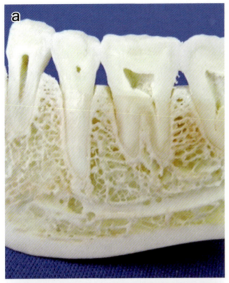
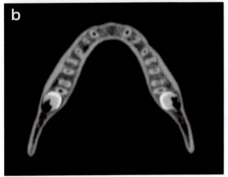

図 1-4-1　**下顎骨の構造**（北海道医療大学 坂倉康則教授のご厚意による．文献[1]より改変）
a：下顎骨内部の骨構造．
b：下顎骨水平断の CT 像．

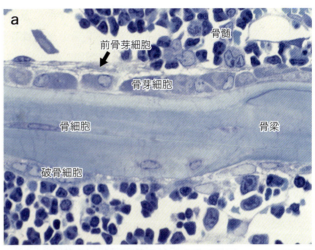
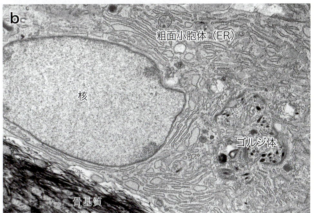

図 1-4-2　**骨梁および骨芽細胞の顕微所見**（文献[1]より改変）
a：骨梁に局在する骨芽細胞，骨細胞，破骨細胞．
b：活性化（成熟）骨芽細胞の透過型電子顕微鏡像．

periodontal ligament に隣接する領域には，歯根膜由来のコラーゲン線維が骨基質内部に入り込んだシャーピー線維 Sharpey's fiber が認められることから，その領域を束状骨 bundle bone とよぶ．歯根膜のコラーゲン線維がシャーピー線維として骨基質に入り込むことで，歯根膜を歯槽骨にしっかりと保持している．また，歯槽骨のうち，歯根膜に隣接しない部位では，層板骨が発達している．歯槽骨内部および顎骨の皮質骨や骨梁では，咬合力などのメカニカルストレスに対応した骨リモデリング（骨改造 bone remodeling）が行われている[3]．しかし，歯根膜に隣接した束状骨では，生理的な歯の移動に伴って牽引側では持続的（実際には間歇的）骨形成が，また，圧迫側では破骨細胞 osteoclast による骨吸収が誘導されている．牽引側での骨形成は，破骨細胞の骨吸収とは関係なく，骨芽細胞 osteoblast による骨形成が誘導される部位であり，これをミニモデリング mini-modeling という（骨リモデリングとミニモデリングについては後述）．

第1章 歯科再生医学のための顎顔面発生生物学・組織学

顎骨・歯槽骨の大半は，発生学的に頭部神経堤 cranial neural crest 由来の間葉系細胞 mesenchymal cell が遊走・定着し，膜性骨化 intramembranous ossification によって形成される．なお，頭蓋底，下顎頭，筋突起などの一部の骨は軟骨内骨化 endochondral ossification で形成される．歯胚 tooth germ の歯小囊 dental follicle, dental sac も頭部神経堤由来であるが，歯小囊の一部の細胞は，後に固有歯槽骨 alveolar bone proper となり，主に，シャーピー線維を含有する束状骨を形成していく．一方，その周囲の間葉系細胞は支持歯槽骨 supporting alveolar bone となり，外側を囲む層板骨を形成していく．固有歯槽骨も支持歯槽骨も膜性骨化のプロセスで，未分化間葉系細胞 undifferentiated mesenchymal cell，骨原性細胞 osteogenic cell，骨芽細胞前駆細胞 osteoprogenitor cell，前骨芽細胞 preosteoblast，成熟（活性型）骨芽細胞 mature osteoblast へと分化し，コラーゲン線維などの有機成分と基質小胞 matrix vesicle を介した石灰化 calcification を誘導していく[4,5]．したがって，手足の骨が骨折した場合には軟骨性の仮骨 callus が形成された後，軟骨内骨化によって骨へと置換していくが，顎骨・歯槽骨の治癒および再生においては軟骨形成を介することはない．

歯周疾患では歯槽骨の骨吸収や歯槽頂の低下が生じ，また，骨粗鬆症 osteoporosis では，顎骨においても骨量減少が認められる．そのため，歯の動揺・喪失，また，歯科インプラントを植立・維持する骨の不足が生じる．このような場合に，自家骨・人工骨の補塡などによって骨再生を図るが，骨再生は，基本的に骨発生に類似した過程を経ることが知られており，理想的には，前述した生理的な顎骨・歯槽骨を誘導することで，形態・機能ともに満足する骨を再生することが望ましい．

3 骨再生における骨誘導能と骨伝導能

骨再生には，骨ではない組織において骨芽細胞分化を誘導して新生骨を作りあげる方法と，既存骨を元に骨形成を活性化させて骨の領域を増大させる方法に大別することができる．骨ではない組織に新しく骨を誘導する能力を骨誘導能 osteoinductivity とよび，一方，既存骨（母床骨）に存在する骨芽細胞などを活性化して，骨形成を促す能力を骨伝導能 osteoconductivity という．

骨誘導能を有する因子として，TGFβ スーパーファミリーに属する骨形成タンパク質 bone morphogenetic protein（BMP）などが知られている．BMP は未分化間葉系細胞に作用して骨原性細胞，そして，成熟した骨芽細胞へ分化させることが知られている．BMP はコラーゲンなど特定の担体 carrier とともに骨欠損治療への応用が研究されてきた．

一方，骨伝導能については，既存骨に存在する骨芽細胞や骨芽細胞の前駆細胞を活性化させるさまざまなバイオマテリアルが開発されている．骨補塡に用いられるリン酸化カルシウム製材については，顆粒または多孔性構造を有する α-tricalcium phosphate（α-TCP），β-TCP, octacalcium phosphate（OCP）などがある（**図1-4-3**）．さらに，機械的強度と耐食性に優れるチタン合金からなる人工歯根に骨類似アパタイト層を形成し，そ

34

4. 顎骨・歯槽骨

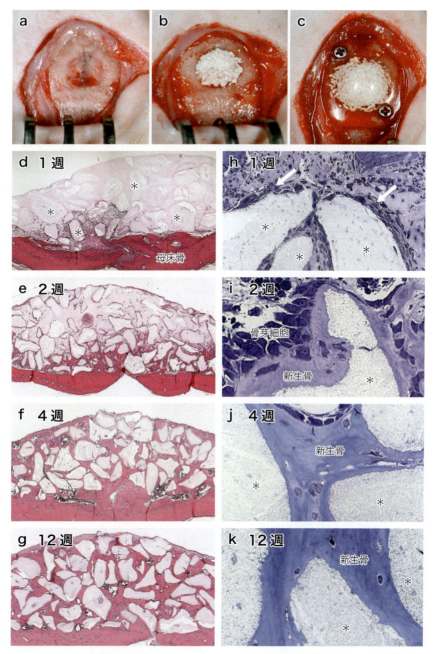

図1-4-3 モデル動物頭蓋骨にハイドロキシアパタイト系骨補塡材を充塡し，熱可塑性を有するプレートで固定した場合の骨再生（文献[6]より改変）

a～c：頭蓋骨に浅く形成された窩洞に骨補塡材を充塡し，熱可塑性プレートで被覆した．
d～g：術後1週（d），2週（e），4週（f），12週（g）の骨再生の組織像．経時的に母床骨からの骨が補塡材（＊）に向かって形成されていき，12週後には骨補塡材周囲を囲む．
h～k：骨補塡材周囲における組織像．1週後には補塡材（＊）周囲に細胞群が集積し（h），その後，骨芽細胞が補塡材の上に新生骨を形成していく（i）．4～12週では補塡材の間隙を新生骨が埋めていく（j，k）．

第1章　歯科再生医学のための顎顔面発生生物学・組織学

の層を介して周囲骨とインプラント体とをオッセオインテグレーション osseointegration させるものも開発されている.

　これらの骨再生を期待したバイオマテリアルは,単に骨伝導能を向上させるだけでなく,骨芽細胞の定着,その後の増殖などを可能にした足場(スキャフォールド scaffold)として,あるいは,骨芽細胞の分化増殖などを誘導するさまざまな因子を含有する担体としての機能を有するものが多い.このような骨再生におけるバイオマテリアルや再生技術については第4章3「顎骨・歯槽骨の再生医療」の項目をご参照いただきたい.

4 骨のでき方——モデリングと骨リモデリング

　骨の再生能は骨誘導能と骨伝導能に大別することができるが,骨再生における骨形成の様式については,モデリング modeling と骨リモデリングの2つがあげられる[3,7].

　一般に,ヒトの骨は個体成長に合わせて,その大きさや形を変えていく「骨の形づくり」を行い,それをモデリングという.一方,成人期に一定の骨量になるとモデリングを行う必要はなくなり,その代わり古い骨が新しい骨と置き換わる現象,骨リモデリングを行うようになる.健常人は骨リモデリングによって,つねに古い骨を除去した後,硬さとしなやかさを備えた新しい骨で補っている.このような骨リモデリングでは,破骨細胞の骨吸収とその後に行われる骨芽細胞の骨形成のバランスがとれており,骨は増えも減りもせず,また,メカニカルストレスなどの環境要因が変わらない限り,骨が吸収された箇所に骨形成が誘導されていく.このように,破骨細胞と骨芽細胞とは互いに共役しており,これを破骨細胞と骨芽細胞とのカップリング coupling という(図1-4-4)[1,3].

　さて,顕微レベルで骨リモデリングを観察すると,破骨細胞が骨吸収を行った箇所に,骨芽細胞が新しい骨を添加することで,古い骨基質から新しい骨基質へと置き換えることが理解できる.骨リモデリングでは,破骨細胞の骨吸収が先行して起こるため,新旧の骨基質の境界線は,破骨細胞が骨吸収を行った跡を示す鋸歯状のセメントライン cement line が形成される.

　これに対して,顕微レベルのモデリングをミニモデリングという(ミニモデリングという表現を使わずにモデリングで統一している研究者もいるが,ここでは,Frost の用いた表現を尊重しミニモデリングとして紹介する).胎生期・成長期のミニモデリングでは,破骨細胞の骨吸収とカップリングせずに,骨芽細胞が急速に骨を形成していく.一方,成人期でのミニモデリングは,休止状態であった骨芽細胞が活性化し,既存骨の上に新しい骨を形成していく.このように,ミニモデリングは,破骨細胞の骨吸収とカップリングせずに誘導されるものであり,形成された新生骨と既存骨との境界線は骨吸収の跡を示すものではないため,なめらかな休止線(アレストライン arrest line)を示す.前述したように,成人期の骨ではほとんどが骨リモデリングを示し,ミニモデリングはメカニカルストレスが過剰に負荷された部位に生じると考えられている.

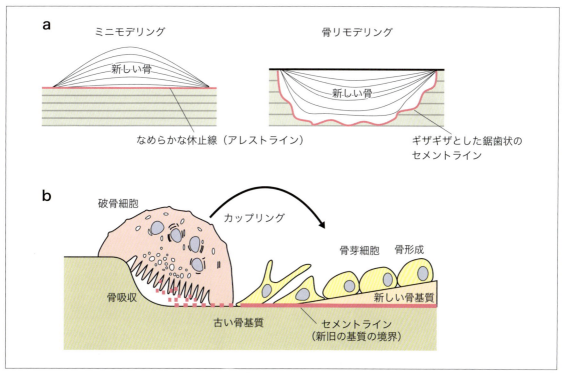

図 1-4-4　ミニモデリングと骨リモデリング（文献[1]より改変）
a：ミニモデリングと骨リモデリングの模式図．b：骨リモデリングにおけるカップリングの概念図．

5　骨再生バイオマテリアルによるモデリングと骨リモデリング

　骨ではない組織に，骨誘導能を有するバイオマテリアルやBMPなどの分化因子を投与すると，そこで骨芽細胞が分化・誘導され，新しく骨を形成していく．この過程は，ヒトの骨の発生・成長期と同様の骨形成過程を示すと考えられ，「骨の形づくり」であるモデリングで骨が急速に形成されていく．つまり，骨誘導能を有するバイオマテリアルは，まずはじめに，その部位に骨をつくりあげていくといったモデリングを行うことになる．

　一方，骨伝導能を示すバイオマテリアルは，母床骨の骨芽細胞を活性化させ，また，前骨芽細胞の細胞増殖と骨細胞への分化，ならびに，その後の骨形成を促すことで，母床骨から周囲に骨を波及させていく．たとえば，歯槽骨や顎骨に局所的にリン酸化カルシウム製材などの骨補塡材を埋入した場合には，時間をかけて骨補塡材が骨へと置換していく．その場合，破骨細胞が骨補塡材のリン酸化カルシウム製材を，あたかも骨吸収と同様に吸収していき，その後，骨芽細胞が移動・定着し，破骨細胞が吸収を行った場所に新しく骨を形成していく，といった，まさに骨リモデリングと同様の細胞学的プロセスが生じる（図1-4-5）．このような骨リモデリングが繰り返されるごとに骨基質はより緻密な状態になる．

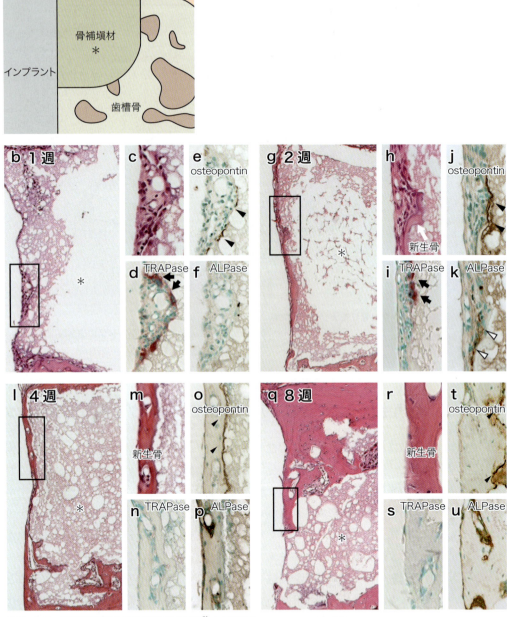

図1-4-5 骨補塡材による骨の形成（文献[8]より改変）
a：動物モデルの歯槽骨において歯科インプラント植立およびTCP系骨補塡材（＊）を充塡した模式図．
b〜u：1週（b〜f），2週（g〜k），4週（l〜p），8週（q〜u）における組織化学所見を示す．
b, g, l, q：インプラントと骨補塡材の境界部のHE染色像．
c, h, m, r：インプラントと骨補塡材の境界部の拡大像．インプラントと骨補塡材の境界部には先に破骨細胞（酒石酸抵抗性酸性ホスファターゼ：TRAPase）が出現し（d, i, n, s），破骨細胞が吸収した骨補塡材にはオステオポンチン（osteopontin）が認められる（黒矢尻，e, j, o, t）．そこに骨芽細胞（アルカリホスファターゼ：ALPase，白矢尻）が誘導され（f, k, p, u），新生骨が再生されていく．

骨再生において，モデリングで新生骨をつくりあげた場合でも，また，骨リモデリングで骨補塡材を新生骨に置き換えた場合でも，最終的には，骨リモデリングでメカニカルストレスに対応した幾何学構造を示す緻密骨へと変えていく必要がある．たとえば，仮に新生骨を一次的に誘導できたとしても，メカニカルストレスが生じない骨は次第に骨吸収を受けて消失してしまう．この現象は，「骨はそれに加わる力に抵抗するのに最も適した構造を発達させる」（力をかけ続けると骨はそれに対応して，適した形に変わる）というウォルフの法則 Wolff's low に則っている．したがって，骨再生を考える場合，最終的にどのような骨を誘導できたかが重要なポイントになる．

6　骨再生にかかわる細胞群

1　骨芽細胞系細胞

骨形成系細胞には，石灰化骨基質を合成する骨芽細胞，その前駆細胞である前骨芽細胞，骨基質の中に埋め込まれている骨細胞が存在する．石灰化骨基質は，骨芽細胞がⅠ型コラーゲン線維を合成・分泌するだけでなく，基質小胞の中にリン酸カルシウム（主にハイドロキシアパタイト hydroxyapatite $[Ca_{10}(PO_4)_6(OH)_2]$）結晶が誘導されて，それが周囲のコラーゲン線維に波及することで形成されていく（**図1-4-6**）．なお，骨には，結晶化度の高いハイドロキシアパタイトではなく，さまざまなイオン置換した状態のハイドロキシアパタイトが存在するため，骨アパタイトあるいは生体アパタイトともよばれる．

骨誘導能を有する因子は，未分化間葉系細胞から骨芽細胞へと分化を誘導する．最初の段階の未分化間葉系細胞は，骨芽細胞のみではなく，まだ，軟骨，腱，筋あるいは脂肪などへ分化する能力も有している．BMPは未分化間葉系細胞を骨原性細胞へと分化させるが，これらの骨原性細胞が骨芽細胞前駆細胞，さらに前骨芽細胞に分化すると，コラーゲン線維合成能や組織非特異型アルカリホスファターゼ tissue nonspecific alkaline phosphatase（TNALPase）などの基質石灰化に関与するさまざまな酵素を発現するようになり，最終的には，基質小胞とコラーゲンなどの基質タンパク質を分泌する成熟（活性型）骨芽細胞に分化する．

骨芽細胞系細胞の重要な分化因子として，Runt-related transcription factor 2（Runx2）と osterix があげられ，骨芽細胞系細胞への分化の指標となる．前骨芽細胞も Runx2 や osterix を発現しており骨芽細胞への分化が運命づけられているが，まだ，骨基質に定着し活発に石灰化骨基質を合成する段階にまで至っていない．このような前骨芽細胞は細胞増殖能を有するが，骨芽細胞は細胞増殖しない．つまり，骨芽細胞系細胞の分化過程において，成熟骨芽細胞が基質合成を行いながら活発に細胞分裂をするのではなく，前骨芽細胞が細胞増殖してその数を増やし，その後，成熟骨芽細胞へと分化して基質合成を行う．

骨芽細胞や前骨芽細胞には，receptor activator of NFκB ligand（RANKL）という破骨細胞の分化誘導因子が細胞膜上に発現されている一方，破骨細胞前駆細胞（前破骨細胞 preosteoclast）には，それと結合する受容体（receptor activator of NFκB：RANK）が細

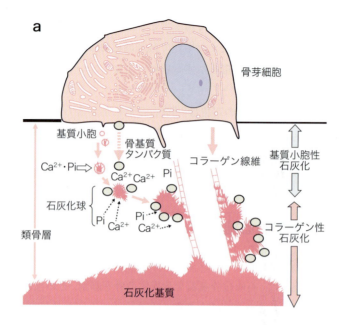
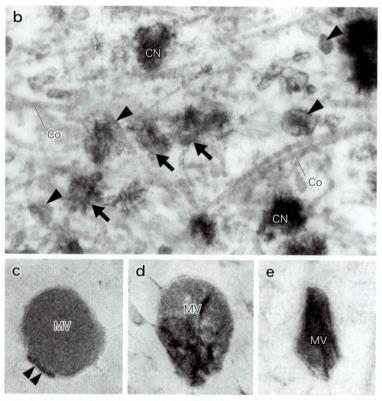

図1-4-6 骨芽細胞による骨形成および基質小胞
a：骨芽細胞による骨形成の模式図（文献[1]）より改変）．
b：類骨層における基質小胞（矢尻），基質小胞から露出しつつある石灰化結晶（矢印），石灰化球（CN）およびコラーゲン線維（Co）の透過型電子顕微鏡像（文献[4]）より改変）．
c～e：基質小胞（MV）における石灰化結晶を示す．初期においては，基質小胞の単位膜に接するように電子密な構造が形成されてくる（Cの黒矢尻）（文献[5]）より改変）．

胞膜上に局在している．よって，前骨芽細胞のネットワークの中で破骨細胞の前駆細胞と前骨芽細胞が細胞間接触することで，RANKシグナルが破骨細胞前駆細胞に伝えられる可能性が述べられている．

2 破骨細胞系細胞

　破骨細胞は骨吸収を担う多核巨細胞である．破骨細胞が骨吸収を行う細胞領域には，波状縁 ruffled border とよばれるヒダ状を示す膜の陥入構造が発達し，その周囲には明帯 sealing zone が形成されている（**図1-4-7**）．

　波状縁は，液胞型プロトンポンプ（vacuolar type H^+-ATPase）を備えており，酸（プロトン，H^+）を骨基質，すなわち，吸収窩に向かって放出する．そのため，吸収窩のリン酸カルシウム結晶塊は脱灰されていくが，すべてがイオンレベルまで分解されるのではなく，大きな結晶塊が細かな塊にほぐれていく．それが破骨細胞内部に取り込まれ，細胞内部で完全にイオンレベルまで分解される．また破骨細胞は酒石酸抵抗性酸性ホスファターゼ tartrate resistant acid phosphatase（TRAPase, ヒトの場合は TRAPase 5b）をはじめ，カテプシン K cathepsin K や MMP9 などの基質分解酵素を分泌する．したがって，酸によってリン酸カルシウムが除去されて露出してきたコラーゲン線維や有機成分は，これらの基質分解酵素によって分解される．

　破骨細胞による骨吸収によって，骨補塡材として用いられたリン酸カルシウムも同様に脱灰・吸収されると考えられる．つまり，人工的なリン酸カルシウム製材が，あたかも骨として破骨細胞に認識され，吸収を受けることになる．吸収を受けたリン酸カルシウム製材の表面には，破骨細胞が分泌した TRAPase 活性およびオステオポンチン osteopontin などのさまざまな因子が結合する（オステオポンチンは骨芽細胞が分泌する骨基質タンパク質であるが，破骨細胞も多量に骨基質表面に分泌する）[9]．オステオポンチンは RGD 配列（Arg-Gly-Asp）を有しており，骨芽細胞の $\alpha v \beta 3$ インテグリンとの結合を可能にすることから，骨芽細胞の定着に寄与すると考えられている．

　骨再生において，使用したバイオマテリアルの性質などから，破骨細胞ではなく，多核マクロファージが出現することがある．透過型電子顕微鏡で観察すると，多核マクロファージはバイオマテリアルに対して波状縁や明帯は形成せず，細かな細胞突起を伸ばすことがわかる．また，多核マクロファージはカテプシン K を分泌しない．ただし，マクロファージは MMP9 活性を有しており，ヒトのマクロファージは TRAPase 5a 活性を有するので TRAPase 染色の場合には注意を要する．

3 再生骨の骨基質と骨細胞ネットワーク

　骨誘導において未分化間葉系細胞から骨芽細胞まで分化させた場合，あるいは，骨伝導において急速に骨形成が進んだ場合には，幼若骨 immature bone が形成される．幼若骨では，骨基質内のコラーゲン線維の走行は不規則であり，また，非コラーゲン性の骨基質タンパク質が豊富に存在する一方，ハイドロキシアパタイトなどの石灰化基質の含有量は低

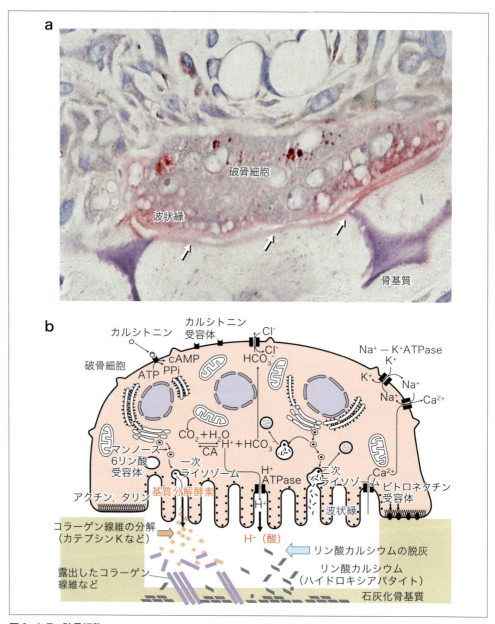

図 1-4-7 破骨細胞
a：破骨細胞の酒石酸抵抗性酸性ホスファターゼ (TRAPase) 染色像．TRAPase 活性は破骨細胞の波状縁領域および細胞内のライソゾームに局在する．
b：破骨細胞による骨吸収メカニズムの模式図（文献[1]より改変）．

い．また，骨細胞の幾何学的に規則正しく配列した機能的ネットワークは形成されない．このようにして急速に形成された幼若骨は，コラーゲン線維が際立って絨毛のように観察されることから，線維性骨 woven bone とも称される．

幼若骨は，前述したように骨リモデリングによって緻密骨へと置換していく．たとえば，骨補塡材を用いて骨再生を誘導した場合，破骨細胞が骨補塡材および新しく形成された幼

若骨を吸収することで，骨リモデリングが繰り返される．生理的な骨リモデリングによって，幼若な骨基質は，徐々に緻密にコラーゲン線維束が織り込まれた石灰化度の高い骨基質へと置き換えられていき，そこには，幾何学的に規則正しく配列した骨細胞・骨細管系が発達するようになる．

4 骨再生と骨質

ここ十数年来，骨質 bone quality が注目されている．骨質には構造特性と材料特性があり，骨強度に大きく影響を及ぼす．構造特性には骨の幾何学的構造（具体的には海綿骨の骨梁構造と皮質骨の多孔性など）が，また，材料特性には石灰化度やリン酸カルシウム結晶，コラーゲン線維，マイクロダメージ microdamage（微細亀裂）が関与する．

骨梁などの幾何学的な構造は，骨リモデリングに依存することが知られているが，骨芽細胞と破骨細胞だけでは骨にかかるメカニカルストレスに対応した骨リモデリングを行うことができず，骨基質に規則的に張り巡らされた骨細胞ネットワークが必要なことがシミュレーションにて明らかにされている．また，材料特性も骨リモデリング，特に，骨代謝回転 bone turnover に依存しており，最もよい材料特性を示すのが生理的な骨リモデリングによって形成された層板骨（緻密骨）と考えられる．

層板骨では，骨芽細胞によりコラーゲン線維束が規則的に織り込まれて，また，リン酸カルシウム結晶がコラーゲン線維の構成単位であるスーパーヘリックス superhelix に沿った配向性を示しながら緻密に配列している．さらに，骨細胞は層板に平行に配列する一方で，骨細胞の突起（骨細管）が規則的に配列したコラーゲン線維を把持している（図1-4-8）．骨細胞はメカニカルストレスの方向や程度を感知することが知られており，コラーゲン線

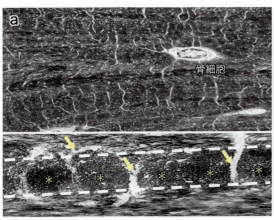
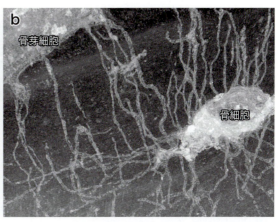

図1-4-8　コラーゲン線維
a：層板骨におけるコラーゲン線維（黒）と骨細胞の透過型電子顕微鏡像．上は全体像，下は一部拡大を示す．下のパネルでは，点線で区切った上段と下段のコラーゲン線維は水平方向に，また，点線で囲ったコラーゲン線維は束（＊）を形成し，手前に向かって走行している．骨細胞の突起（細管：矢印）がコラーゲン線維束を把持している（文献[10]より改変）．
b：FIB-SEMにより，骨基質内の骨細胞とそこから延びる細胞突起を三次元的に構築した像．骨細胞には，水平方向に延びる突起，および骨表面に垂直に伸びて骨芽細胞と連結する細胞突起が存在する（文献[7]より改変）．

第1章　歯科再生医学のための顎顔面発生生物学・組織学

維束に対して均等に細胞突起を伸ばすことで，コラーゲン線維束のたわみや伸展を，細胞突起を介して感知すると考えられる．さらに，骨細胞と骨芽細胞間での相互作用の結果，生理的な骨リモデリングによって，古くしなやかさを失ったコラーゲン線維を置き換えることができる．このように，骨質を規定する細胞群は骨芽細胞，骨細胞や破骨細胞などであり，最終的に，生理的な細胞環境・微細環境を伴う骨再生が望ましい．

7 おわりに

　近年，さまざまなバイオマテリアルが開発されてきており，効率よく骨再生を行うことが可能になってきた．しかし重要なことは，誘導された再生骨が適切な微細環境にあること，すなわち，骨細胞ネットワークをはじめとする機能的にバランスがとれた骨の細胞群や組織が誘導されており，異常なメカニカルストレスや炎症などが生じない生理的環境を維持することと思われる．

■ 長期にわたり質，量ともに維持される再生骨

課題	● 骨量だけを目的とするのではなく，「骨質」bone quality をふまえた十分な骨強度を有する骨再生 ● メカニカルストレスや周囲の微細環境に対応した生理的な骨リモデリングを維持できる骨再生
実施項目	● 骨再生に向けたさまざまな担体や足場などのバイオマテリアルの開発 ● 骨質においては，骨の微細な幾何学構造，石灰化結晶の配向性，微細亀裂，コラーゲン線維の架橋構造，細胞機能などにおける基礎解析の発展
実現化	● 生理的な骨リモデリングを誘導する微細環境や細胞環境に関する知見の蓄積およびそれに基づいた再生技術

（長谷川智香，本郷裕美，網塚憲生）

参考文献

1) 網塚憲生：第10章顎骨．口腔組織・発生学．第2版（脇田　稔ほか編）．医歯薬出版，東京，2016，306〜327．

2) 小澤英浩，中村浩彰，網塚憲生：第2章 硬組織の構造．新骨の科学．第2版（須田立雄ほか編）．医歯薬出版，東京，2016，19〜56．

3) 網塚憲生，長谷川智香：第1部-5 モデリング，リモデリングとミニモデリング．骨ペディア 骨疾患・骨代謝キーワード事典（日本骨代謝学会編）．羊土社，東京，2015，16〜41．

4) Hasegawa T：Ultrastructure and biological function of matrix vesicles in bone mineralization. *Histochem Cell Biol*, **149**：289〜304, 2018.

5) Ozawa H：Ultrastructural concepts on biological calcification；Focused on matrix vesicles. *J Oral Biosci*, **27**：751〜774, 1985.

6) Kojima T et al.：Histological examination of bone regeneration achieved by combining grafting with hydroxyapatite and thermoplastic bioresorbable plates. *J Bone Miner Metab*, **25**：361〜373, 2007.

7) 網塚憲生ほか：骨代謝の病態生理学的機序．CKD-MBD 3rd Edition（深川雅史監修）．日本メディカルセンター，東京，2018，57〜63．

8) Nakadate M et al.：Histological evaluation on bone regeneration of dental implant placement sites grafted with a self-setting alpha-tricalcium phosphate cement. *Microsc Res Tech*, **71**：93〜104, 2008.

9) 網塚憲生：組織学からみた骨基質タンパクと骨質．日骨形態計測会誌，**13**(1)：5〜9，2003．

10) Hasegawa T et al.：Three-dimensional ultrastructure of osteocytes assessed by focused ion beam-scanning electron microscopy（FIB-SEM）. *Histochem Cell Biol*, **149**：423〜432, 2018.

第1章　歯科再生医学のための顎顔面発生生物学・組織学

5　唾液腺組織

1　はじめに

　腺 gland とは，分泌を主たる機能とする器官であり，外分泌腺 exocrine gland と内分泌腺 endocrine gland に分けられる．外分泌腺は導管 duct を通して分泌物を消化管や体表に分泌するが，内分泌腺には導管がなく，分泌物は血管に進入し，血液を介して全身に拡散する．腺を構成する腺組織 glandular tissue は，上皮性の実質 parenchyma と脈管と神経を含む結合組織性の間質 interstitium（stroma）から構成されている．腺は被膜 capsule とよばれる薄い疎性結合組織で覆われ，被膜はさらに腺内部に隔壁状に進入して多数の小さな区画に分けている．外分泌腺では区画を小葉 lobule，その間の結合組織を小葉間結合組織 interlobular connective tissue，また，小葉内の間質を小葉内結合組織 intralobular connective tissue とよぶ．間質はその内部の毛細血管から腺の活動に必要な水やイオン，小分子を提供すると同時に，内分泌腺では実質の腺細胞からの分泌物を毛細血管まで運ぶ重要な役割を果たしている．

　本稿では唾液腺の構造と発生過程の基本事項を解説する．

2　大唾液腺

1　耳下腺

　耳下腺 parotid gland は頬部の皮下にあり，上縁は頬骨弓，前縁は咬筋外面，後縁は胸鎖乳突筋，下縁の下端部である下極は下顎角付近，さらに深部は顎関節付近に位置する，背が低く底面の広い三角錐をしている（**図 1-5-1**）．下縁から前縁にかけて顔面神経の本幹が貫通と同時に分岐して耳下腺神経叢 parotid plexus を形成する．顔面神経が貫通する断面より外側を浅部（浅葉）superficial portion，内側を深部（深葉）deep portion と区分するが，構造と機能において両部に違いは認められない．前縁から咬筋外面に沿って主導管である耳下腺管（ステンセン Stensen 管，ステノン Stenon 管）が伸び，咬筋前縁で内側に曲がって頬筋を貫き，口腔前庭の頬粘膜の上顎第一大臼歯部付近にある耳下腺乳頭 parotid papilla に開口する．耳下腺管に沿って副耳下腺 associated parotid gland がみられることがある．

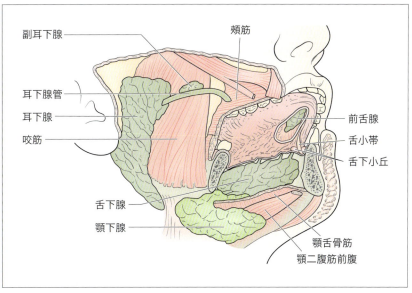

図 1-5-1　大唾液腺の場所を示す模式図[1]
この図では耳下腺管に沿って副耳下腺が描かれている．また大唾液腺はおのおの独立しているが，顎下腺と耳下腺，顎下腺と舌下腺は近接していることにも注意する．

　交感神経は上頸神経節 superior cervical ganglion に起始する節後線維が中硬膜動脈神経叢を経由して分布する．副交感神経は延髄の下唾液核 inferior salivary nucleus に起始する節前線維が舌咽神経 glossopharyngeal nerve，鼓室神経，小錐体神経経由で耳神経節 otic ganglion に至る．節後線維は耳神経節から起始して耳介側頭神経 auriculotemporal nerve を経由して耳下腺内に分布する．

2 舌下腺と顎下腺

　舌下腺 sublingual gland と顎下腺 submandibular gland は，顎舌骨筋を挟んで上下に位置する舌下隙と顎下隙に存在し，それぞれ下顎骨体内面の舌下腺窩と顎下腺窩に接する．舌下腺は口底に突出して舌下ヒダを形成する．顎下腺は顎下三角に収まって皮下の広頸筋に覆われている．舌下腺は舌下ヒダに多数の短い小舌下腺管を出すとともに，舌下小丘に開口する太い大舌下腺管（バルトリン Bartholin 管）をもつ．顎下腺の後部は顎舌骨筋の後縁を超えて舌下隙にまで伸び，顎舌骨筋より下部（皮下）を浅部，舌下隙にある部分を深部とよぶ．深部の前縁から主導管である顎下腺管（ワルトン Wharton 管）は舌神経と交叉し，大舌下腺管とともに舌下小丘に開口する．

　交感神経は上頸神経節から節後線維が起始して顔面動脈神経叢を経由して両腺に分布する．副交感神経は上唾液核 superior salivary nucleus から節前線維が起始して顔面神経 facial nerve，鼓索神経と舌神経を経由して顎下神経節 submandibular ganglion に至る．顎下神経節から節後線維が起始し，すぐ近傍の両腺に分布する．

第1章　歯科再生医学のための顎顔面発生生物学・組織学

3

唾液腺の組織構造

　大唾液腺は外分泌腺としての典型的な構造を有している．実質は原唾液 primary saliva を産生する腺房 acinus（終末部）と，それを開口部まで運ぶ導管系 duct system から構成される．腺房には主体となる腺細胞すなわち腺房細胞 acinar cell が集合して，共通の管腔に分泌物を放出する．導管は合流を繰り返して次第に太くなり，小葉間結合組織を走行して被膜を貫通し，最終的には肉眼的なサイズの主導管となって開口部へとつながる（**図 1-5-2**）．

　導管系は分泌物輸送経路となるだけでなく，水分を多量に含む分泌物の電解質を主とする成分の再吸収と添加を行っているため，導管を通過した口腔内の唾液と腺房内の原唾液では成分が異なり，そのため pH や浸透圧にも違いが生じる．

1 腺　房

1）腺房細胞

　唾液腺の腺房は腺房細胞と筋上皮細胞で構成され，その表面は基底膜で覆われている．ヒト耳下腺の漿液細胞 serous cell のみからなる漿液性腺房 serous acinus は，光学顕微鏡的に小型のほぼ円形を呈し，エオジンに好染する細胞質と，基底側に丸い核を有する三角形の腺房細胞によって構成されている（**図 1-5-2**）．漿液性腺房を電子顕微鏡で観察すると，漿液細胞の基底側の細胞質には丸い核と規則的に配列した粗面小胞体が顕著に認められる．腔面側には多数の大型の分泌顆粒が存在し，分泌顆粒と粗面小胞体の間には発達したゴルジ装置が存在する．分泌顆粒は刺激により腔面細胞膜に接近して開口分泌 exocytosis により内容物を管腔面に放出する．この構造は遺伝子からタンパク質の合成と分泌の一連の機序を表している（**図 1-5-3**）．腺房細胞の側面は隣接する細胞と細胞接着装置複合体で固く連結されているが，その位置は基底側に偏っており，管腔側は管腔とつながった細胞間分泌細管 intercellular canaliculi となっている．

　舌下腺と顎下腺では，漿液細胞と粘液細胞 mucous cell の両者を含む混合腺房 mixed acinus が存在する（**図 1-5-2**）．粘液細胞は漿液細胞よりも大型で，核は圧平されて基底側に偏在し，広い管腔側細胞質は淡くヘマトキシリンに染色されて明るくみえる．通常の電子顕微鏡像では，粘液細胞の分泌顆粒は空虚にみえるが，急速凍結法で固定した試料では，漿液細胞と同様に分泌顆粒の内容は充実している．混合腺房では，導管が出る近位に粘液細胞が集合し，漿液細胞は遠位端にまとまって存在して漿液半月 serous demilune を構成している．したがって，漿液半月は混合腺に特徴的な構造物である．

2）筋上皮細胞

　光学顕微鏡では，筋上皮細胞は扁平で小型の核だけが腺房細胞の基底側に認められる．しかし，組織化学的染色法で筋上皮細胞を特異的に染色すると，ヒトデのように突起を伸ばして丸い腺房を取り巻いている（**図 1-5-2**）．筋上皮細胞は腺房細胞の基底側細胞膜と基底膜との間に存在することから上皮細胞の一種とみなされているが，血管を取り巻く平

48

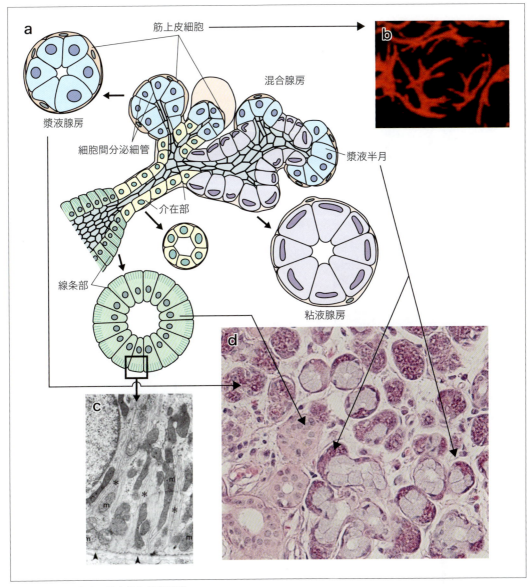

図 1-5-2 唾液腺の基本的な組織構造
a：ヒト顎下腺をモデルとした模式図（文献[2]より改変）．
b：ラット顎下腺の筋上皮細胞（α平滑筋アクチン免疫組織化学）．
c：ラット顎下腺線条部の電子顕微鏡写真．矢尻：基底膜，＊：基底陥入，m：ミトコンドリア．
d：ヒト顎下腺の HE 染色像．

滑筋細胞と多くの共通点を有している．細胞質内には筋細糸や収縮性タンパク質が豊富に存在して収縮能をもち，突起の収縮により腺房を圧迫して唾液の分泌を物理的に促進する役割を果たす．すべての唾液腺に筋上皮細胞が存在するが，その大きさ，形や分布などは腺によって異なっており，分泌する唾液の性状と関係があると考えられている．ヒト大唾液腺ではすべての腺房と介在部導管に筋上皮細胞が備わっているが，実験で用いるラット

49

第1章 歯科再生医学のための顎顔面発生生物学・組織学

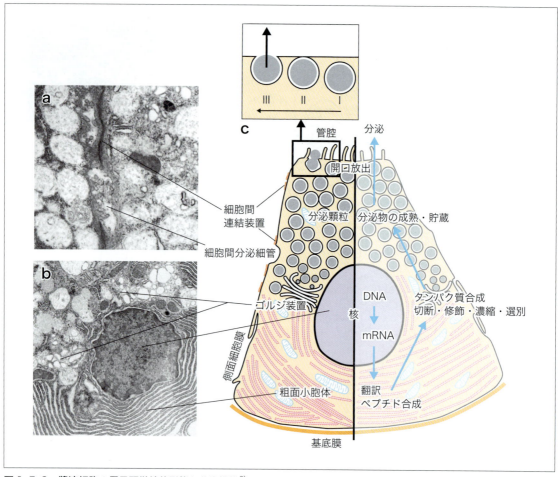

図 1-5-3　漿液細胞の電子顕微鏡的形態と分泌機構[3)]
a，b：ラット顎下腺の電子顕微鏡像．c：漿液細胞の模式図．

やマウスの耳下腺の腺房には筋上皮細胞が存在しない．またヒトでも耳下腺と同じ純漿液性の膵臓外分泌部には筋上皮細胞は存在しない．

2　導管系

導管系は小葉内を走行する小葉内導管 interlobular duct と小葉間結合組織中を走行する小葉間導管 intralobular duct に区分できるが，小葉内導管は腺房側（遠位側）から順に，介在部導管，線条部導管，排出導管から構成され，小葉間導管は排出導管である．排出導管はすべて合流し，腺外に伸びて開口部に至る主導管となる．

1）介在部導管

介在部導管 intercalated duct は腺房と太い線条部導管の間に「介在」する細い導管で，単層立方上皮である．断面の中央部に狭い管腔がある（**図 1-5-2**）．介在部導管は腺房と同様に筋上皮細胞が基底面を覆っているが，その突起は導管の長軸方向に伸びて，縦走し

ている．同部はヒト耳下腺と顎下腺では顕著に認められるが，ヒト舌下腺では発達がわるい．マウス大唾液腺では介在部導管は正常時でもDNA合成が認められ，実験的な刺激により幹細胞因子を発現するという研究結果から，腺房や導管が再生する際の幹細胞または前駆細胞ではないかと古くから考えられている．腺房に近い介在部導管細胞の管腔側細胞質には小型ながら胎生期の終末細管細胞とよく似た分泌顆粒をもつ介在部導管細胞が認められ，種々の刺激に反応するので，潜在的な腺房細胞への分化能をもつと考えられている[4]．

2）線条部導管

線条部導管 striated duct は，基底側に基底線条 basal striation とよばれる特徴的な構造をもっている．基底線条は光学顕微鏡では基底面と直角に走る多数のヒダ状の線にみえるが，電子顕微鏡で観察すると，基底側細胞膜が櫛の目のように細かく入り組んだ基底陥入 basal infolding と，多数のミトコンドリアから構成されているのがわかる（**図1-5-2**）．同部ではミトコンドリアで産生されるATPを利用して，能動輸送による細胞膜上のイオンチャネルや輸送体にとって間質−細胞質−管腔（唾液）の間で主に電解質の添加と再吸収を行って，唾液成分の調整に重要な役割を果たす．

3）排出導管

線条部以降の腺内の導管は小葉内，小葉間ともに排出導管 excretory duct である．排出導管は重層円柱上皮で，主導管に近づくにつれて太く，細胞層が厚くなる．排出導管の遠位部に幹細胞因子のSca-1/c-kit陽性を示す導管上皮細胞の集団が存在し，唾液腺の幹細胞と考えられている[5]．

4）主導管

主導管 main excretory duct はすべての導管系が合流した太い導管で，唾液を口腔へと導く肉眼的に認められる大きさの導管である．その上皮は排出管と同じ重層円柱上皮で，厚さはさらに増す．開口部で重層円柱上皮は口腔粘膜の重層扁平上皮にすみやかに移行する．その基底側には疎性結合組織の厚い固有層によって覆われ，さらに被膜に覆われている．固有層内には筋層は存在せず，また開口部にも明らかな括約筋は認められない．

主導管の円柱上皮細胞には顕著な特徴が認められないが，管腔面に微絨毛が密集した刷子細胞 brash cell（タフト細胞 tuft cell）がみられる[6]．

5）顆粒性導管

顆粒性導管 granular duct（顆粒管，顆粒性膨大部 granular convoluted tubule）はラットやマウスなどの齧歯類のオスの顎下腺に特徴的な導管で，多量の分泌顆粒を蓄える外分泌細胞の特徴を有している．介在部と線条部の間に存在し，性差が顕著でオスに発達している（**図1-5-4**）．分泌顆粒中には，BDNF，EGF，HGF，IGF-I，NGF，TGFα/βなどの細胞増殖因子やレニンやカリクレインなどのタンパク質分解酵素をはじめとする多種多様の生理活性物質を含み，導管腔に分泌する．これらの因子は口腔以降の消化管粘膜に唾液成分として働いて，創傷治癒など粘膜のメンテナンスに寄与するとともに，再吸収されて血管に移行し，血液を介して内分泌的に全身性に作用する．特に，オスに顕著なことから男性生殖器や副腎に働いて，生殖や攻撃的行動に関与すると考えられている[7]．

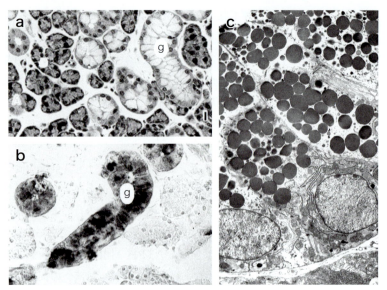

図1-5-4　ラット顎下腺の顆粒性導管[8]
a：HE染色像．漿液性腺房に混じって，細胞質の明るい顆粒性導管（g）が認められる．粘液腺房と誤認しやすい．
b：EGFの免疫組織化学．EGFは顆粒性導管（g）に局在する．
c：顆粒性導管部の電子顕微鏡写真．多量の分泌顆粒がみられる．これらの分泌顆粒中に多種の生理活性物質が存在し，唾液中に分泌される．

顆粒性導管をもたないヒト唾液腺では，成長因子の一部が漿液細胞に含まれる[9]．

4　唾液腺の発生

大唾液腺の発生はまずは唾液腺組織としての基本的な形態の発生が先行し，胎生期に生じる形態形成 morphogenesis と，生後発生期まで続く細胞分化 cytodifferentiation の2段階に大きく区分される．さらに腺細胞（腺房細胞）が分化すると，主に自律神経系の刺激による分泌機能の機能的な発達が起こる．

1 ヒト大唾液腺の発生

ヒトの大唾液腺は胎生6～7週に外胚葉由来の口腔上皮の肥厚によって始まり，間葉内に陥入して上皮索が生じる（**図1-5-5**）．上皮の肥厚が生じる部位は，将来の開口部になる．最も発生が早い耳下腺では，7週までに外耳道前方の頬部に移動し，10週頃に顔面神経が進入して浅部と深部が区分される．約3か月で小葉構造が観察され，6か月には管腔が形成され，約8か月で腺房細胞や筋上皮細胞の分化が始まる．しかし，胎生期も含め，未熟な唾液腺の導管終端部には，種々の発生・分化段階の腺房細胞が混在している．腺房が成人に認められるような構成となるのは離乳期以降である．これは唾液が離乳によりその重要性を増すためであろう[10]．

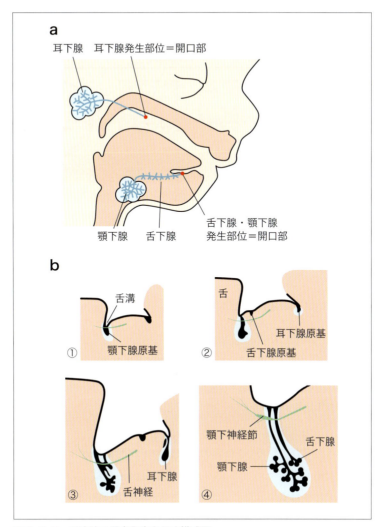

図1-5-5　唾液腺の器官発生を示す模式図
a：ヒト大唾液腺の発生部位．上皮索の伸長および分枝により腺が生じることを示す．耳下腺発生部位は耳下腺乳頭，舌下腺と顎下腺の発生部位は舌下小丘に相当する[11]．
d：マウス大唾液腺の発生部位と分枝による腺発生を示す模式図[12]．

2 初期発生と分枝形態形成

　薄い外胚葉由来の口腔上皮に，プラコード placode とよばれる肥厚部が生じ，同部から神経堤由来の間葉組織内を上皮索が伸長すると，やがてその先端部は分枝 branching を繰り返し，全体として球状の腺体原基を構成する．その結果，上皮索は非常に多くの終端部をもつことになる．この一連の枝分かれ現象を分枝形態形成 branching morphogenesis という（**図1-5-6**）．個々の分枝ではクレフト cleft とよばれる切れ込みの形成と，新たな終端部の膨隆が生じ，さらにこれらの現象が繰り返される．
　分枝は上皮細胞の増殖や形態変化と，隣接する間葉組織の細胞増殖や移動によって生じ

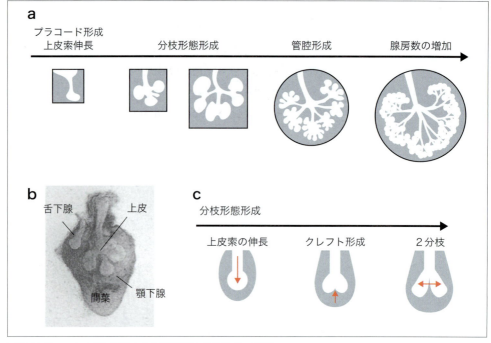

図 1-5-6 マウスをモデルとした唾液腺の組織発生の過程
a：プラコード形成から腺房が増加して腺としての形態ができるまでの概略（文献[5]より改変）．
b：マウス胎仔（胎齢13日）の顎下腺と舌下腺[13]．
c：分枝形態形成の過程（文献[5]より改変）．

ると考えられている．これらの現象には上皮間葉相互作用epithelial-mesenchymal interactionが働くと考えらえており，細胞増殖因子をはじめとする種々の因子により分枝が誘導・調節される[14]．たとえば，マウスの唾液腺原基を取り出して器官培養すると子宮内と同様に分枝形態が形成されるが，間葉組織を分離して器官培養すると分枝数は著しく減少する．しかし誘導因子と考えられる細胞増殖因子などを添加すると分枝が回復することから，間葉組織で産生・分泌される因子が，間葉細胞の他に上皮細胞にも作用して分枝が生じると考えられる．最近の研究から，EGF，FGF，HGF，TNFなどの因子とそれらの受容体からのシグナル伝達系が分枝に重要であると報告されている．また間葉組織側のフィブロネクチンやラミニンの細胞外基質とインテグリンの相互作用も重要である[14,15]．

3 管腔形成

上皮索は2層性の上皮細胞で構成され，細胞同士は固く細胞接着因子で結合している．上皮細胞は次第に基底膜に接する基底側と，反対側の頂上（管腔）側の区別，すなわち底頂極性baso-apical polarityをもつようになる．頂上側の細胞膜間の接着が緩んで細胞間に間隙が生じ，間隙同士が次第に連続して最終的に末端の腺房から開口部に連続する管腔となり，中空性の導管系が形成される．したがって，管腔形成により初めて導管が唾液輸送という基本的な機能を果たせるようになる．管腔形成は外分泌腺の導管以外にも，胎生期

の器官形成において広範囲に認められる重要な現象である．

4 腺房細胞の分化

出生時においても，導管の終端部は明瞭な腺房としてのふくらみをもたず，終末細管 terminal tubule とよばれる（図 1-5-7）．終末細管の細胞は，分泌顆粒をもつ外分泌性の腺細胞の特徴を有しているが，その形態や分泌顆粒の性状は成熟した腺房細胞とは異なっている．腺房細胞の分化過程については未だ研究段階であり各種の報告があるが，この終末細管細胞から，前腺房細胞 proacinar cell を経て腺房細胞が分化するとともに，介在部導管の一部にも分化すると考えられている．腺房細胞は分化後も有糸分裂を行い，離乳期までにさかんに増殖するとともに，増殖末期にはアポトーシスによる細胞死も認められる．腺房細胞の分化と増殖には交感神経系の β アドレナリン受容体とそのシグナル伝達系が関与している[17]．

唾石症や癌治療に伴う放射線照射後には，唾液腺組織の萎縮が生じ，腺房構造が消失して導管様構造物 duct-like structure が腺組織の主体を占めるようになる．実験的に導管を結紮すると，腺房が消失して導管様構造物だけとなるが，結紮を解除すると腺房が再生する（図 1-5-8）．これは腺房細胞の幹細胞または前駆細胞が導管様構造物内に生存し，結紮解除が契機となって腺房を再生すると考えられる．この導管様構造物内に出現する幹細胞は Sca-1/c-kit などの幹細胞因子の他にラミニン陽性を示し，腺房の再生に関与すると考えられている[18]．

5 導管系の分化

出生後に導管終端部から腺房が分化した後，離乳期までに遠位から介在部，線条部，排出導管の各部分に区分できるように分化する（図 1-5-7）．介在部導管には幹細胞ならび

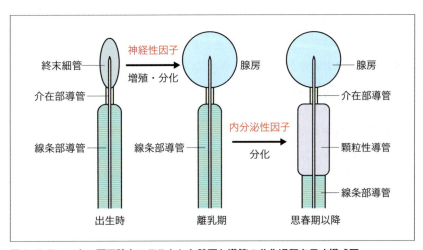

図 1-5-7　マウス顎下腺をモデルとした腺房と導管の分化過程を示す模式図
出生時から離乳期にかけて腺房の増殖分化が，思春期以降に顆粒性導管の分化が起こる．ヒトでは離乳期までにおよその形態が完成する．

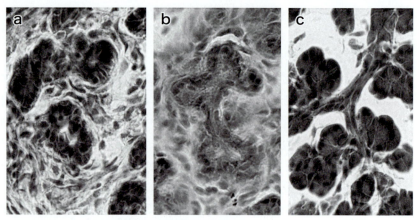

図1-5-8　ラット顎下腺導管7日間結紮後の変化[16]
a：結紮解除直後．b：解除後5日．c：解除後14日．
結紮により腺組織は導管様構造物によって占められたが，結紮解除により腺房が再生し，2週間でほぼ正常な状態に回復した．

に腺房の前駆細胞があると考えられている．齧歯類の顎下腺では思春期以降，分泌顆粒をもつ顆粒性導管が線条部と介在部の間に形成される．顆粒性導管細胞は，線条部の細胞から細胞の更新を伴わずにホルモン依存性に直接分化する．これには主にアンドロゲンが関与し，メスよりもオスではるかに強く発達して著しい性差を呈する．メスにテストステロンなどのアンドロゲンを投与すると，顆粒性導管細胞に分化する[9,17]．

5　おわりに

　唾液腺の再生医療では，形態的な組織再生のみならず，唾液の産生・分泌という機能的な回復が必須である．また，再生医療の対象となりうる状況はさまざまで，ゼロからの組織再生から，既存組織の活用など，その対応も多岐にわたる．現在，再生医学的対応としては，幹細胞を注入してそれをもとに組織再生を図る方法や，生体外で再生された器官の移植による再生[19]が有望視されている（第4章4参照）．そのために，正常な唾液腺において幹細胞はどこに潜んでいるのか，また他の方法で幹細胞を作製する場合には，どのような機能や形態を備えている必要があるかの検討が必須である．そのためには，ここで述べた正常唾液腺の組織構造と発生機構の理解が必要となる．

　唾液は唾液腺の腺房で産生されるが，萎縮により腺房構造が失われても条件が整えば腺房は見事に再生し，唾液を産生する．唾液腺損傷の程度によっては，幹細胞を用いない，よりシンプルな再生療法の開発も考えられる．また，唾液成分のほとんどが水を含む血液由来成分のため，血管再生や水の透過性の向上なども重要であろう．新規治療法の開発には動物実験が欠かせないが，一般的な実験動物であるラットやマウスの顎下腺は，ヒトとは異なる特徴をもっていることも述べた通りである．研究に当たっては，ヒト組織との違いやその有用性についても正しい知識が必要である．

■唾液腺の再生に必要な幹細胞と導管細胞

課題
- 正常唾液腺での幹細胞の解明
- 萎縮腺組織の腺房構造の回復機構とその賦活法の解明

実施項目
- 介在部導管から腺房細胞への分化機構の解明
- 再生組織における血管再生の機構とその賦活法の開発

実現化
- 既存組織からの幹細胞の分離と，自家移植による再生医療の実現
- 悪性腫瘍による摘出や自己免疫疾患などのさまざまな条件に応用できる再生療法の開発

（天野　修）

参考文献

1) 天野　修：唾液腺．口腔解剖学．第2版（脇田　稔ほか編）．医歯薬出版，東京，2018，178〜184.

2) Junqueira LC et al.：Basic Histology. 9th ed. Applenton & Lange, Stanford, 1998.

3) 天野　修：唾液腺．口腔組織・発生学．第2版（脇田　稔ほか編）．医歯薬出版，東京，2015，270〜281.

4) Mizobe K et al.：Localization of hsp27 in the rat submandibular gland following the application of various surgical treatments. *Acta Histochem Cytochem*, 47：255〜264, 2014.

5) Okumura K et al.：Capability of tissue stem cells to organize into salivary rudiments. *Stem Cells Intl*, **2012**, Article ID 502136, 11 pages doi：10.1155/2012/502136, 2012.

6) 天野　修：唾液腺の形態．口腔生物学各論 唾液腺（天野　修，草間　薫編）．学建書院，東京，2006，2〜32.

7) 天野　修：唾液腺—臨床と研究のための解剖学—．日口外誌，**57**：384〜393，2011.

8) 天野　修，井関尚一：唾液腺における細胞増殖因子の発現と局在．解剖学雑誌，**71**：211〜201，2001.

9) Amano O et al.：Anatomy and histology of rodent and human major salivary glands：— overview of the Japan salivary gland society-sponsored workshop —. *Acta Histochem Cytochem*, **45**：241〜250, 2012.

10) Cutler LS：Regulation of salivary gland development. Biology of the Salivary Glands（Dobrosielski-Vergona, K eds.）. CRC Press, Boca Raton, 1993, 343〜353.

11) Carlson BM：The face and oral region. Patten's Foundations of Embryology. 4th ed.（Carlson BM eds.）. McGraw-Hill Book, New York, 1988, 487〜506.

12) Young JA, Van Lennep EW：The Morphology of Salivary Glands. CRC Press, London, 1978.

13) Kashimata M, Hayashi T：Regulatory mechanisms of branching morphogenesis in mouse submandibular gland rudiments. *Jpn Dent Sci Rev*, **54**：2〜7, 2018.

14) Sakai T et al：Fibronectin requirement in branching morphogenesis. *Nature*, **423**：876〜881, 2003.

15) Adthapanyawanich K et al.：Morphology and gene expression profile of the submandibular gland of androgen-receptor-deficient mice. *Arch Oral Biol*, **60**：320〜332, 2015.

16) Takahashi-Horiuchi Y et al.：Expression of heat shock protein 27 with the transition from proliferation to differentiation of acinar precursor cell in regenerating submandibular gland of rats. *Tohoku J Exp Med*, **214**：221〜230, 2008.

17) Amano O et al.：Transient occurrence of 27 kDa heat-shock protein in the terminal tubule cells during postnatal development of the rat submandibular gland. *Anat Rec*, **264**：358〜366, 2001.

18) Okumura K et al.：Salivary gland progenitor cells induced by duct ligation differentiate into hepatic and pancreatic lineages. *Hepatology*, **38**(1)：104〜113, 2003.

19) Ogawa M et al.：Functional salivary gland regeneration by transplantation of a bioengineered organ germ. *Nat Commun*, **4**：2498.2013.doi：10.1038/ncomms3498.

第1章　歯科再生医学のための顎顔面発生生物学・組織学

6 口腔粘膜組織

1 はじめに

　粘膜組織 mucosa は，消化管や呼吸器，泌尿生殖器などの管腔，あるいは，心膜腔や腹腔などの体腔を覆っている．これらは内腔とも表現されるが，われわれの身体からすると外部環境であり，皮膚と同様に粘膜組織は身体の表面に存在している．その中でも口腔 oral cavity は，飲食物や異物からの多様な刺激にさらされている．そうした刺激に適応，あるいは対抗できる巧みな仕組みを備えているのが粘膜である．口腔粘膜は皮膚から口唇へと連続的に移行し，後方は軟口蓋の口蓋弓より咽頭へと連なっていく．そして，生命の維持に欠くことのできない飲食，咀嚼や呼吸，構音，嚥下，嘔吐などを担う器官として，われわれの行動を支えている．口腔を覆う口腔粘膜は，採取が容易であること，高い再生能力を備えていることなどから，幹細胞獲得の有望な部位として再生医療の観点からも注目されている．

2 口腔粘膜の部位による特徴

　口腔粘膜は，部位により角化の程度や色，硬さや性状が異なるユニークな組織像を呈する[1]．口腔粘膜は組織学的に3つに分類されている[2,3]．歯肉や口蓋粘膜などを咀嚼粘膜 masticatory mucosa とよび，口腔粘膜全体のおよそ25%を占め，角化を示す．頬や口腔底，軟口蓋，口唇の口腔面，歯槽粘膜は被覆粘膜 lining mucosa と分類され，柔軟性に富み，60%ほどを占め，角化はしていない．残りの15%ほどが舌の背面で角化と非角化上皮が混在し，味覚にかかわる特殊粘膜 specialized mucosa である．

　粘膜には，部位により分布は異なるが腺が発達しており，脂肪組織，筋，骨などの裏打ちがある．密性結合組織や疎性結合組織の発達程度は，その組織の機能に合わせた柔軟性や力学的な強さを兼ね備えている．また，豊富な血管分布と唾液の分泌，常在する菌叢などが生理的あるいは病態に影響している．

3 口腔粘膜の基本構造

　口腔は消化管の入口に位置して，飲食物の感知，選別，消化などを担っている．消化管の基本的な構造は，管腔表面を覆っている表層を粘膜層 mucous layer，粘膜層を支える粘膜下層 submucous layer，そして外筋層 muscularis external layer，その外を包む漿膜 serosal layer，外膜 adventitial layer から成り立つ．口腔は一般的な消化管とはやや異なる構造を示す．口腔粘膜は，重層扁平上皮 stratified squamous epithelium からなる上皮層 epithelial layer，そして粘膜固有層 lamina propria からなり，消化管で認められる粘膜筋板 muscularis mucosae は認められない[1-3]（図1-6-1）．

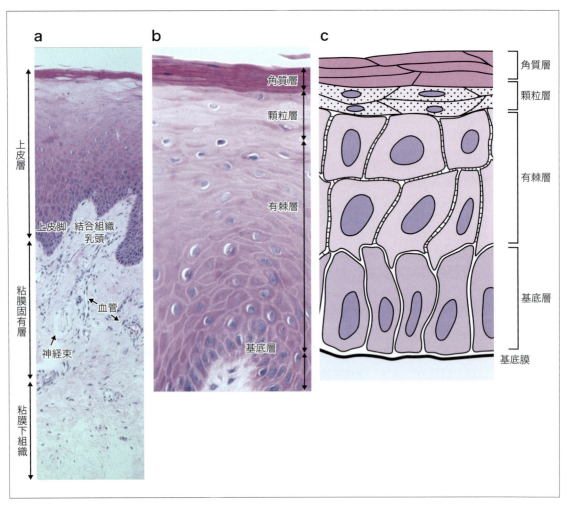

図1-6-1　口腔粘膜の構造
a, b：ヒト歯肉粘膜のHE染色の光学顕微鏡像（a：弱拡大，b：左の強拡大像）．c：上皮の層構造を模式的に表したもの．基底層には組織幹細胞が存在している．また基底細胞で分裂した細胞は次第に分化しながら口腔側に向かって移動し，常に組織の入れ替わりが行われている．細胞間の結合は基底層では緩く，有棘層から上層に向かって細胞間橋が認められ，外部との境界をなすことが明らかである．

口腔粘膜上皮

　口腔粘膜上皮 oral epithelium は 2 つの発生学的な由来をもつ．口唇，口腔前庭，歯肉，口蓋，頬，口腔底の上皮は外胚葉由来であり，舌の上皮は内胚葉由来である．口腔という 1 つの空間を覆っているが，部位により上皮の厚さや上皮脚の長さ，形態，そして角質層の厚さ，硬さなどの性状が異なる．胎生期の上皮は外胚葉あるいは内胚葉性の単層で始まり，特定の転写因子や増殖などによる動的な力が加わりながら，重層へと変化していく．そして，一度形成されると一生涯を通して重層が維持される．

　口腔上皮は口腔という空間に面している．上皮は，上皮細胞が積み重なった重層扁平上皮によりなっている．消化管の大部分は単層円柱の上皮で覆われているが，口腔・咽頭・食道そして肛門の一部は重層扁平上皮で覆われている．結合組織との境界に位置している基底膜 basal membrane の上にある基底層 basal cell layer（胚芽層 germinative layer）に未分化な幹細胞 stem cell が存在し，増殖し，一部は分化して上層へと移動する．基底層の上層は，有棘細胞層 pricle cell layer とよばれ，上皮細胞は大きさや体積を増していく．上皮細胞は，さらに口腔側へ向かって顆粒細胞層 glanular layer，角化細胞層 keratinized layer と分化し，細胞は扁平化する．角質層（角層）は核のない平たい薄い細胞質が重なった層である．層構造が明瞭でない粘膜の部位では，基底層・中間層 intermediate layer・表層 superficial layer とよぶ場合もある．

　口腔粘膜の上皮には，正角化 orthokeratinization，錯角化 parakeratinization，非角化 non-keratinization と多様な角化状態が認められ，角化の程度は粘膜の部位により異なる．正角化上皮は，細胞は上層に向かうと扁平化し，最終分化した細胞は角化し，ケラチン keratin を蓄積して，核を失い剝落していく．錯角化では，角化層に核が確認できる．

　錯角化は，皮膚では角化異常 keratosis として上皮細胞の分化異常とみなされるが，口腔では，歯肉や口蓋など常に認められる．顕微鏡で粘膜を観察すると，表層は平坦であるのに対して，基底細胞層は上皮脚を伸ばしており凹凸がある．仮に，細胞の分裂や移動が規則的に一律であるのならば，表層にも基底層の凹凸が反映されるはずであるが，表層が平坦であることから考えると，角質層への到達までに分裂や移動の調整がされていると考えられる．多様な刺激にさらされながら，それらに適応する上皮細胞の規則的な配列を維持する動的平衡がどのように保たれているのか，今後の研究が待たれる．

　上皮の入れ替わり（ターンオーバー turnover）に要する時間は基底細胞層における細胞の供給に依存し，上皮の交換速度は部位により異なる．口腔上皮細胞の寿命は 4 日から 2 週間ともいわれ，口腔粘膜は皮膚よりもターンオーバーが早いことが知られている．増殖中の細胞に取り込まれる細胞周期マーカーなどの観察によると，結合組織へと伸び出している上皮脚の部位の基底層に増殖中の細胞が多く認められる．特に歯肉付着上皮はターンオーバーが速いことが知られている[1-4]．

　上皮の増殖の頻度や移動は，その部位に加わる刺激に適応していると考えられている．粘膜の部位により異なる形態学的な特徴を生み出す機構は明らかにはなってない．最近の研究では，伸展や圧縮などの機械的な力，あるいは，液体の流れなどのずり応力 shear stress を細胞が受容し，細胞の増殖や分化の制御にかかわる転写因子の変化が生じることが報告されている（第2章5参照）．外部からの刺激に抗するバリアを保ちつつ，細胞は常に増殖・移動し，新しい細胞を供給している．上皮の断裂が起こると感染や痛みなどにつながることから，増殖や移動と細胞間結合のバランスが必要である．上皮の部位による差を観察すると，上皮脚と結合組織乳頭に向き合う上皮では発現するタンパク質が異なっている．これは，粘膜構造を保つための仕組みを現していると考えられるが，未だその機構は明らかではない．

　口腔は身体の他の部位に比べ，熱い，あるいは冷たい飲食物にさらされている．上皮には，温度感受性の受容体イオンチャネルが機能的に発現しており，部位によりその発現が異なる[5]．温度刺激に応じた上皮の増殖や細胞移動の仕組みが提唱されており，それは口腔は温度が皮膚よりも高く，細胞の増殖が活発であること，あるいは，傷がついても治りやすいことに関連していると報告されている[6]．

　上皮細胞は細胞極性を有し，頂上側 apical，外側 lateral，基底側 basal に分けられる．気道や腸粘膜上皮などでは，頂上側に繊毛などがみられ，頂上側に特異的な細胞膜タンパク質などの発現分布がよく研究されている．角化細胞でも極性はあるが，特定の膜タンパク質局在による極性は明確ではない．

4 上皮細胞の結合

　上皮は，上皮細胞が連続したシートを形成し，内部環境の恒常性を保っている．細胞同士は密なコミュニケーションをとっており，細胞の形態や分泌物の調節，剥落していく速度などを調節している．隣接した細胞膜をつなぐ細胞間接着装置は，細胞膜と細胞骨格とを適切につなぎながら，細胞の増殖や分化，遊走など再生能を制御している．つまり，細胞膜近傍に位置する細胞間接着にかかわる分子群が粘膜の形態形成を制御しているといえる[7]（**図1-6-2**）．

1 基底膜との結合——細胞と基質との結合

　口腔上皮と粘膜下組織は，細胞外基質 extracellular matrix である基底膜を介して結合している．細胞と細胞外基質との結合には，基底層の上皮細胞の基底面に発現する基底膜タンパク質としてインテグリン integrin と，細胞内のアクチン actin，あるいは中間径フィラメントを介する結合であるヘミデスモゾーム hemidesmosome がある．

　上皮細胞はⅣ型コラーゲンやラミニン laminin など細胞外基質を分泌し，基底膜を形成する．そして，粘膜固有層の細胞外基質との接着を可能にしている．

　細胞膜貫通型の二量体タンパク質であるインテグリンはαインテグリンとβインテグリンからなり，特定の細胞外基質と結合する性質を有している．細胞内ではインテグリンはアダプタータンパク質を介して細胞骨格であるアクチンと結合している[8]．インテグリンにはα鎖が18種類，β鎖が8種類報告されており[9,10]，組織や細胞の部位によりその組み

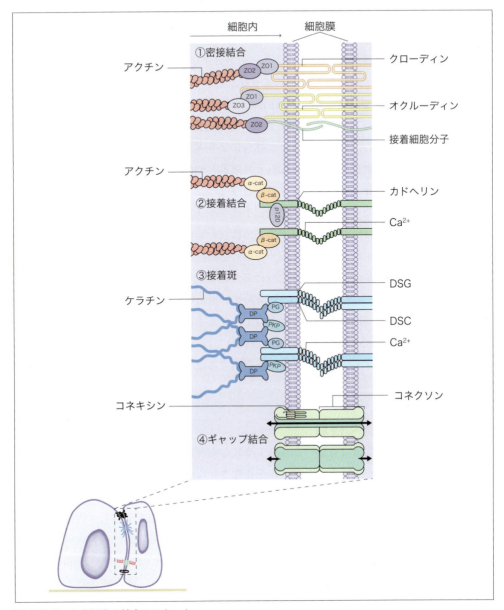

図 1-6-2　上皮細胞の結合のスキーム
①密接結合：口腔粘膜の角化層の下で水分蒸散を防ぎ，感染防御を担うとともに小分子の移動を制御している．結合は，細胞膜を貫通するクローディンとオクルーディン，そして細胞質の ZO1, ZO2, ZO3 が細胞骨格であるアクチン線維と繋がることで成り立っている．
②接着結合：上皮全体に認められ，有棘層から顆粒層にかけて強い．カルシウム存在下でカドヘリン同士が結合することで，形成される．カドヘリンは細胞の辺縁部に集結し，p120 カテニン（p120），βカテニン（β-cat），αカテニン（α-cat）が線維状のアクチン，そして非筋ミオシンと結合する．これらが細胞同士の牽引力を生み出していると考えられている．
③接着斑：中間系フィラメントであるケラチン線維と連携し，上皮に機械的な強度を与えている．電子顕微鏡で電子密度の高い集積として認められるアダプタータンパク質として，カドヘリンファミリーに属するデスモグレイン（DSG），デスモコリン（DSC），そして，カテニンの相同タンパク質であるプラコグロビン（PG），プラコフィリン（PKP），さらに，デスモプラキン（DP）がケラチン線維と結合している．
④ギャップ結合：隣接する細胞との直接の結合であり，コネキシンにより構成されている．イオンなど小分子が交通している．

合わせを変え，細胞の増殖や維持などへの異なる制御をする[4, 11].

　基底層でインテグリンを発現していた口腔上皮細胞はその発現を変化させ，基底膜から離れて上層へと移動していく．インテグリンは，上皮成長因子受容体 epidermal growth factor receptor（EGFR）のような受容体チロシンキナーゼと協調しながら，mitogen-activated protein kinase（MAPK）経路を介し，細胞増殖の程度を調節する．$\beta1$ インテグリンの発現低下は分化を促進させ，増殖を抑える．また $\beta4$ インテグリンはヘミデスモゾームを構成し，ラミニン5との結合により基底膜に繋留されており，その発現調節により細胞増殖が変化する．上皮細胞と基底膜との結合が弱まると炎症[12]や癌[13]などの疾患につながる．たとえば，インテグリンとラミニンとの結合が損なわれると，発生学的な異常を起こす．またインテグリンの遺伝子変異や基底膜タンパク質の自己抗体が産生される自己免疫疾患では，上皮と結合組織との結合が脆弱となることにより，小さな外力でも結合が壊れ，水疱やびらんを呈する[14, 15]．上皮細胞と基底膜との結合は咬合力のような外力や，バイオフィルムからの影響を受ける．たとえば，$\alpha v\beta6$ インテグリンは歯肉付着上皮に発現しており，歯周病ではその発現低下が認められる．そして，$\beta6$ インテグリンの発現の抑制が，IL-1, IL-6 などの炎症性のサイトカインを放出させ，炎症性細胞浸潤を引き起こすことや，transforming growth factor $\beta1$（TGF$\beta1$）やインターロイキン10（IL-10）など炎症抑制性のサイトカインの発現を抑制するなどの上皮の防御の調節にかかわるとも報告されている[16].

2 細胞間の接着

　上皮細胞は有棘層へと移動するにしたがい細胞外基質との接着を失い，細胞間の接着を強めていく．細胞はシグナルを変化させながら分化し，同時にタイトジャンクション tight junction を形成し，上皮のバリアを強固なものへと整える．つまり，上皮細胞は分化しながら移動しており，その間にも外部環境からの刺激を受容し，内部環境の恒常性を保つために細胞間の適正な接着を維持する必要がある．細胞間は細胞内外をつなぐ特殊化した接着装置を備えており，密着結合 occluding junction（タイト結合 tight junction），接着結合（アドヘレンスジャンクション）adherens junction，接着斑（デスモゾーム）desmosome とよばれ，それぞれ異なった機能的意義を有する．細胞間の結合は，物質透過性の制御にも重要な役割を果たしている．

　上皮細胞の間にみられる結合には，交通性結合あるいはギャップ結合 gap junction といわれるチャネル形成型の結合もあり，向かい合う双方の細胞膜にあるヘミチャネルが結合することにより，チャネルを形成する．イオンなど小さな分子を通過移動させていると考えられている．

　細胞間の結合に重要な機能を発揮しているのは，細胞膜貫通型のカドヘリン cadherin と細胞外のカルシウムである．上皮細胞はカルシウム存在下でカドヘリン依存的に接着結合を形成し，カルシウム濃度が低い環境では，細胞の結合が緩くなる（図1-6-3, 4）．接着結合を形成する epithelial cadherin（Eカドヘリン）はカテニンを介してアクチンと結合し，

6. 口腔粘膜組織

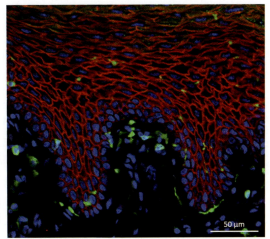

図1-6-3 ヒト口唇粘膜の蛍光抗体法による免疫染色像(佐賀大学医学部 吉本怜子博士のご厚意による)
上皮細胞はEカドヘリン(赤)で細胞間の接着結合が標識されている.マクロファージ(緑)が粘膜固有層と上皮内に認められる.核〈DAPI〉(青).

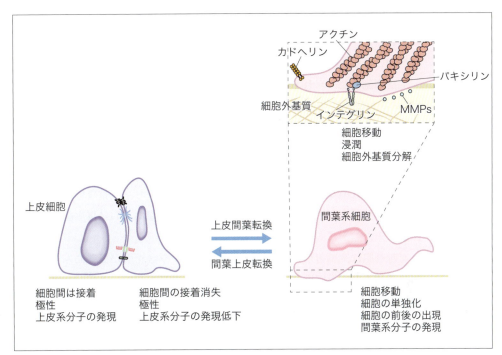

図1-6-4 上皮間葉転換における細胞結合の変化の模式図
上皮間葉転換と間葉上皮転換は細胞としての性質の変化を引き起こす.上皮組織は,安定時には,対称的な細胞間の結合をしている(図1-6-2参照).上皮の間葉転換が起こると上皮細胞の結合が緩くなり,細胞の極性が不明瞭になる.また上皮特有の遺伝子群(例えばEカドヘリン)の発現が低下する.さらに,アクチン線維の再構築が起こり,細胞は移動能を高め,浸潤していく.移動の前方の先端では,葉状仮足や糸状仮足を形成し,metalloproteinase(MMP)が細胞外基質を分解しながら移動を亢進する.細胞は集団ではなく単独でも移動する.間葉上皮転換では,細胞は幹細胞性を獲得,あるいは癌化にもつながると考えられているが,上皮間葉転換ほど研究が進んでいない.

細胞同士を結合させる．接着結合の主な機能は細胞が引き離されないように外力に抵抗することにある．

発生段階では，カドヘリンの種類により細胞選別が起こり，同種のカドヘリンが集合することが知られている．

カドヘリンは細胞内あるいは細胞外の構造を介して多様な分子と結合する．そして，細胞間の結合だけでなく，シグナル伝達や後述する上皮間葉転換 epithelial mesenchymal transition（EMT）の鍵となる役割をしている．

細胞内では，微小管 microtubule やアクチン，非筋型ミオシン non-muscle myosin，中間径フィラメント intermediate filament などの細胞骨格が，細胞分化に伴ってダイナミックに変化する．基底層より上層の細胞では，細胞表層膜の直下に皮質性のアクチンフィラメント cortical actin が網目状にみられ，細胞間の接着を維持している（**図 1-6-3，6**）．

アクチンは可塑性に富み，単量体である球状アクチン globular actin（G アクチン）とアクチンが重合した線維状アクチン fibrous actin（F アクチン）が細胞膜の直下に網目状に線維構造を変化させていることが，最近の原子間力顕微鏡 atomic force microscopy などの顕微鏡技術の発達によりライブ画像としてみることができるようになった．球状アクチンは核内と細胞質とを移動し，細胞分化にかかわる機能が異なることも報告されている[17]．

上皮細胞に認められる中間径フィラメントとして，サイトケラチン cytokeratin がある．1 つの上皮細胞に複数のサイトケラチンが発現しており，上皮層により異なる発現様式を示すことが知られている[4,18]．サイトケラチンは細胞分化のマーカー分子として，あるいは癌の診断にも利用されているが，その生理的な意義は十分にはわかっていない．

サイトケラチンやインテグリン，ラミニン，糖タンパクなどは，上皮系の幹細胞マーカーとして研究あるいは診断に利用されている．しかし，正常な幹細胞と癌細胞とは細胞維持に同じ分子を利用していることが多く，生体組織あるいは再生組織におけるマーカーの探索は未だ途上にあるといえる[19]．

有棘細胞は，多角形で細胞質には中間径フィラメントが豊富にみられる．上皮細胞は上層に近づくと有棘細胞が扁平化し，ケラトヒアリン顆粒（タンパク質の凝集）を有する顆粒細胞となり，核濃縮や変性が認められるようになる．角化を示す部位の上皮では，角化しない上皮に比べ中間径フィラメントが発達している．顆粒層の細胞では，被膜顆粒 membrane-coating granule あるいは層盤小体 lamellar body が細胞膜表層に多くみられるようになる．これらは，フィラグリン filaggrin を合成し，ケラチンの凝集を引き起こす．角質層では，鱗状の扁平な細胞が積み重なっており，細胞膜は強固な周辺帯 cornified envelope といわれる構造で裏打ちされている[20]．また細胞同士はコルネオデスモゾーム corneodesmosome で互いに連結されている．角化層は中間径フィラメントとフィラグリンの複合体にインボルクリン involucrin やロリクリン loricrin などのタンパク質が架橋されることにより平坦になり，弾力と機械的な力へ抵抗することができる．細胞間は脂質層（セラミド，遊離脂肪酸，コレステロールなど）が埋めており，顆粒細胞の層板顆粒に蓄積され，角質層に移動すると放出されて液性バリアとなる．

フィラグリンやケラチンなどの分布は口腔粘膜の部位により異なる[21]．

3 上皮間葉転換と間葉上皮転換

上皮細胞あるいは間葉系の細胞は，可塑性 plasticity を有することで組織の形成や再生が可能となる．上皮細胞は極性を有しているが，基底膜から離れ，遊走するようになる．このように，上皮細胞へと運命づけられた細胞が上皮の性質を弱める，あるいは失って（脱分化）基質中へ移動することが，発生初期の原始線条から3層性層盤形成における重要な現象として発見されて以来，上皮間葉転換がよく知られてきた．研究の進展とともに，発生学的な現象，たとえば，口蓋突起の癒合や創傷治癒，あるいは癌化に重要な役割を果たすだけでなく，生理的な現象としても重要な変化であることがわかってきている[22]．

上述した上皮細胞に特有の細胞間の接着が部分的に外れ，アクチン線維の再構築が起こり，細胞形態が変化することが上皮間葉転換の鍵となる現象と考えられている（**図 1-6-4～6**）．培養細胞では，敷石状の上皮細胞の形態から紡錘形（線維芽細胞様）に変化することも上皮間葉転換の1つの判断基準と考えられている．上皮間葉転換が起こると細胞内の分子の変化が起こり，細胞突起が伸張し，細胞外基質を分解しながら移動していく．上皮間葉転換のマーカーとしてEカドヘリンの発現低下が知られており，接着結合が損なわれ，上皮のバリア機能は低下し，細胞が移動するようになる．Eカドヘリンの減弱とともに neural cadherin（Nカドヘリン）の発現上昇が起こる．また中間径フィラメントの発現変化もよく知られ，ケラチンが抑制され，ビメンチン vimentin 発現が上昇する．

口腔内の細菌による慢性の刺激が口腔上皮細胞における上皮間葉転換を引き起こすことも報告されている[23]．

また，間葉系細胞が細胞極性を示すようになり運動性を失い，上皮細胞の形質を獲得する現象を間葉上皮転換という．上皮間葉転換と間葉上皮転換の柔軟な転換，つまり上皮間葉の可塑性が組織再生や癌の転移などさまざまな場面で重要と考えられているが，研究はまだ途上にある．

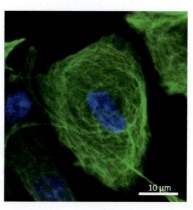

図 1-6-5 **Cytokeratin 14（上皮細胞のマーカー；緑）によるマウス初代培養口腔上皮細胞**（佐賀大学医学部 吉本怜子博士のご厚意による）
上皮細胞の培養がなされていることの確認にも用いられる．DAPI（青）．

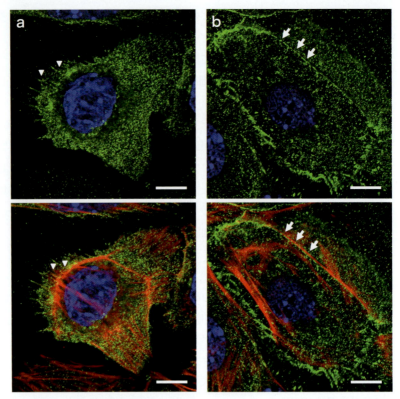

図1-6-6 マウス初代培養口腔上皮細胞の免疫染色像（佐賀大学医学部 吉本怜子博士のご厚意による）
37℃ 5% CO_2 条件．培養液中のカルシウム濃度を上げると，細胞の増殖が抑えられ，細胞間接着が進み，細胞が分化する．
低カルシウム濃度（a）および高カルシウム濃度（b）での培養．
細胞間の接着がEカドヘリン（緑）の直線状の染色により確認できる（矢印）．
Fアクチン（赤）は低カルシウム濃度ではストレスファイバーが顕著であるのに対し（矢尻），高カルシウム濃度では細胞辺縁にみられ（皮質アクチン），Eカドヘリンの裏打ち構造となっている（矢印）．DAPI（青），スケールバーは10μm．

4 粘膜固有層

　上皮下の結合組織において，固有層に最も多く認められる細胞は線維芽細胞である．さらに，コラーゲンの豊富な細胞外基質，特に密なコラーゲン線維や弾性線維が存在する．上皮に向かって伸びている結合組織乳頭には細い血管がループ状に入り込み，免疫系の細胞が認められる（**図1-6-3**）．上皮と同様に粘膜固有層もその部位により多様な姿を現し，骨に支持されている部位では固く，筋肉の裏打ちがある部位では柔軟で伸縮性に富む．結合組織乳頭には，深層の神経束からの神経線維の枝が認められる（**図1-6-1**）．クラウゼ小体，マイスナー小体などの特殊神経終末も部位によっては観察される（第1章7参照）．また，一部で上皮下神経叢が形成され，その枝の自由神経終末は固有層あるいは上皮内に進入している．舌の味蕾や歯肉付着上皮，口蓋ヒダ，切歯乳頭などには多くの上皮内の神経線維が認められる．

6. 口腔粘膜組織

5 口腔粘膜に存在する非角化細胞

　口腔もまた皮膚や消化管と同様に，免疫を担う臓器である．上皮の細胞間には，色素細胞 pigment cells, melanocytes, メルケル細胞 Merkel's cells, 樹状細胞 dendritic cells, ランゲルハンス細胞 Langerhans' cells, CD8 陽性細胞，傷害性メモリー T 細胞，マクロファージ（**図 1-6-3**），粘膜固有層には CD4 陽性ヘルパー T 細胞，リンパ球なども認められ[24]，これらの細胞と上皮細胞との間にはデスモゾームがみられない．粘膜固有層に存在するこれらの細胞は，定住型 resident 細胞群と遊走性 migratory の細胞群として分類される場合もある．これらの細胞は，免疫染色などの特殊な染色を施すことにより区別でき，その分布は多様性を示す．

　皮膚や腸管バリア機能障害についての研究の進展とともに，口腔粘膜におけるバリアにかかわる細胞間バリア，細胞分泌物による化学的バリア，細菌叢や抗菌物質との関連，獲得免疫応答に加え，自然免疫についても新たな理解が進んでいる．これらは加齢に伴い変化することや，バリアに関連した遺伝子の変異も多く報告されてきている．口腔粘膜の恒常性を再構築していくうえで，基礎的かつ包括的な理解の深まりが期待される．

　組織採取や再生医療の過程で移植をし，経過を観察していく際には，多彩な組織の状態を適切に判断する必要性はきわめて高いといえる．臨床の現場では，再生された組織の癌化の可能性についても注意をすべきである．炎症の担い手である浸潤細胞は比較的目立つ変化となる．好中球，リンパ球，肥満細胞，好酸球，単球，形質細胞などが限局性あるいはびまん性に存在するのか，急性の浸潤なのか，長く経過したものなのか，核濃縮や核崩壊，核融解，核の消滅などについて，口腔粘膜が外界からの多様な刺激にさらされ，常に変化しながら，正常な範囲にとどまっているのかどうか判断していくことが重要である．

6 おわりに

　口腔粘膜は，外的な刺激や感染などから生体を防御する重要な砦となっている．外傷，発生異常，歯周病や癌などの手術では，速やかな治癒が望まれており，また限られた口腔において再建のための粘膜をどのように補うのかが常に課題である（第 4 章 5 参照）．

　発生の過程では，幹細胞と上皮や間葉との相互作用が口腔粘膜の形態形成に主要な役割を果たしている．一方で，粘膜の再生は，単に発生時期にみられる上皮間葉の相互作用の再獲得ではないと理解されている．

　創傷治癒の際にも，損なわれた部位では，上皮間葉転換により上皮は移動を高め，創部を覆う．皮膚の傷に比べ口腔の傷は速やかに治癒し，瘢痕をきたしにくいことから，口腔の治癒過程が注目を集めている．近年，ヒトの口腔の速やかな治癒に，転写因子の SOX2 や PITX1 などがかかわることが報告された[25]．こうしたことから，口腔粘膜の再生機構の解明は，皮膚や他の粘膜の新しい治療の道を拓く可能性を秘めている．口腔粘膜は，部位により異なる特性を示す．頬粘膜は柔軟性が高く，自由に移動するが，口蓋粘膜は腺組織

69

に富み，硬く伸展しにくい．また舌粘膜は糸状乳頭に覆われている．それぞれの部位に適応した形態と機能を備えていると理解されているが，その特性を実現するメカニズムはわかっていない．

　最近，上皮の幹細胞は炎症を記憶し，組織の再生を高めていることが報告された．その急性炎症についての記憶はマクロファージやT細胞などの免疫細胞を介すことなく，炎症を経験していない皮膚よりも創傷治癒が高まることが報告されている[26]．

　こうしたことを考え合わせると，口腔の常在微生物叢や咀嚼などによる力学的な刺激あるいは温度など，口腔特有の環境による粘膜組織の制御への理解が深まることで，組織再生技術のブレイクスルーにつながることが期待される．

■ 口腔粘膜の再生

課題
- 部位により異なる特性を実現でき，オンデマンドな大きさでの組織の再生
- 組織修復の速度調節，防御や栄養を担う腺分泌や血流の回復

実施項目
- 粘膜上皮幹細胞の特定，分化制御，増殖や細胞間接着制御技術の獲得
- 間葉系幹細胞による粘膜下組織の容量および機械的強度，展延性の調節，上皮との適切な結合の獲得

実現化
- 組織修復を活発にする低分子化合物の開発
- 医療用幹細胞のストックから調整される拒絶反応が起こらない細胞による組織調整の発展

（城戸瑞穂）

参考文献

1) Squier CA, Hill MW：Oral Mucosa. ORAL HYSTOLOGY. 4th ed.（Ten Cate AR eds.）. Mosby, New York, 1994, 389～431.

2) Stern IB：口腔粘膜. Orban 口腔組織・発生学. 第 2 版（Bhaskar SN 編, 尾持昌次訳）. 医歯薬出版, 東京, 247～316.

3) Schroeder HE：The Periodontium. Handbook of Microscopic Anatomy（Oksche A, Vollrath L ed.）. Springer verlag, Tokyo, 1986, 233～323.

4) 下野正基：新編 治癒の病理. 医歯薬出版, 東京, 2011, 2～52.

5) Kido MA et al.：The oral mucosal membrane and transient receptor potential channels. *J Oral Sci*, **59**(2)：189～193, 2017.

6) Aijima R et al.：The thermosensitive TRPV3 channel contributes to rapid wound healing in oral epithelia. *FASEB J*, **29**(1)：182～192, 2015.

7) Simpson CL et al.：Deconstructing the skin：cytoarchitectural determinants of epidermal morphogenesis. *Nat Rev Mol Cell Biol*, **12**(9)：565～580, 2011.

8) Campbell ID, Humphries MJ：Integrin structure, activation, and interactions. *Cold Spring Harb Perspect Biol*, **3**(3)：1～14, 2011.

9) Hynes RO：Integrins：bidirectional, allosteric signaling machines. *Cell*, **110**(6)：673～687, 2002.

10) Barczyk M et al.：Integrins. *Cell Tissue Res*, **339**(1)：269～280, 2010.

11) Larjava H et al.：Epithelial integrins with special reference to oral epithelia. *J Dent Res*, **90**(12)：1367～1376, 2011.

12) Raymond K et al.：Keratinocytes display normal proliferation, survival and differentiation in conditional beta4-integrin knockout mice. *J Cell Sci*, **118**(5)：1045～1060, 2005.

13) Guo W, Giancotti FG：Integrin signalling during tumour progression. *Nat Rev Mol Cell Biol*, **5**(10)：816～826, 2004.

14) DiPersio CM et al.：alpha3beta1 and alpha6beta4 integrin receptors for laminin-5 are not essential for epidermal morphogenesis and homeostasis during skin development. *J Cell Sci*, **113**(17)：3051～3062, 2000.

15) Epstein EH Jr：The genetics of human skin diseases. *Curr Opin Genet Dev*, **6**(3)：295～300, 1996.

16) Bi J et al.：Suppression of $\alpha v \beta 6$ Integrin expression by polymicrobial oral biofilms in gingival epithelial cells. *Sci Rep*, **7**(1)：4411, 2017.

17) Spencer VA et al.：Depletion of nuclear actin is a key mediator of quiescence in epithelial cells. *J Cell Sci*, **124**(1)：123～132, 2011.

18) Presland RB, Dale BA：Epithelial structural proteins of the skin and oral cavity：function in health and disease. *Crit Rev Oral Biol Med*, **11**(4)：383～408, 2000.

19) Jones KB, Klein OD：Oral epithelial stem cells in tissue maintenance and disease：the first steps in a long journey. *Int J Oral Sci*, **5**(3)：121～129, 2013.

20) Katou F et al.：Differential expression of cornified cell envelope precursors in normal skin, intraorally transplanted skin and normal oral mucosa. *Br J Dermatol*, **148**(5)：898～905, 2003.

21) Makino T et al.：The expression profile of filaggrin-2 in the normal and pathologic human oral mucosa. *Arch Dermatol Res*, **308**(3)：213～217, 2016.

22) Lamouille S et al.：Molecular mechanisms of epithelial-mesenchymal transition. *Nat Rev Mol Cell Biol*, **15**(3)：178～196, 2014.

23) Lee J et al.：Human Primary Epithelial Cells Acquire an Epithelial-Mesenchymal-Transition Phenotype during Long-Term Infection by the oral opportunistic pathogen, Porphyromonas gingivalis. *Front Cell Infect Microbiol*, **7**：493, 2017.

24) Mahanonda R et al.：Memory T cell subsets in healthy gingiva and periodontitis tissues. *J Periodontol*, **89**(9)：1121～1130, 2018.

25) Iglesias-Bartolome R et al.：Transcriptional signature primes human oral mucosa for rapid wound healing. *Sci Transl Med*, **10**(451)：pii：eaap8798, 2018.

26) Naik S et al.：Inflammatory memory sensitizes skin epithelial stem cells to tissue damage. *Nature*, **550**(7677)：475～480, 2017.

第 1 章 歯科再生医学のための顎顔面発生生物学・組織学

7 神経組織

1 はじめに

　神経系は身体の外部（外部環境）ならびに内部（内部環境）の器官（受容器 receptor）からのさまざまな刺激を中枢に伝え，これに反応して中枢で起きた興奮 excitation を命令として，身体各部の筋や腺など（効果器 effector）に伝える．神経系によって全身の組織・器官は調節・連絡され，外界からの刺激に対して適切な反応を起こし，体内の環境がほぼ一定に保たれる（恒常性 homeostasis）.

　脳と脊髄を中枢神経系 central nervous system とよび，これから出る神経を末梢神経系 peripheral nervous system という．高度な興奮性をもち，その興奮を伝えるために構造的に特殊に分化したものが神経細胞 nerve cells である．この細胞の支持・栄養，代謝，髄鞘形成などにあたる神経膠細胞 glia cells，neuroglia の集団と神経細胞によって，神経組織 nervous tissue の主体がつくられる．神経膠細胞の数は神経細胞よりはるかに多く，神経細胞の支持・栄養ばかりでなく，神経細胞の機能の補助（修飾）を行っていることも知られている．神経組織は中枢神経系では神経細胞，神経膠細胞および血管とわずかな結合組織が加わっており，末梢神経系ではこれら細胞成分に加え，血管を含む結合組織を伴う．神経細胞は複雑な突起をもつ細胞で，神経細胞体とそこから出ている突起を合わせてニューロン（神経元，神経単位）neuron とよぶ．興奮が 1 個のニューロンから次のニューロンにつながるところをシナプス synapse という．中枢神経系では，神経細胞体の集まるところを灰白質 gray matter，神経線維の多い部分を白質 white matter とよび，また白質中の神経細胞体の集合部を神経核 nucleus という．一方，末梢神経系での神経細胞体の集合部は神経節 ganglion とよばれる．感覚神経，自律神経は神経節をもつが，運動神経は神経節をもたない.

2 神経細胞：ニューロン

1 形 態

　神経細胞は大きな細胞体と，そこから出る突起をもっている（**図 1-7-1**）．神経細胞体 perikaryon の形態は多種多様であり，また大きさもさまざまで，小さいものは直径数 μm

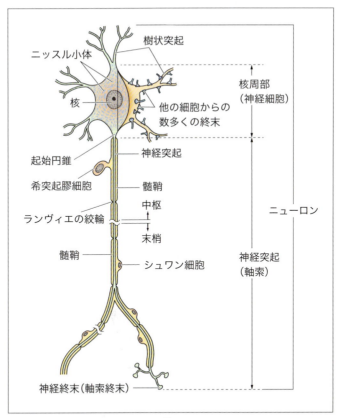

図1-7-1 神経細胞の構造（文献[2]より改変）

にすぎないが，大きいものでは30〜100μmにも達する[1]．神経細胞の細胞体は概して神経膠細胞よりも大きい．細胞体の大きさは神経の伝達速度に比例し，小型のニューロンに比べ大型のニューロンは速い伝導速度をもつ．また伝達速度は神経線維の太さにも比例する．突起の長さもさまざまであり，長いものでは1mにも及ぶ．

　神経細胞の突起には樹状突起 dendrite と神経突起 neurite がある（**図1-7-1**）．樹状突起は求心性で，神経突起は遠心性である．突起は軸索 axon とよぶこともある．樹状突起と神経突起は神経線維ともよばれる．神経細胞は樹状突起で情報を受け取り，電気的な興奮を起こし，神経細胞の興奮は軸索の末端へと伝わる．末端からはさまざまな神経伝達物質が出され，次の神経細胞・線維や効果器などに興奮が伝えられる．樹状突起は0本から数本以上に及ぶことがあるが，軸索は1本しかなく，その長さも長い（まれに軸索をもたないものもある）．神経細胞は突起の数により，無極神経細胞，単極神経細胞，双極神経細胞，偽単極神経細胞，多極神経細胞に分けられる．歯や口腔に分布する感覚神経の細胞体のある三叉神経節の神経細胞は偽単極性神経細胞である[2]．

2 細胞体の構造

　神経細胞体の中央には明瞭な核小体をもつ大きな核がある．トルイジンブルーなどの色

第1章 歯科再生医学のための顎顔面発生生物学・組織学

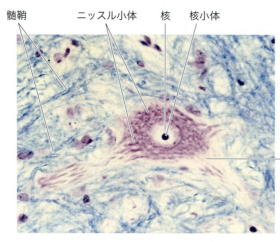

図 1-7-2 脊髄神経細胞
神経細胞は明瞭な核小体を有する核をもち，細胞質は紫色の顆粒状のニッスル小体を含んでいる．

素で染色すると，核の周囲には，ニッスル小体 Nissl bodies（虎斑物質）（**図 1-7-2**）がみられ，これは電子顕微鏡下では粗面小胞体の集合である．軸索が出る神経細胞体の部分を軸索小丘 axon hillock（起始円錐）といい，この部分ではニッスル小体を欠いている．軸索小丘から続く軸索の部分を軸索初節 initial segment とよび，この細胞膜には活動電位 action potential の発生にかかわるさまざまなイオンチャネルが存在している．神経線維の切断や疾患などでニッスル小体が分散，減少，ときには消失する現象を虎斑融解 tigrolysis（ニッスル融解）という．ゴルジ装置も発達しており，ミトコンドリアも数多く散在する．すなわち神経線維の骨格物質や神経伝達物質などのタンパク質合成が活発であることを示す細胞学的特徴をもつ．

鍍銀染色した標本を光線顕微鏡で観察すると，神経細胞体の中には，神経原線維 neurofibrils がみられるが，これは中間径フィラメントの一種である神経細糸 neurofilament と神経細管 neurotubles が合わさった束と考えられている．神経細管は通常の細胞にみられる微細管と同じもので，神経細胞と突起にみられる．また神経細管は突起の中の物質輸送にかかわり，小胞や物質を運ぶレールの役割を果たす．

3 突起の構造

突起の中にも長軸方向に走る神経細糸と管状の神経細管がみられ，神経細管は特に樹状突起の中に多いといわれる．またミトコンドリアが散在している．軸索の物質輸送には神経細胞体から神経終末に向かう流れである順行性輸送 anterograde axonal transport と，その反対方向の流れである逆行性輸送 retrograde axonal transport がある．順行性輸送では，神経分泌顆粒，シナプス小胞，ミトコンドリア，小胞体が，逆行性輸送では多胞小体，リサイクルの用形質膜などが運ばれる．この小胞の輸送は ATP を使って自分の形を変えて動くことができるキネシン kinesin やダイニン dynein というモーター分子を介して，神経細管を伝って行われる[3]．この軸索内輸送の特徴を**表 1-7-1** にまとめる．

表 1-7-1 軸索内輸送の特徴

順行性輸送	速い輸送 (200〜500 mm/日)	・ミトコンドリア，シナプス小胞，神経伝達物質，酵素などの運搬 ・シナプス部位での活発な代謝を支えるための物質の運搬 ・伝達物質やATPなどの伝達物質含有顆粒を運搬 ・キネシンが関与
	遅い輸送 (5〜20 mm/日)	・軸索構造の維持に必要な物質の輸送 ・微小管や神経細糸などの細胞骨格系タンパク質
	さらに遅いもの（2〜6 mm/日：アクチンやカルモジュリンなどを運ぶ）とそれよりもかなり遅いもの（0.1〜2.5 mm/日）がある	
逆行性輸送	速い輸送 (100〜300 mm/日)	・再利用するタンパク質やシナプス小胞の運搬 ・神経成長因子，毒素，ライソゾーム，代謝物質やウイルスなどの運搬 ・ダイニンが関与

4 神経線維のさや

神経線維のさやには，中枢神経系では髄鞘 myelin sheath（ミエリン鞘）が，末梢神経系では髄鞘とシュワン鞘 Schwann sheath がある．

1）髄鞘

神経線維はその周りを髄鞘で包まれることがあり，髄鞘をもつ神経線維を有髄神経線維 myelinated nerve fibers，髄鞘を欠くものを無髄神経線維 unmyelinated nerve fibers という．有髄神経は太いA線維，無髄神経は直径0.15〜2μmの細い軸索（C線維）である（図1-7-3）．髄鞘は中枢神経では希突起膠細胞 oligodendroglia（oligodendrocyte）が，末梢ではシュワン細胞 Schwann cell がつくる．神経線維を覆うこれらのグリア細胞の細胞膜が神経線維の周りで融合し，この融合した膜が軸索の周りを何回も取り巻くことで，髄鞘がつくられる．細胞膜は脂質二重層と膜タンパク質でつくられているので，髄鞘は脂質タンパク質の複合体であり，絶縁体として働く．中枢神経系の髄鞘は希突起膠細胞の複数の突起が軸索を包んでつくるため，1個の希突起膠細胞が複数の軸索を取り囲むが，末梢神経の髄鞘は1個のシュワン細胞が1個の髄鞘をつくる．1つの髄鞘の長さは150〜1,500μmで，髄鞘をつくるグリア細胞間の境目，すなわち髄鞘と髄鞘の間は髄鞘を欠いており，これをランヴィエの絞輪 node of Ranvier という（図1-7-4）．この絞輪には電位依存性のNa⁺チャネルが豊富に存在するため，その部位に活動電位を新たに発生することができる

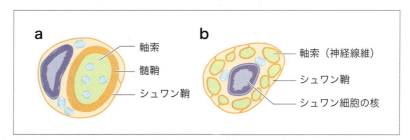

図 1-7-3 有髄神経（a）と無髄神経（b）の断面図（文献4)より改変）

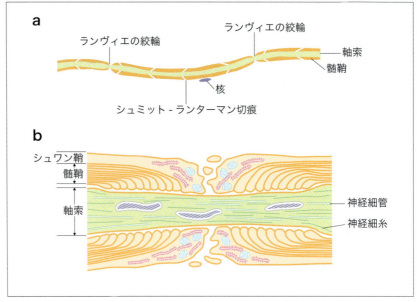

図 1-7-4　髄鞘（文献[4]より改変）
a：光線顕微鏡像．髄鞘の切れ目はランヴィエの絞輪とよばれ，髄鞘を遮断するようにシュミット-ランターマン切痕がみられる．
b：ランヴィエの絞輪の微細構造の模式図．ランヴィエの絞輪部では軸索が露出する．

ので，跳躍伝導 saltatory conduction を可能にしている．そのため，有髄神経は無髄神経より速い伝導速度をもつ．また髄鞘のところどころには軸索の長軸に対して斜めに走る切れ目があり，これをシュミット-ランターマン切痕 Schmit-Laterman incisures（clefts）という（図 1-7-4）．

2）シュワン鞘

神経鞘 neurilemma ともいわれ，無髄神経では軸索の周囲を直接に，有髄神経では髄鞘の周囲を取り囲む（図 1-7-3）．シュワン細胞は各髄鞘に 1 個ずつ存在しているので，1 個のシュワン鞘はランヴィエの絞輪のところで終わる．無髄神経の場合，1 個のシュワン細胞が数本の軸索を取り囲むことが多い．末梢神経線維が切断されるとシュワン細胞が増殖し，再生神経の伸長（発芽）を誘導する．

5 末梢神経の構成

神経線維は束ねられ，神経 nerve を形成するが，軸索とシュワン細胞は結合組織の層に包まれる．シュワン細胞のすぐ外側には，繊細な結合組織からなる神経内膜 endoneurium がある．神経内膜に包まれた一群は神経周膜 perineurium で包まれ，神経束 fascicle をつくる[1]．この神経周膜の結合組織細胞は，神経束への分子の侵入を調整しており，血液神経関門 blood-nerve barrier をつくり，神経束の微少環境を維持している[5]．これは緻密な膠原線維と扁平な線維芽細胞の層でできている．さらに太い神経では神経上膜 epineurium とよばれる血管やリンパ管が分布する疎な厚い結合組織で覆われる．

3 神経膠細胞

神経膠細胞は中枢神経系と末梢神経系ともに存在するが，その名称，機能が異なる．

1 中枢神経系の神経膠細胞

一般に神経膠細胞とよぶ場合，中枢神経系のグリア細胞のことをさす．これは大別して，脳室と脊髄の中心管の表面を覆う上衣細胞 ependymal cells と固有神経膠細胞に分けられる．固有神経膠細胞には，星状膠細胞 astrocyte，希突起膠細胞 oligodendroglia（oligodendrocyte），小膠細胞 microglia がある．星状膠細胞は中枢神経系で最も多い神経膠細胞で，その突起を周囲に伸ばし，グリア境界膜 glia limitans をつくる．特に血管に伸びる終足（血管周囲足 perivascular foot）がつくる層は神経膠性血管周囲境界膜とよばれ，血液脳関門 blood-brain barrier をつくる．また中枢神経が損傷を受けると，反応性アストロサイト[6]となり，グリア瘢痕を形成する．さらに脳腫瘍の大部分はアストロサイトーマ（星細胞腫）astrocytoma であることからもわかるように，反応性が高い神経膠細胞である．希突起膠細胞はシュワン細胞同様，髄鞘形成にあたる．小膠細胞（貪食小膠細胞，活性ミクログリア）は単球に由来する細胞で，脳に損傷を受けると増殖，肥大化し，損傷ニューロン周囲に遊走し，貪食能を獲得して，損傷ニューロンの処理にあたる．

中枢神経系にみられる神経膠細胞の主要な機能を**表1-7-2**にまとめた．

2 末梢神経系の神経膠細胞

末梢神経系の神経膠細胞には，衛星（外套）細胞 satellite cell とシュワン細胞があり，ともに神経堤 neural crest から分化する．

1）衛星細胞

神経節内の1つの神経細胞体を複数の衛星（外套）細胞が取り囲んでいる．衛星細胞は神経細胞の支持・栄養を行っているほか，近年では神経細胞の機能を調節している可能性が示されている．

2）シュワン細胞

シュワン細胞は末梢神経系で軸索を包むグリア細胞で，髄鞘を形成するシュワン細胞（ミエリン形成シュワン細胞 myelinating Schwann cell）と，髄鞘を形成しないシュワン細胞

表1-7-2 中枢神経系にみられる神経膠細胞とその機能（文献[5]を改変）

名称	主な機能
上衣細胞	髄液の産生と循環
星状膠細胞	ニューロンの構造的・代謝的支持，血液脳関門の形成，修復
希突起膠細胞	髄鞘の形成，電気的絶縁
小膠細胞	異物除去，防御・免疫に関連した機能

（非ミエリンシュワン細胞 non-myelinating Schwann cell）に分けられる．前者により有髄神経が，後者により無髄のシュワン鞘がつくられる．またシュワン細胞はシュワン細胞の周囲に基底膜をつくり，ラミニンやコラーゲンなどの基底膜中の細胞外基質分子はシュワン細胞の発生，構造などに深くかかわっている．シュワン細胞の分化や生存機構には，神経栄養因子やニューレグリン neuregulin など多数の因子が関与し，また各分化段階でシュワン細胞に発現するタンパク質が変化することも知られている[7]．

　末梢神経の形成では，中枢神経系の発生と同様に，ニューロンが軸索を伸長することから始まる．この際，標的組織から神経栄養因子や誘引物質が放出され，軸索の伸長が起こり，次いで髄鞘が形成される[8,9]．この髄鞘形成過程は，シュワン細胞が軸索上の目的位置まで遊走する細胞遊走期，シュワン細胞が軸索に沿って二極性の突起を伸ばす前ミエリン期，多層構造をもつ髄鞘が形成されるミエリン形成期からなる．末梢神経系での髄鞘形成に関与する転写因子としては，Pax3 がシュワン細胞前駆細胞から髄鞘形成シュワン細胞までの分化の制御を，髄鞘が軸索を取り巻く段階を制御するものとして Krox-20/Egr2 が知られている[10]．

4 神経組織の再生

　中枢神経が障害を受けるとその再生は非常に困難であり，神経回路の再構築が起こることはきわめてまれであるが，末梢神経は中枢神経に比べて，高い再生能力をもつことが知られている．「再生医療とは，患者自身の細胞・組織または他者の細胞・組織を培養など加工したものを用いて，失われた組織や臓器を修復・再生する医療」と定義[11]され，再生医療研究の進歩とともに，中枢神経の再生を目指した細胞治療も行われるようになってきており，細胞治療法は中枢神経障害後の後遺症を回復させる方法として期待されている．

1 中枢神経系の再生

　中枢神経系の再生を困難にしている理由として，中枢神経という環境要因と神経細胞の要因が考えられている．中枢神経系が損傷を受けると，星状膠細胞は細胞体を大きくし，突起を伸ばした反応性アストロサイト[6]に変化して，損傷部周囲に集積する．この正常部と損傷部の境界にグリア瘢痕を形成することで炎症の拡大を防ぐ一方で，グリア瘢痕は高密度の瘢痕組織であるため，軸索の再生を阻害する物理的な要因ともなる．中枢神経の軸索が損傷すると，軸索の髄鞘は断片化するが，この髄鞘の断片に軸索の再生を阻害するmyelin associated glycoprotein（MAG），Nogo，oligodendrocyte myelin glycoprotein（OMGP）が含まれており，さらに瘢痕組織の線維芽細胞が Sema3A を産生し，軸索再生を阻害する．また正常時には血液脳関門が脳内へのバリアとして，免疫細胞を含む免疫系細胞の侵入を防御しているため，血液脳関門が破壊されると免疫系細胞が脳内に侵入するようになり，炎症を惹起するとともに，さまざまな因子を産生し，神経変性を引き起こす．一方，免疫反応が中枢神経の修復にもあたるという報告もなされている．さらに，軸索の

伸長には細胞内 cyclic AMP（cAMP）が必要であり，その濃度は胎生期では高いが，出生後に減少することも，中枢神経の再生が困難である理由とされている[12]．

このような中，脳梗塞やパーキンソン病に対し，骨髄間葉系幹細胞 bone marrow-derive mesenchymal stem cell や MUSE（multilineage-differentiating stress enduring）細胞移植，ES 細胞 embryonic stem cell や iPS 細胞 induced pluripotent stem cell の移植による治療への応用研究が進められている[13]．

2 末梢神経の再生

末梢神経は中枢神経に比べ，はるかに高い軸索再生能力をもつ．神経細胞体が無傷であれば，神経損傷後に著明な軸索の再生がみられる．しかしながら，完全な機能回復は難しく，また欠損部の長いものや損傷後長時間経過したものでは，結合組織性の瘢痕が生じることで，神経腫 neuroma が形成され，末梢神経の再生が困難となる．

現在の末梢の神経移植，神経再生誘導チューブによる神経再生，脂肪組織由来幹細胞移植，皮膚毛包幹細胞移植などが行われる以前から，末梢神経の再生に関する研究は行われており，末梢神経の再生過程は軸索の変性と伸長からなることが知られている．

1）変性

末梢神経の軸索が切断されると，切断端より遠位側の軸索は全長にわたり変性し，消失する（ワーラー変性 Wallerian degeneration）[14]．この変性は断端の遠位の軸索では早期にランヴィエの絞輪の幅の拡大，シュミット-ランターマン切痕の増加と開大が起こり，髄鞘の崩壊はランヴィエの絞輪やシュミット-ランターマン切痕の近傍から始まって，これが広がることで髄鞘は断片化する．遊走してきたマクロファージがこの変性した軸索と髄鞘の断片を貪食し，除去される．この際，損傷した軸索に付随していたシュワン細胞は損傷刺激により，軸索切断後数日すると有糸分裂を起こして増殖し始める（図1-7-5）．この増殖は変性軸索の全長で起こる．増殖し，新生したシュワン細胞の数は正常時の 10 倍以上にも達するといわれ，またこれらは元の軸索の位置に配列してヒモ状を呈するので，ビュングナー帯 Hanken-Büngner's band とよばれる[14]．この増殖し，配列したシュワン細胞の細胞質は将来の再生軸索を通すトンネル状構造をつくる．これは再生軸索の足場となり，神経栄養因子などの栄養因子を供給し，再生軸索の伸長を助ける（図1-7-6）．また軸索伸長の足場となるラミニンやフィブロネクチンなどの因子も発現し，この部位に軸索を誘導して，伸長させる環境を整える．強い損傷刺激によって逆行性変性が起こり神経細胞体が変性すると，細胞体より遠位に向かって軸索と髄鞘の崩壊が起こる．これを二次ワーラー変性といい，前述の変性を一次ワーラー変性ということもある．一方，切断端の近位側で起こる変化（逆行性変性）では神経細胞が膨化し，虎斑融解が起こる．傷害が強い場合，神経細胞は細胞死を起こすが，弱い場合は形態を回復する[14]．

2）再生

末梢神経損傷後，再生軸索は損傷部に近いランヴィエの絞輪から発芽する．発芽した軸索は損傷した遠位端のシュワン細胞の基底膜を足場に軸索を伸長させる（図1-7-7）．再

第1章 歯科再生医学のための顎顔面発生生物学・組織学

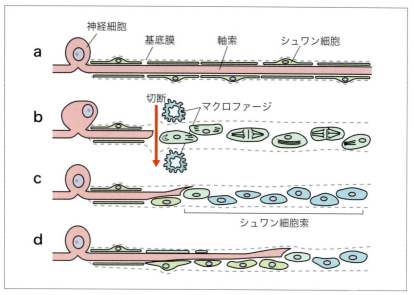

図1-7-5 末梢神経再生の模式図（文献[15]より改変）
軸索（a）が切断されると（b），変性した軸索や髄鞘の断片を処理するためにマクロファージが遊走・集積し，貪食処理する．またマクロファージは各種のサイトカインを放出し，軸索から離れたシュワン細胞に有糸分裂を起こさせ，増殖させる．その結果，切断端より末梢にシュワン細胞が，以前軸索が存在していた部位に配列するようになる（c）．シュワン細胞や周囲の組織から神経栄養因子を放出し，軸索に発現する神経栄養因子受容体と結合して，神経細胞が活性化し，再生軸索が伸長する（d）．

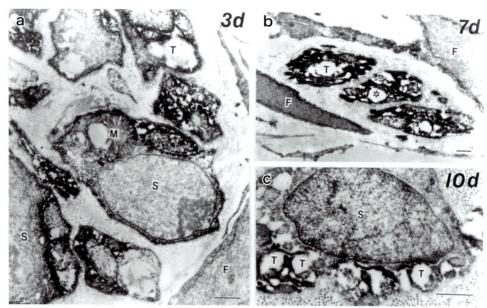

図1-7-6 神経切断後のシュワン細胞におけるp75-NGFRの発現（文献[16]より改変）
軸索切断後，増殖したシュワン細胞（S）は再生軸索が通るトンネル（T：ビュングナー帯）をつくるが，このとき，シュワン細胞はp75-NGFRを強く発現し，局所の神経栄養因子濃度を高める．
F：線維芽細胞，M：髄鞘．a：切断3（3d），b：7（7d），c：10日後（10d）．

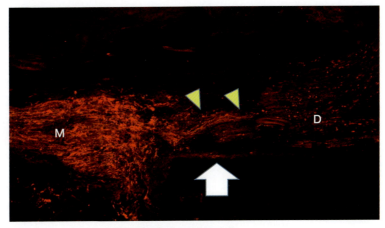

図 1-7-7　マウス下歯槽神経切断後の神経再生像
切断近位端（M）では神経特異タンパク質の 1 つである protein gene product 9.5（PGP：赤色）で染まる軸索がみられるが，遠位端（D）では PGP の免疫反応は消失している．近位端から再生軸索が遠位端に向けて伸び出ているのが観察される（黄色矢尻）．白矢印は切断部位を示す．PGP9.5 抗体による蛍光免疫染色．

生軸索の先端は扇型をした成長円錐 growth cone とよばれ，末梢神経の再生過程の起点として働く．この構造は小胞体などの細胞小器官を豊富に含む C ドメイン central domain（中心部），糸状仮足の間に網目状のアクチン束からなる葉状仮足様構造をつくる P ドメイン peripheral domain（周辺部），ミオシンが束ねられた構造を有する T ゾーン transition zone（移行帯）に分けられる（**図 1-7-8**）[17]．成長円錐内の細胞骨格の活発な動き，膜の付加が成長円錐の伸長する駆動力となっている[18]．成長円錐は netrin, slit, ephrin, semaphorin, 神経栄養因子 neurotrophin といったガイダンス分子を受容して伸長方向を規定している．これらガイダンス分子の下流には多くのシグナル伝達分子がかかわっており，中でも Rho family は細胞骨格の動態におけるほとんどすべてのシグナル受容体の下流を制御している[19]．

　軸索損傷後の神経細胞体では RNA 転写活性が高まり，タンパク質合成が活発となり，また神経損傷部では局所的に神経栄養因子が作用する．神経栄養因子は神経の発生・再生過程では高い産生がみられるが，一般的に成体ではその合成は低下する．さまざまな神経栄養因子が発見されており，代表的なものとして，神経成長因子 nerve growth factor（NGF），脳神経由来神経栄養因子 brain-derived neurotrophic factor（BDNF），ニューロトロフィン 3 neurotrophin-3（NT3），ニューロトロフィン 4/5（NT4/5）やグリア細胞由来神経栄養因子 glia cell line-derived neurotrophic factor（GDNF）があり，これらの標的由来神経栄養因子 target-derived neurotrophic factor は特異的な受容体（神経栄養因子受容体 neurotrophic factor receptor）に結合することでその機能を発揮する（**図 1-7-9**）[20]．シュワン細胞や周囲組織で産生された神経栄養因子（標的由来神経栄養因子 target-derived neurotrophic factor）は，神経末端部にある神経栄養因子受容体と結合し，取り込まれ，逆行性軸索輸送により神経細胞体に運ばれて，神経細胞の RNA の転写活性を活発化し，軸索

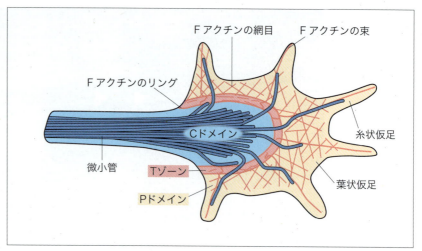

図1-7-8 成長円錐の構造の模式図（文献21）より改変）
成長円錐は糸状の突起をもつ扇型の構造物で，内部にアクチンや小胞に富み，Cドメイン，Tゾーン，Pドメインに分けられる．細胞骨格の動きと膜の付加により，軸索が伸長する．

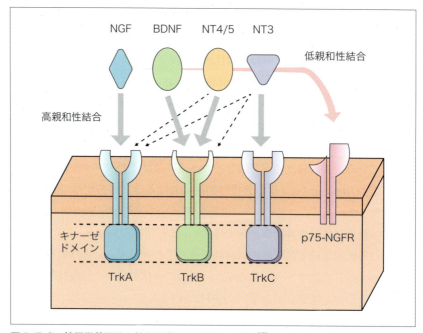

図1-7-9 神経栄養因子と神経栄養因子受容体の関係[15]
各神経栄養因子は特異的な受容体に結合するが，p75-NGFRはすべての神経栄養因子に結合することができる．Trkファミリー（TrkA, TrkB, TrkC）はチロシンキナーゼをもつが，p75-NGFRは欠くので，単独で神経栄養効果を発揮することはできない．

伸長に必要なタンパク質を合成する．これら神経栄養因子はcAMPの分解を抑制することで，細胞内cAMP濃度を上昇させるので，末梢神経の再生にもcAMPの上昇が重要であると考えられている[22]．

GDNFは侵害受容器を支配する小型の神経細胞に作用し，c-RetとGFDRα1の複合体に結合することで栄養効果を発揮する．上述の他の栄養因子は高親和性神経栄養因子受容体high affinity neurotrophic factor receptor（Trkファミリー）と低親和性神経栄養因子受容体low affinity neurotrophic factor receptor（p75-NGFR）に結合する[20]．**図1-7-9**に示すように，Trkファミリーに結合する神経栄養因子は特異的であるが，p75-NGFRはすべての神経栄養因子に結合することができる．しかしながら，Trkファミリーとは異なり，p75-NGFRはチロシンキナーゼ活性を欠いているため，単独では神経栄養効果を発揮することができない．神経切断後に増殖したシュワン細胞内にできる再生軸索のための足場となるトンネル内には強いp75-NGFR活性がみられるため，その部位が神経栄養因子の局所濃度の維持・安定にかかわると考えられている（**図1-7-6**）．また，近年では細胞死の誘導[23]，NF-κBの活性化による神経細胞の生存の促進[24]，軸索の投射や伸長の制御[25]，ミエリン含有の軸索伸長阻害因子による軸索伸長阻害[26]など多様な機能も知られてきている．

3) 歯科領域での末梢神経の再生の現状

口腔領域は豊富な感覚神経支配を受けており[2,15]，そのため神経損傷を受けやすい．特に下顎第三大臼歯の抜去，インプラント体の植立，下顎骨骨折などによる下歯槽神経の損傷は多く，この損傷により神経障害性疼痛，感覚麻痺などの難治性の感覚障害を起こしやすいが，有効な治療法も確立されていない．そのため，下歯槽神経損傷後の再生過程は歯科領域の末梢神経研究の研究課題となっている．

基礎研究では主にラット，マウスなどの小動物の下歯槽神経損傷モデルを用いて，下歯槽神経の再生研究[27,28]や歯根膜に分布する感覚神経終末の再生研究[29,30]が行われている．これらの研究では小動物の下歯槽神経の再生は比較的早期に起こり，切断後ほぼ1週間程度で下歯槽神経の形態学的再生が起こり，またその再生速度は坐骨神経や正中神経より速く，また下歯槽神経の圧迫損傷より，切断損傷のほうが早期に再生が生じることが示されている．この理由の1つとして，下歯槽神経が下顎管という閉鎖環境に位置することが考えられている[31]．しかしながら，機能の回復にはさらに長時間要することが知られている．さらに歯根膜神経終末の再生研究では，NGF，BDNF，NT4/5，GDNFなどの神経栄養因子が再生過程に関与していることが示されており，さらに遺伝子改変マウスを用いた研究により，さまざまな神経栄養因子が時期依存的に作用していることが示唆されている[31]．しかしながら，末梢神経再生を阻害する神経腫neuromaの発生機構ならびに神経線維の伸長阻害などにかかる分子機構には不明な点が多く残されている．

一方，臨床的には下歯槽神経損傷による感覚麻痺症例に対して，神経再生誘導チューブを用いた再生療法が行われている．下歯槽神経または舌神経障害による感覚低下に加え，外傷性神経腫の形成による慢性疼痛は各種の薬物治療によってもコントロールが困難で，著しくQOLの低下を生じさせる．このような症例に対して，新潟大学らのグループはポ

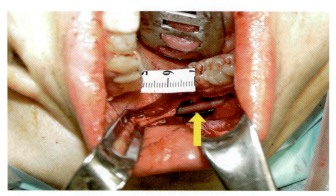

図1-7-10　bridge法（新潟大学歯科麻酔学分野瀬尾憲司教授のご厚意による）
断裂した下歯槽神経の修復手術の術中写真．下歯槽神経の神経腫を除去して人工神経により，断裂した神経の断端の接続が終了したところ（矢印）．下顎骨頬側の皮質骨は除去されている．

リグリコール酸-コラーゲンチューブを用いた下歯槽神経や舌神経の外科的再生療法を行っている[31]．この手術では神経損傷部にできた神経腫を摘出し，神経損傷部を人工神経で覆う方法（encircle法），または断裂した神経の断端を人工神経で接続する方法（bridge法）により修復する（図1-7-10）．一般的に神経再生可能な距離は約30mm程度といわれ，人工神経は数か月で吸収される．手術の結果，多くの症例で触覚のみならず，味覚も回復させることができ，さらに慢性疼痛を解除することにも成功している[32]．しかしながら，この治療法の適用には術前にMR Neurographyなどで正確な神経損傷の診断が必要であり[33]，また術後に生じる再生痛はその発生のメカニズムが不明であるが，長期間の治療が必要であるため，Seoら[32]は安易に行われるべきではないと警鐘を鳴らしている．

5　おわりに

　顎顔面，口腔はさまざまな機能をもっており，その機能を果たすには種々の組織・器官が合目的に機能する必要がある．神経系はこれらの機能を精密に制御しており，顎顔面および口腔機能の維持・回復はQOLの向上につながり，健康寿命の延伸に寄与する．中枢神経系に比べ，末梢神経は再生能力が高いことが古くから知られ，神経線維の変性（ワーラー変性）の後，神経線維の再生が起こる．神経線維が損傷を受けると，その神経細胞体にはRNAの合成能の高まりなど神経再生に伴う細胞学的変化が生じうる．しかしながら，損傷の程度が強い場合，神経線維の再生は起こらない．また末梢神経損傷部位の断端の解離が強く，近位断端と遠位断端の間に結合組織が侵入し，瘢痕組織いわゆる神経腫 neuromaが形成されると神経線維の再生は起こらず，しばしば感覚性錯覚 paresthesiaがみられる．歯科領域の末梢神経の再生研究はQOLの維持・向上に重要と考えられているが，現在のところ，再生療法の展開は遅れているといわざるをえない．再生療法の進展には時空

間的に生じる末梢神経再生過程にかかわる分子機構の解明が不可欠である．神経再生促進ならびに抑制機構の解明が進めば新たな神経再生療法への展開が拓けると考えられる．

■ 歯科領域における末梢神経再生療法の開発

課題
- 末梢神経再生過程の分子基盤の解明

実施項目
- 形態学的追求に加え，分子生物学的手法ならびに遺伝子改変技術を用いた動物実験による時空間的制御機構の解明

実現化
- 細胞療法による再生医療ではなく，神経再生環境の人為的な制御による新規治療技術として展開

（前田健康，山田友里恵）

参考文献

1) 藤田尚男，藤田恒夫（原著），岩永敏彦（改訂）：標準組織学総論．第5版．医学書院，東京，2015，240〜285.
2) 金銅英二，市川博之，前田健康：神経学総論．口腔解剖学．第2版（脇田稔，井出吉信監修）．医歯薬出版，東京，2017，57〜69.
3) Hirokawa N：Kinesin and dynein superfamily proteins and the mechanism of organelle transport. *Science*, **279**：519〜526, 1998.
4) 山田安正：神経組織．現代の組織学．第2版．金原出版，東京，1987，138〜169.
5) 佐藤康二：神経組織と神経系．ジュンケイラ組織学．第4版（坂井建雄，川上速人監訳）．丸善出版，東京，2015，171〜202.
6) Liddelow SA et al.：Neurotoxic reactive astrocytes are induced by activated microglia. *Nature*, **541**：481〜487, 2017.
7) Jessen KR, Mirsky R：The origin and development of glial cells in peripheral nerves. *Nat Rev Neurosci*, **6**：671〜682, 2005.

8) Bunge RP：Expanding roles for the Schwann cell：ensheathment, myelination, trophism and regeneration. *Curr Opin Neurobiol*, **3**：905〜809, 1993.

9) Mirsky R, Jessen KR：Schwann cell development, differentiation and myelination. *Curr Opin Neurobiol*, **6**：89〜96, 1996.

10) 山内淳司：末梢神経ミエリン形成を司るシグナル伝達. 生化学, **81**：565〜580, 2009.

11) 厚生労働省医薬食品局：規制・制度改革に関する分科会ヒアリング資料（平成24年3月12日）
http://www.meti.go.jp/committee/kenkyukai/seisan/saisei_iryou/pdf/003_02_02.pdf

12) 藤田　幸, 山下俊英：軸索再生. 脳科学辞典. DOI：10.14931/bsd.567, 2012.

13) 七戸秀夫, 寳金清博：細胞移植と神経再生. *Clinical Neuroscience*, **34**：1082〜1085, 2016.

14) 佐野　豊：神経科学 形態学的基礎Ⅰ. ニューロンとグリア. 金芳堂, 京都, 1995, 782〜807.

15) 前田健康：歯と歯周組織の神経と脈管. 口腔組織・発生学. 第2版（脇田　稔ほか編）. 医歯薬出版, 東京, 2015, 187〜210.

16) Byers MR et al.：Analysis of low affinity nerve growth factor receptor during pulpal healing and regeneration of myelinated and unmyelinated axons in replanted teeth. *J Comp Neurol*, **326**：470〜484, 1992.

17) 小田　良ほか：末梢神経再生と成長円錐. *Peripehral Nerve*, **21**：3〜9, 2010.

18) Okajima S et al.：Ultrastructural characteristics and synaptophysin immunohistochemistry of regenerating nerve growth cones following traumatic injury to rat peripheral nerve. *J Reconstr Microsurg*, **16**：637〜642, 2000.

19) Koh CG：Rho GTPases and their regulators in neuronal functions and development. *Neurosignals*, **15**：228〜237, 2006.

20) 古川昭栄：神経栄養因子の基礎研究とその医学的応用. *Yakugaku Zasshi*, **135**：1213〜1226, 2015.

21) Lowery LA et al.：The trip of the tip：understanding the growth cone machinery. *Nat Rev Cell Biol*, **10**：332〜343, 2009.

22) Qiu J et al.：Spinal axon regeneration induced by elevation of cyclic AMP. *Neuron*, **34**：895〜903, 2002.

23) Lee JK et al.：Assessing spinal axon regeneration and sprouting in Nogo-, MAG-, and OMgp-deficient mice. *Neuron*, **66**：663〜670, 2010.

24) Reichardt LF：Neurotrophin-regulated signalling pathways. *Philos Trans R Soc Lond B Biol Sci*, **361**：1545〜1546, 2006.

25) Lee KF et al.：Dependence on p75 for innervation of some sympathetic targets. *Science*, **263**：1447〜1449, 1994.

26) Yamashita T, Tohyama M：The p75 receptor acts as a displacement factor that releases Rho from Rho-GDI. *Nat Neurosci*, **6**：461〜467, 2003.

27) Seino H et al.：Behavioural and histological observations of sensory impairment caused by tight ligation of the trigeminal nerve in mice. *J Neurosci Methods*, **181**：67〜72, 2009.

28) Yamada Y et al.：The sonic hedgehog signaling pathway regulates inferior alveolar nerve regeneration. *Neurosci Lett*, **671**：114〜119, 2018.

29) Maeda T et al.：The Ruffini ending as the primary mechanoreceptor in the periodontal ligament：its morphology, cytochemical features, regeneration, and development. *Crit Rev Oral Biol Med*, **10**：307〜327, 1999.

30) 前田健康, 原田史子：歯根膜ルフィニ神経終末の再生・発生過程. 新潟歯学会誌, **33**：167〜181, 2003.

31) 前田健康：歯根膜の感覚受容装置の形態学的基盤―特にルフィニ神経終末について―. 顕微鏡, **46**：227〜232, 2011.

32) Seo K et al.：Prognosis after surgical treatment of trigeminal neuropathy with a PGA-c Tube：report of 10 cases. *Pain Medicine*, **17**：2360〜2368, 2016.

33) Terumitsu M et al.：High-contrast high-resolution imaging of posttraumatic mandibular nerve by 3DAC-PROPELLER magnetic resonance imaging：correlation with the severity of sensory disturbance. *Oral Surg Oral Med Oral Pathol Oral Radiol*, **124**：85〜94, 2017.

第2章

歯科再生医学のための細胞・分子生物学

第2章 歯科再生医学のための細胞・分子生物学

1 歯科再生医学にかかわる遺伝子

1 はじめに

これまで，生命科学では，生命現象を観察して，その成因や生物学的意義などを詳細に解析することにより，分子・遺伝子レベルでの解明を試みるという「生命現象から分子構造へ」と解析を進める研究の方向性が主にとられてきた結果，大きな研究成果があげられ，目覚ましい発展を遂げてきた．一方，現在のポストゲノム時代では，技術革新の結果，大規模な解析を短時間に効率よく行うことができ，トランスクリプトーム，プロテオームなど網羅的な発現解析や，バイオインフォマティックスを駆使した統計分析解析など，さまざまな研究手法が確立されている．ヒトゲノムの完全解読の結果，個々の遺伝子・分子情報はもとより，何千何万もの遺伝子・分子情報へのアクセスが可能となり，ゲノム本体の統合的・構造的研究，個々の遺伝子・タンパク質の機能研究を行う際にも，各研究者が研究の出発点としてゲノムの情報体系を利用することが可能となっている．すなわち，個々の遺伝子・分子の配列・構造情報だけではなく，それに関連する疾患情報，他の遺伝子との発現パターン，他の分子との相互作用，他の動物モデルにおける機能あるいは関連するあらゆる研究文献へのリンクなどのゲノム情報体系の利用が現実のものとなっている．つまり，「ゲノム情報から生命現象へ」解析を進めるという新しい研究方向が開かれたといえる．

この「ゲノム情報から生命現象へ」解析を進めるアプローチの代表の1つとして，ゲノムワイド関連解析 genome-wide association study（GWAS）があげられる．GWAS においては，ヒトゲノムのほぼすべての一塩基多型 single nucleotide polymorphism（SNP）の遺伝子型を決定し，その頻度と疾患の有無や重症度との関連性を統計学的に解析する．GWAS の結果，生活習慣病を含むさまざまな多因子性疾患に関連する遺伝子（リスクファクター）が同定され，疾患発症の新たなるメカニズムが解明されてきた[1]．これらの結果は，将来のプレシジョンメディシンの開発に大きく貢献することが期待される．一方，GWAS で見出された疾患関連性遺伝子の影響は限局的であり，多因子性疾患の発症や進行における複雑性を説明するには至っておらず，同定された遺伝子の機能解析の充実など解決すべき問題点も多く残されている[2]．

臨床においては，1990 年に米国で免疫不全症（*ADA* 欠損症）の患者に対して，正常な遺伝子を体内に送り込む世界初の遺伝子治療が行われた．ヒトにおいて欠損した遺伝子を

人為的に補うことで治療するという，まさに夢の治療として世界的に広がった．しかし，遺伝子を導入するウイルスベクターによる重篤な副作用が報告され，その安全性が問題となった．その後，ゲノム・遺伝子研究の進展から，より安全なウイルスベクターの開発や，Cas/CRISPR といったゲノム編集技術の発見により，遺伝子治療の安全性が向上している．現在では，特定の遺伝性疾患に限られていた治療対象が，癌やパーキンソン病など，より一般的な疾患にも広がりつつあり，「遺伝子治療薬」の開発が進んでいる[3]．

2 歯根膜の網羅的遺伝子発現解析

1 歯胚の発生と遺伝子

　歯科再生医学にかかわる遺伝子発現を理解するには，歯胚の発生過程における遺伝子発現を理解することが重要である．ヒトでは胎生6週，マウスでは胎生11日目に，第一鰓弓の将来歯が発生する領域において，上皮と間葉系組織との相互作用により歯胚の発生が開始される．図2-1-1 に示すように，歯胚発生の各ステージにおいて，この上皮と間葉系組織から発現・分泌されるシグナル分子群〔BMP，FGF，ソニックヘッジホッグ（SHH），WNT など〕によりさまざまな遺伝子が発現調節されることによって，歯胚が形成されていくことが明らかとなっている[4]．一方，完成した歯胚が萌出し，歯として機能していく中で，いかなる遺伝子が発現しているかについては，未だ不明な点が多い．

2 歯根膜の役割

　歯周組織の中でも歯根膜は，歯周組織の恒常性維持，および歯周組織の修復・再生に中心的な役割を果たす最も重要な組織である．歯根膜は，歯と歯槽骨という2つの硬組織の間に存在するコラーゲン線維に富む軟組織である．正常な咬合状態にある歯の歯根膜は，0.15～0.35 mm の幅を有し，咬合力，矯正力といったメカニカルストレスに反応して歯槽骨，セメント質，および結合組織のリモデリングを行い，歯周組織の動的平衡を保ってい

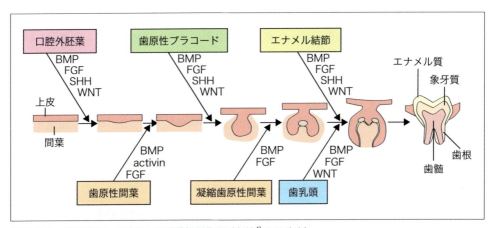

図2-1-1　歯胚発生における上皮間葉相互作用（文献[4]より改変）

る[5]．さらに，歯根膜は，硬組織形成の制御にかかわる分子やサイトカインをみずから分泌して，歯周組織の再生をもたらしうること，また，骨芽細胞やセメント芽細胞といった歯周組織再生に関与する細胞群へと分化しうる間葉系幹細胞のリザーバーとして機能していることが明らかとなってきた[6]．事実，歯根膜には多数の組織幹細胞が存在し，同細胞が種々の刺激を受けることにより硬組織形成細胞へと分化し，セメント質様の硬組織を含んだ歯周組織の再生を行うことが報告されている[7]．したがって，歯根膜の遺伝子発現を網羅的に解析し，このような歯根膜を特徴づける分子基盤を解明することは，歯周組織の恒常性維持機構の理解を深めるのみならず，歯周病の病理病態の解明，歯周組織再生の分子機構を解明するうえできわめて有益な情報を提供するものと考えられる．

３ 歯根膜の遺伝子発現パターン

ヒトの組織・細胞において，すべての遺伝子が常に発現し機能しているわけではなく，各々の組織・細胞において，異なった遺伝子発現の組み合わせが存在し，その組み合わせのパターンこそが組織・細胞の多岐にわたる形態や機能といった特異性を導き，身体を形づくっているといえる．たとえば，目の網膜には，網膜特有の遺伝子発現パターンが，髪の毛根には，毛根特有の遺伝子発現パターンが存在する．このような身体の各組織・細胞における特有の遺伝子発現パターンを大規模・網羅的に解析することにより，各々の組織・細胞における遺伝子発現の組み合わせを解明し，分子生物学的な側面からその組織・細胞の特徴や特有の機能を明らかにしようとする組織遺伝子発現プロファイル解析がなされている[8]．

われわれは，ヒト歯根膜において発現している全遺伝子を解明するため，矯正治療中の患者より便宜抜去した歯の歯根膜から得られたmRNAを用いて完全長cDNAライブラリを構築した．そして，無作為に選択した約20,000個のcDNAクローンの塩基配列をDNAシークエンサーにて解読し，歯根膜で発現しているすべての遺伝子を決定し，ヒト歯根膜完全長遺伝子発現プロファイルを作製した[9]（発現頻度31以上の遺伝子を**表2-1-1**に示す）．

歯根膜において，そのコラーゲン線維を構成する主要な成分は，Ⅰ型およびⅢ型コラーゲンである．ヒト歯根膜完全長遺伝子発現プロファイル解析の結果，*Collagen type I α-1*，*-2*，および *Collagen type Ⅲ α-1*，*-2* 遺伝子の高発現を認め，歯根膜の特徴を遺伝子発現の側面からも裏づけた．次いで高い発現が認められるオステオネクチン遺伝子のコードするタンパク質は，骨において豊富にみられる非コラーゲン性の基質タンパク質であり，骨芽細胞から分泌され，骨芽細胞様細胞 MC3T3-E1 を用いた系において石灰化物の形成に合わせてその発現が上昇するとの報告がある[10-12]．また，歯根膜細胞ではペリオスチン遺伝子の高い発現も同時に認められた．ペリオスチン遺伝子は MC3T3-E1 のライブラリより単離・同定された遺伝子であり，骨膜表面と歯根膜に局在し，骨芽細胞の前駆細胞を遊走させ，歯槽骨および歯根膜のリモデリングを行っていると考えられている．ヒト歯根膜完全長遺伝子発現プロファイル解析により，新陳代謝の活発な線維性結合組織でありながら高い硬組織形成能をもつ歯根膜の組織特異性を，遺伝子発現状況の側面から忠実に再現

1. 歯科再生医学にかかわる遺伝子

表 2-1-1　ヒト歯根膜完全長遺伝子発現プロファイル

発現頻度	遺伝子名（遺伝子シンボル）	Refseq ID
502	Collagen type I alpha 1（COL1A1）	NM_000088
423	Collagen type I alpha 2（COL1A2）	NM_000089
297	Collagen type III alpha 1（COL3A1）	NM_000090
226	Osteonectin（SPARC）	NM_003118
208	Periostin（POSTN）	NM_006475
149	Lumican（LUM）	NM_002345
125	β-2-microglobulin（B2M）	NM_004048
120	Ferritin light polypeptide（FTL）	NM_000146
102	Vimentin（VIM）	NM_003380
95	Cystatin C（CST3）	NM_000099
75	Osteopontin（SPP1），transcript variant 1	NM_001040058
69	Cathepsin K（CTSK）	NM_000396
61	Actin, beta（ACTB）	NM_001101
63	Required for meiotic nuclear division 5 homolog A（RMND5A）	NM_022780
58	Actin, gamma（ACTG1）	NM_001614
57	Osteopontin（SPP1），transcript variant 2	NM_000582
53	Thymosin, beta 4, X-linked（TMSB4X）	NM_021109
50	PLAP-1, asporin（ASPN）	NM_017680
45	Lectin galactoside-binding soluble 1（LGALS1）	NM_002305
40	S100 calcium binding protein A6（S100A6）	NM_014624
38	Hypothetical protein FLJ25143（FLJ25143）	NM_182500
38	Thymosin, beta 10（TMSB10）	NM_021103
37	Tumor protein translationally- controlled 1（TPT1）	NM_003295
36	Decorin（DCN），transcript variant A1	NM_001920
36	Matrix metallopeptidase 13（MMP13）	NM_002427
36	Annexin A2（ANXA2），transcript variant 3	NM_004039
35	Ferritin heavy polypeptide 1（FTH1）	NM_002032
34	Matrix metallopeptidase 2（MMP2）	NM_004530
34	Interferon induced transmembrane protein 3（IFITM3）	NM_021034
32	Prothymosin, alpha（PTMA）	NM_002823
31	Matrix metallopeptidase 9（MMP9）	NM_004994

することができたと考えられる.

3　歯根膜における機能未知遺伝子群の単離と機能解析

1 ペリオスチン

　ヒト歯根膜完全長遺伝子発現プロファイルにおいて，特徴的な発現を示したペリオスチン mRNA は，選択的スプライシングを受けることにより，さまざまなアイソフォームの存在が知られている[12].　そこで，ヒト歯根膜においてペリオスチンアイソフォームの探索を行ったところ，歯根膜特異的な新規のアイソフォームの単離に成功し，歯根膜特異的ペ

第2章　歯科再生医学のための細胞・分子生物学

リオスチンアイソフォーム（PDL-PONTN）と命名した．機能解析の結果，この PDL-PONTN は，歯根膜細胞の硬組織形成細胞への分化を促進する作用をもつことが明らかとなった[13]．

2 フェリチン

　ヒト歯根膜完全長遺伝子発現プロファイルから，歯根膜細胞で鉄結合性タンパク質の1つであるフェリチンをコードする FTH と FTL の高い発現を認めた．一般的にフェリチンは，血漿中に存在し，体内の鉄イオン濃度を調整しているが，歯根膜におけるフェリチンの発現や機能についての報告はまったくなく，歯根膜では機能未知の遺伝子であった．そこで，歯根膜におけるフェリチンの発現および機能を解析した結果，マウスの歯根膜においてフェリチンの特徴的な発現が明らかとなった．さらに，興味深いことに，フェリチンは，骨芽細胞において骨芽細胞分化を抑制したのに対して，歯根膜細胞では，硬組織細胞への分化を促進することが明らかとなり，硬組織形成という同じ生命現象でも，骨芽細胞と歯根膜細胞とでは，異なるメカニズムの一端が解明された[14]．

3 カテプシン K

　同様の解析を行うと，破骨細胞特異的なタンパク質分解酵素であるカテプシン K が歯根膜において恒常的に発現していることが認められた．解析の結果，歯根膜細胞の硬組織形成細胞への分化過程において，歯根膜におけるカテプシン K の発現は，破骨細胞での発現に匹敵するような高い発現を示した．さらに，カテプシン K は，細胞内でのコラーゲンタンパク質の分解・代謝を介して，歯根膜細胞の硬組織細胞への分化を抑制的に制御することが示された[9]．

4 PLAP-1

　以前に行ったヒト歯根膜の 3′ 末端 cDNA ライブラリの解析の結果から，高い発現頻度を示すにもかかわらず，遺伝子バンクに登録されていないまったく未知の新規配列が発見された．全長 cDNA クローニングの結果，この遺伝子は全長 2.5 kbp で，382 アミノ酸をコードする新規の遺伝子であることが明らかとなった（**表2-1-1**）．われわれは，この遺伝子を PLAP-1 (periodontal ligament associated protein-1) と命名した[15]．予想されるタンパク質をプロテインデータベースにて検索したところ，興味深いことに，細胞外基質プロテオグリカン（SLRP ファミリー）であるデコリンおよびバイグリカンに対して非常に高い相同性を有する分子であり，同一の遺伝子・分子がアスポリンとして報告された[16,17]．デコリンおよびバイグリカンは，身体のさまざまな組織において発現されており，骨の形成や形態維持に重要な役割を果たしていることが報告されている．

　一方，PLAP-1 は，心臓結合組織および表皮乳頭状組織においてのみ，それぞれ1回の発現頻度でしか検出されなかった．これらの結果より，PLAP-1 は歯根膜に特徴的に発現しており，その遺伝子産物である PLAP-1 タンパク質は細胞外基質（細胞外マトリック

ス：ECM）として，歯根膜における硬組織形成に関与している可能性が示唆された[18]．

さらに，機能解析の結果，PLAP-1 は，BMP2 と直接的なタンパク結合を介して，BMP2 が BMP2 受容体（BMPR-IB）に結合するのを阻害することで細胞内 SMAD シグナルを抑制すること，その際，PLAP-1 のロイシンリッチドメイン（LRR5）が重要な役割を果たしていることが明らかとなり[19]，PLAP-1 は BMP2 のアンタゴニストとして機能する細胞外基質であることが示された[20]．

5 各種遺伝子・分子群の機能

歯根膜の網羅的遺伝子発現解析の結果，単離・同定された遺伝子・分子群の機能を考察したい．図 2-1-2 に示すように，歯根膜はセメント質と歯槽骨とに挟まれた結合組織であり，それぞれの硬組織に沿ってセメント芽細胞や骨芽細胞など，高い石灰化能を有する細胞が多数存在している．このような環境において，PLAP-1 は歯根膜の中央部に位置する線維芽細胞様の細胞に特徴的に発現し，細胞外へ分泌型タンパク質として分泌され，BMP2 などによる硬組織形成細胞への分化シグナル伝達を競合的に阻害することで硬組織形成を抑制し，硬組織形成能を有しながらも生理的な条件下では軟組織として機能する歯根膜の恒常性維持に役割を果たす分子であると考察することができる．

また，カテプシン K は，歯根膜におけるコラーゲン代謝を促進する分子であり，同代謝を介して，歯根膜の石灰化を抑制する役割を担っている．

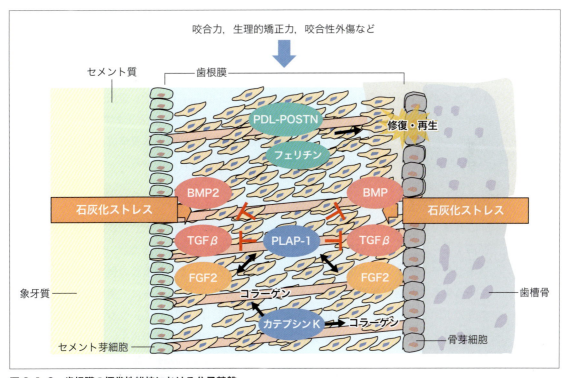

図 2-1-2　歯根膜の恒常性維持における分子基盤

第2章　歯科再生医学のための細胞・分子生物学

　一方，PDL-PONTN，フェリチンは，歯根膜の修復や再生が必要となる場面において，歯根膜細胞から産生され，歯根膜細胞の硬組織形成細胞への分化を促進することで，歯周組織の修復・再生を誘導する因子であると考えられる．

　歯根膜では，このように内在性のさまざまな因子が発現・機能することで，歯根膜の恒常性が維持され，咬合性外傷や歯の矯正治療による歯周組織の修復，あるいは歯周病によって失われた歯周組織の再生治療時には，歯根膜細胞の硬組織形成細胞への分化誘導因子が働くことで，組織の修復や再生が誘導されることが考えられる．

4　歯根膜特異的分子 PLAP-1 によるサイトカイン機能制御を介した組織恒常性維持機構

1 PLAP-1 ノックアウトにおける歯根膜の表現型

　われわれは，歯根膜特異的分子 PLAP-1 の生体内での機能を詳細に解明するため，PLAP-1 遺伝子欠損マウス（ノックアウトマウス）を作製した．PLAP-1 ノックアウトマウスは，正常に生まれ，繁殖可能であり，外見上は異常がみられなかった[21]．われわれは，これまでに PLAP-1 は，歯の発生過程において，将来，歯根膜へ分化する歯小嚢に発現していることを明らかとしている[20]．そこで，PLAP-1 ノックアウトマウスの歯の発生過程を解析したところ，帽状期，鐘状期において，歯の発生に形態学的な異常は認められなかった．そこで，萌出した臼歯について解析したところ，外見上の歯の大きさ，形態など野性型マウスと比較して，明らかな形態学的な異常は認めなかった．しかしながら興味深いことに，臼歯の歯根膜について詳細に解析したところ，野性型マウスと比較して，歯根膜腔の幅が広がっており，歯根膜の体積が，野性型マウスと比較して高いことが明らかとなった．加えて，PLAP-1 ノックアウトマウスの歯根膜におけるコラーゲン遺伝子，デコリン，バイグリカンなどの small leucine-rich proteoglycan（SLRP）遺伝子の発現が，野性型マウスと比較して，有意に変化していることから，PLAP-1 ノックアウトマウスでは，歯根膜の恒常性が変化し，その結果，歯根膜腔の拡大や細胞外基質構成の変化などが起きている可能性があり，現在，詳細なメカニズムの解析を行っている．

2 PLAP-1 による歯根膜の恒常性維持

　これまでの研究から，歯根膜特異的分子 PLAP-1 は，BMP2 や TGFβ の機能を抑制的に制御する一方，FGF2 の機能を増強することが明らかとなってきた[21]．PLAP-1 は，さまざまなサイトカインの作用を正負に調整・制御することで，歯根膜の恒常性維持に関与している重要な細胞外基質の1つと考えられる（図 2-1-2）．さらに，歯周組織再生過程のように FGF2 が強く機能する局面では，PLAP-1 は，FGF2 の FGF 受容体への結合能を増強することで歯根膜細胞の増殖ならびに遊走を促し，歯周組織の再生に促進的に働くのではないかと考えられる．将来的には，PLAP-1 は，歯周組織再生剤（リグロス®：FGF2 製剤）の作用を増強する分子標的として臨床応用できる可能性が考えられる．

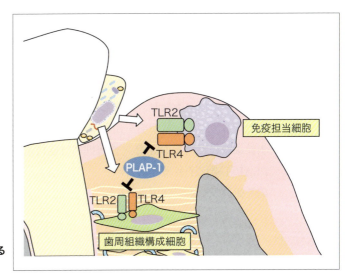

図 2-1-3 歯周炎病態における
　　　　PLAP-1 の機能

5　歯根膜特異的分子 PLAP-1 の TLR を介した抗炎症機能

　最近，PLAP-1 と相同性の高いデコリンおよびバイグリカンは，ともに toll-like receptor（TLR）2 および TLR4 を介して炎症性サイトカインの産生を誘導し，炎症作用を促進することが報告されている[22,23]．そこで，TLR2 および TLR4 を介した炎症反応における PLAP-1 の機能解析を行った結果，デコリンとバイグリカンとは異なり，PLAP-1 は，TLR2 および TLR4 を介した炎症反応を負に制御していることが明らかとなった[24]．これは，歯根膜において，PLAP-1 がサイトカインを介して組織恒常性を維持しつつ，炎症反応をも制御していることを示唆している．歯周炎において，歯周病原性細菌由来の LPS は宿主細胞の TLR に認識されることで，自然免疫系を賦活化する．TLR2 および TLR4 を介した炎症反応を PLAP-1 が制御することは，PLAP-1 が歯周炎の病態形成にも影響を及ぼしている可能性を示唆する．PLAP-1 は，バイオフィルム中の細菌成分を感知し，炎症反応を誘導する TLR を抑制することで，炎症性細胞浸潤および過剰に産生される炎症性サイトカインによる組織破壊を抑制し，歯周組織に対して防御的に機能している可能性が考えられる（図 2-1-3）．現在，PLAP-1 ノックアウトマウスを用いた実験的歯周炎モデルを解析することで，その詳細を解明している．

6　おわりに

　歯周組織の恒常性維持および歯周組織の再生・修復に中心的な役割を担っている歯根膜について，これまでに行ってきたトランスクリプトーム解析を中心とした研究を紹介した．われわれが解明したヒト歯根膜完全長遺伝子発現プロファイルには，歯根膜では未だその機能が不明なさまざまな遺伝子・分子の発現が示されており，われわれの研究室では，今

第2章　歯科再生医学のための細胞・分子生物学

後，これら遺伝子群の機能解析を進めることで，歯周組織の恒常性維持機構のさらなる解明と，歯周組織再生治療薬のターゲットとなる創薬シーズの開発を進めていきたい．

われわれが同定単離した歯根膜特異的分子 PLAP-1（アスポリン）は，膝関節軟骨において，TGFβ の作用を阻害することにより関節軟骨の再生・修復を制御しており，ヒトにおける同遺伝子多型が，膝関節の変形性関節症の発症や進行に関係し，同疾患の原因遺伝子となっていることが明らかとなっている[25]．われわれも，PLAP-1 の遺伝子多型が，歯根膜細胞における BMP2 の作用抑制機能に差異を生じさせることを明らかとしており[26]，PLAP-1 遺伝子多型と歯周疾患との関連性が示唆される．現在，PLAP-1 遺伝子多型と侵襲性歯周炎や重度歯周炎との関連性解析を進めており，その研究成果が期待できる．

■ 遺伝子

課題
- 歯周組織再生において中心的な役割を担う歯根膜の *in vivo* での遺伝子発現の網羅的解明
- 歯根膜を特徴づける分子基盤の解明

実施項目
- ヒト歯根膜完全長遺伝子発現プロファイルの確立
- 発現頻度の高い遺伝子群の歯根膜における詳細な機能解析の実施

実現化
- 歯周組織の恒常性維持機構のさらなる解明と，歯周組織再生治療薬のターゲットとなる創薬シーズの開発
- 侵襲性歯周炎や重度歯周炎における関連性遺伝子の単離同定

（山田　聡）

参考文献

1) Hindorff LA et al.：Potential etiologic and functional implications of genome-wide association loci for human diseases and traits. *Proc Natl Acad Sci U S A*, **106**：9362~9367, 2009.

2) Gallagher MD et al.：The Post-GWAS Era：From Association to Function. *Am J Hum Genet*, **102**：717~730, 2018.

3) Dunbar CE et al.：Gene therapy comes of age. *Science*, **359**：eaan4672, 2018.

4) Thesleff I：From understanding tooth development to bioengineering of teeth. *Eur J Oral Sci*, **126**：67~71, 2018.

5) Beertse W et al.：The periodontal ligament：a unique, multifunctional connective tissue. *Periodontology 2000*, **13**：20~40, 1997.

6) Tanaka N et al.：Action mechanism of fibroblast growth factor-2（FGF-2）in the promotion of periodontal regeneration in beagle dogs. *PLos One*, **10**：e0131870, 2015.

7) Seo BM et al.：Investigation of multipotent postnatal stem cells from human periodontal ligament. *Lancet*, **364**：149~155, 2004.

8) Okubo K et al.：Large scale cDNA sequencing for analysis of quantitative and qualitative aspects of gene expression. *Nat Genet*, **2**：173~179, 1992.

9) Yamada S et al.：Transcriptome reveals cathepsin K in periodontal ligament differentiation. *J Dent Res*, **95**：1026~1033, 2016.

10) Kelm RJ Jr. et al.：Osteonectin in matrix remodeling. A plasminogen-osteonectin-collagen complex. *J Biol Chem*, **269**：30147~30153, 1994.

11) Fujita T et al.：Effects of transforming growth factor-beta 1 and fibronectin on SPARC expression in cultures of human periodontal ligament cells. *Cell Biol Int*, **26**：1065~1072, 2002.

12) Shimazaki M et al.：Periostin is essential for cardiac healing after acute myocardial infarction. *J Exp Med*, **205**：295~303, 2008.

13) Yamada S et al.：Characterization of a novel periodontal ligament-specific periostin isoform. *J Dent Res*, **93**：891~897, 2014.

14) Hou J et al.：Role of ferritin in the cytodifferentiation of periodontal ligament cells. *Biochem Biophys Res Commun*, **426**：643~648, 2012.

15) Yamada S et al.：Expression profile of active genes in human periodontal ligament and isolation of PLAP-1, a novel SLRP family gene. *Gene*, **275**：279~286, 2001.

16) Henry SP et al.：Expression pattern and gene characterization of asporin, a newly discovered member of the leucine-rich repeat protein family. *J Biol Chem*, **276**：12212~12221, 2001.

17) Lorenzo P et al.：Identification and characterization of asporin, a novel member of the leucine-rich repeat protein family closely related to decorin and biglycan. *J Biol Chem*, **276**：12201~12211, 2001.

18) Yamada S et al.：Regulation of PLAP-1 expression in periodontal ligament cells. *J Dent Res*, **85**：447~451, 2006.

19) Tomoeda M et al.：PLAP-1/asporin inhibits activation of BMP receptor via its leucine-rich repeat motif. *Biochem Biophys Res Commun*, **371**：191~196, 2008.

20) Yamada S et al.：PLAP-1/asporin, a novel negative regulator of periodontal ligament mineralization. *J Biol Chem*, **282**：23070~23080, 2007.

21) Awata T et al.：PLAP-1/asporin positively regulates FGF-2 activity. *J Dent Res*, **94**：1417~1424, 2015.

22) Merline R et al.：Signaling by the matrix proteoglycan Decorin controls inflammation and cancer through PDCD4 and microRNA-21. *Sci Signal*, **4**：ra75, 2011.

23) Schaefer L et al.：The matrix component Biglycan is proinflammatory and signals through Toll-like receptors 4 and 2 in macrophages. *J Clin Invest*, **115**：2223~2233, 2005.

24) Yamaba S et al.：PLAP-1/asporin regulates TLR2- and TLR4-induced inflammatory responses. *J Dent Res*, **94**：1706~1714, 2015.

25) Kizawa H et al.：An aspartic acid repeat polymorphism in asporin inhibits chondrogenesis and increase susceptibility to osteoarthritis. *Nat Genet*, **37**：138~144, 2005.

26) Kajikawa T et al.：Inhibitory effects of PLAP-1/asporin on periodontal ligament cells. *J Dent Res*, **93**：400~405, 2014.

第2章　歯科再生医学のための細胞・分子生物学

2 歯科再生医学にかかわる増殖因子，サイトカイン

1 はじめに

　組織の再生医療は，病気や外傷などによって失われた組織を再生するための医療である．その1つの方法は，組織の発生過程にかかわる分子機構を修復中の組織において人工的に模倣，再現し，修復を人為的，かつ効率的に誘導するものである．その構成要素の1つとして，サイトカインは重要である．サイトカインは細胞表面などに発現する受容体を介して細胞内シグナル伝達系を活性化し，細胞の分化や増殖を制御することにより，内分泌系，骨形成，形態形成，免疫系などにおいて重要な役割を果たすことが知られている．サイトカインは分子生物学の進歩により組換えタンパク質として，従来よりも安価で安定した状態で供給されるようになってきた．そのため，再生医療における使用が現実的なものとなり，その役割はより高まってきた．

　歯周疾患によって破壊された歯周組織の修復あるいは再生は，これまでにも広く検討されてきた．歯周組織は歯槽骨のみならず，歯根膜，セメント質，歯肉上皮といった異なる組織から構成される．そのため，歯槽骨の再生のみならずその周囲の組織が協調して再生されなければ，臨床的に満足な成果を収めることは困難である．すでに，歯周組織の再生においては，骨移植術，GTR法，およびエナメルマトリックスタンパク質の塗布法といった術式が臨床応用されている．しかし，さらに効率のよい再生療法が待ち望まれている．近年，サイトカインの臨床応用は歯周組織の再生の効率を上げるものとしても期待されている．

　一方，歯が齲蝕に罹患すると，歯髄の組織幹細胞から象牙芽細胞が分化し，内側から修復象牙質がつくられる．歯の発生の際には，象牙芽細胞は上皮間葉相互作用によって歯髄から分化する．歯は象牙質が歯髄を取り囲み，歯冠部ではエナメル質，歯根部ではセメント質が象牙質を覆う．歯が上皮間葉相互作用によって形成されると，象牙質やエナメル質では骨組織のようなリモデリングは生じない．これまでの研究では，歯の発生に関与するサイトカインの役割が明らかにされてきた．しかしながら，歯髄から象牙芽細胞への分化を効率的に誘導する方法は未だ確立されておらず，臨床応用には至っていない．

　本稿では，これまでの歯周疾患ならびに齲蝕の再生療法にかかわる PRP（platelet-rich plasma；多血小板血漿，血小板を濃縮した材料）とサイトカインの役割について紹介する．

2 PRP（多血小板血漿）療法

患者の血液から血小板を濃縮して得た血漿分画はPRPとよばれている．多血小板血漿は以下に記すTGFβ（transforming growth factor-β），PDGF（platelet derived growth factor），VEGF（vascular endothelial growth factor），EGF（epidermal growth factor）などのさまざまなサイトカインを含み，高濃度の増殖因子によって組織の細胞増殖や分化を制御することで組織再生を活性化する．PRPは患者末梢血の採取と濃縮操作のみで適用できるため非常に簡便である．安全性についても大きな懸念はない．これまでに，骨，軟骨，脂肪，皮膚真皮および胸骨と胸骨周辺軟組織の再生治癒促進治療に応用されてきた．

しかし，その効果を肯定する報告と否定する報告とが混在し，一定の治療効果が得られるとはいいがたい[1]．PRPは患者の血液から調製されるため，個体差と採血時のコンディションが増殖因子の含有量に大きな影響を及ぼす[2]．歯周組織の再生においても，PRPの臨床効果はさまざまであり，PRPはある程度の有効性が示されているものの，その効果を断言できる状況には至っていない[3,4]．また，PRPが象牙質や歯髄の再生に有効であることを示す報告はほとんどない[5]．

3 FGF（線維芽細胞増殖因子）

線維芽細胞増殖因子fibroblast growth factor（FGF）は計20種以上のファミリーからなり，線維芽細胞を増殖させるタンパク質として発見された．このうち，塩基性線維芽細胞増殖因子はFGF2としても知られている．FGF2は未分化間葉系細胞に対して強い血管誘導作用および増殖促進作用を有し[6]，血管新生作用はVEGFやPDGFなどの血管形成因子よりも高い[7]．FGF2は線維芽細胞のみならず，骨髄由来間葉系細胞，血管内皮細胞，血管平滑筋細胞，上皮細胞などにおいても細胞増殖と遊走を促進する[8]．また，FGF2は細胞外基質成分であるヘパラン硫酸やヘパリンに強い親和性を有し，これらと結合した状態で種々の組織や細胞に分布し，特定の箇所に集積する．FGFの受容体は4種類（FGFR1，FGFR2，FGFR3，FGFR4）からなり，膜貫通型で膜の内側にチロシンキナーゼ活性をもつ領域を有している．FGFが受容体に結合すると二量体を形成し，チロシンキナーゼの活性化を経て細胞内シグナル伝達系が活性化する（**図2-2-1**）．

ヒト血中のFGF2濃度は骨折の治癒に影響を及ぼすことが知られており，*in vitro*でFGF2は骨髄間葉系幹細胞の石灰化を亢進する[9]．*in vivo*においてもFGF2の局所投与は骨折の治癒を促進する[10]．

歯周組織では，FGF2の局所投与はイヌの歯槽骨の骨欠損部において歯根膜細胞の遊走と増殖を促し，血管新生や[11]歯槽骨・歯根膜・セメント質の再生を誘導する[12-14]．また，FGF2はヒドロキシプロピルセルロースとともに投与すると，2壁あるいは3壁性の垂直性骨欠損の骨再生を促進する[15,16]．ヒトでは，第Ⅱ相臨床試験において，0.3％濃度のFGF2が歯周組織の再生に最も効率がよいこと[15]，第Ⅲ相臨床試験においてはエナメルマトリッ

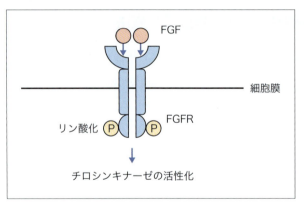

図 2-2-1　FGF の作用
FGF が受容体（FGFR）に結合すると二量体を形成し，細胞内のチロシンキナーゼが活性化し，細胞内シグナル伝達系が活性化される．

クスタンパク質より有意に歯槽骨を再生させることが明らかになった[17]．これらの成果により，FGF2 製剤（リグロス®）は歯周組織再生剤として認可されている．

　一方，歯髄組織では，FGF2 を露髄面へ添加すると，血管組織が回復し，歯髄細胞が局所に遊走することで歯髄組織が再生し，その表面に新生象牙質が再生することが報告されている[18]．*in vitro* の研究成果から，FGF2 は Erk シグナルを介して歯髄細胞の遊走と増殖を促し，象牙芽細胞への分化を促進する一方[19]，FGF2 は成熟した象牙芽細胞への分化を抑制し[20]，アルカリホスファターゼ活性と石灰化物の産生を抑制する[21]．

4　IGF1（インスリン様成長因子 1）

　インスリン様成長因子（insulin-like growth factor：IGF）は成長ホルモンによる作用を仲介する分子として同定され，構造はインスリンに類似している．IGF には IGF1 と IGF2 の 2 種類が存在し，ペプチドホルモンであるにもかかわらず，体液中で 6 種類の IGF 結合タンパク質と結合して存在する．これにより，IGF の血中半減期はインスリンに比べて長く，生物の発生過程や発育に応じて緩やかに作用を示す．

　IGF の受容体（IGFR）は膜貫通型であり，細胞膜の内側にチロシンキナーゼ活性をもつ領域を有している．IGF1，IGF2 が IGFR に結合すると，細胞内のチロシンキナーゼが活性化し，細胞内のさまざまな基質をリン酸化し，これが引き金となってシグナル系下流に信号が伝わることで，細胞応答が生じる．IGF はさまざまな組織，細胞において，細胞の分化，増殖を促進することが知られている（**図 2-2-2**）．

　IGF1 は骨芽細胞の分化，増殖，および基質の産生を促し，骨形成を促進する．マウスでは，IGF1 の機能不全によって長管骨が短くなり，皮質骨が有意に菲薄化することから，IGF1 は骨代謝および骨格の形成に重要である[22]．また，IGF1 の局所，または全身投与によって，骨折の治癒は促進する[23]．

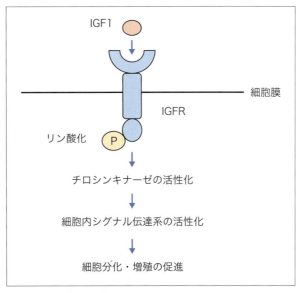

図 2-2-2　IGF1 の作用
IGF1 が受容体（IGFR）に結合すると，細胞内のチロシンキナーゼが活性化し，細胞内シグナル伝達系が活性化される．

歯周組織では，IGF1 は歯根膜細胞のコラーゲンなどの骨基質の産生を促し，細胞増殖や遊走能を活性化する[24]．また，IGF1 は歯周組織の組織幹細胞に作用して歯周組織の再生を促進する[25]．サルの歯槽骨において，IGF1 の単独投与は歯槽骨の再生を促進しないものの，PDGF と併用によって歯槽骨の再生効果が認められた[26]．ヒトでも，IGF1 と PDGF の併用は歯槽骨の再生を促進する[27]．

5　PDGF（血小板由来増殖因子）

PDGF は傷害を受けた組織の凝固部の血小板から分泌され，結合組織内の線維芽細胞や血管を構成する平滑筋細胞などの間葉系細胞の増殖と遊走を誘導する因子として同定された．血小板以外にも血管内皮細胞，マクロファージ，線維芽細胞などの細胞が PDGF を分泌し，胚発生や癌，炎症などにおける血管新生において重要な役割を果たす．PDGF をコードする遺伝子として PDGF-A，B，C および D の 4 種類がみつかっているが，ほとんどが A 鎖と B 鎖からなるヘテロダイマーとして存在する．また，A-A 鎖や B-B 鎖といったホモダイマーも存在する．PDGF の受容体（PDGFR）は PDGFRα と PDGFRβ とよばれる 2 つのサブユニットから構成される．PDGF が受容体（PDGFR）に結合すると，これらのサブユニットは PDGFRαα，αβ，ββ といった二量体を形成し，細胞内シグナル伝達が開始される（図 2-2-3）．リガンドが結合すると，チロシン残基が自己リン酸化を受け，SH2 ドメインを有するシグナル伝達分子が活性化される．

骨形成時，PDGF-B は骨芽細胞で発現し，PDGFRβ は間葉系細胞や骨芽細胞で発現す

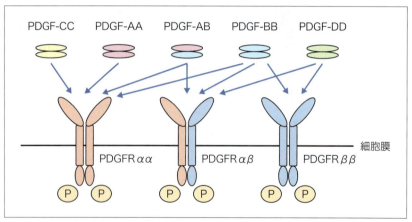

図 2-2-3　PDGF
PDGFのヘテロダイマーあるいはホモダイマーは，2種類のサブユニットで形成される3種類の二量体に結合し，細胞内シグナル伝達が開始される．

る[28]．PDGFは骨形成を促進し，実験動物において骨折の治癒を促進する[29]．

歯周炎動物実験モデルにおいて，PDGFあるいはPDGF-BBは，歯槽骨，セメント質，歯根膜細胞からなる歯周組織の再生を促す[30-32]．ヒトにおいても，他施設RCT研究で，PDGF-BBは骨補填剤であるβ-TCPと併用すると，歯周炎で生じた骨欠損の治癒を促進する[33,34]．現在，PDGF-BBとβ-TCPを組み合わせた医療機器が製品化されている（GEM21S®，Luitpold Pharmaceuticals,）．また，PDGFはIGF1と併用すると，実験動物でもヒトにおいても歯周組織の治癒を促進する[30,35,36]．

歯髄組織では，PDGF-ABとPDGF-BBは象牙質シアロリンタンパク質（DSPP）の発現を誘導するが，PGDF-AAは象牙質シアロリンタンパク質の発現を抑制し，さらにPDGFは歯髄内において象牙質様の構造を形成する作用がほとんどない[37]．PDGFを培養歯髄細胞に作用させると，細胞の増殖と象牙質基質の産生を促すものの，アルカリホスファターゼ活性を抑制する[38-40]．

6　VEGF（血管内皮細胞増殖因子）

VEGFはヘパリン結合タンパク質で，脈管形成や血管新生において重要な役割を果たす．VEGFはVEGF-A，VEGF-BなどからなるVEGFファミリータンパク質を構成しており，チロシンキナーゼ活性を有するVEGF受容体（VEGFR）を介したシグナル伝達によって，下流のさまざまな情報伝達経路を活性化する（**図 2-2-4**）．VEGFは特に血管内皮細胞に対して高い親和性を有し，血管内皮細胞の増殖や細胞の維持，既存の血管からの分岐・伸長に関与し，微小血管の血管透過性を亢進する．

VEGFは骨芽細胞の遊走や石灰化を促進し，骨の代謝回転を亢進する[41]．一方，骨芽細胞から分泌されるVEGFはマクロファージの炎症部位への遊走を促し，マクロファージを

2. 歯科再生医学にかかわる増殖因子，サイトカイン

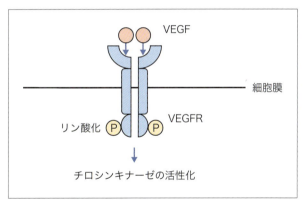

図 2-2-4　VEGF の作用
VEGF が受容体（VEGFR）に結合すると二量体を形成し，細胞内のチロシンキナーゼが活性化し，細胞内シグナル伝導系が活性化される．

介した間接的な初期血管侵入を制御する[42]．この骨芽細胞由来の VEGF は破骨細胞の分化と遊走を促進し，骨のリモデリングも促進する[42]．

ウサギの長管骨の骨欠損では，VEGF は血管新生を増進するとともに，骨の再生を促進する[41]．一方，VEGF の血管新生と BMP2 による骨誘導の相乗効果を期待して，VEGF と BMP2 を併用して作用させると，骨新生がさらに増加する[43]．

歯槽骨の再生においては，この VEGF と BMP2 の併用に加え，さらに β-TCP を担体として使用することで，歯槽骨の石灰化が亢進し，歯槽骨の再生が亢進する[44]．歯科用インプラントの周囲にこの VEGF と BMP2 を作用させることで歯槽骨の再生は亢進する[45]．

7　TGFβ（トランスフォーミング増殖因子β）

TGFβ は，主に，血小板，マクロファージ，骨芽細胞から前駆体ポリペプチドとして分泌される多機能性のサイトカインであり，PRP に最も多く含まれている．ヒトでは相同性が高い TGFβ1，TGFβ2，TGFβ3 の 3 つのアイソフォームが存在する．TGFβ は生体内では疎水結合により latency associated protein（LAP）に包まれ，受容体に結合できない潜在型複合体として存在し，プロテアーゼにより N 末側プレペプチド LAP と C 末側の活性型 TGFβ になる部分とに切離される．TGFβ には I 型受容体と II 型受容体の 2 種類の受容体が存在する．TGFβ は細胞膜状の II 型受容体に結合し，これがさらに I 型受容体と複合体を形成する．細胞内領域にセリン/スレオニンキナーゼ活性を有しており，SMAD とよばれる一群のタンパク質が活性化される．SMAD 非依存性のシグナル伝達経路も存在する．

TGFβ は細胞増殖抑制作用があり，癌細胞では TGFβ シグナルに関与する分子の欠損により，細胞増殖抑制作用が抑制されるため癌化が生じる．現在では，TGFβ はさまざまな細胞や組織で発現し，細胞増殖・分化の制御，上皮間葉転換の誘導，T 細胞の分化制御を

103

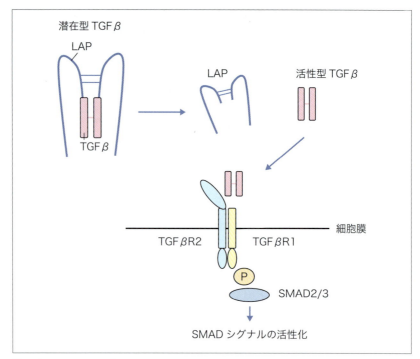

図 2-2-5　TGFβの作用
TGFβ は LAP と会合し，潜在型 TGFβ として存在し，プロテアーゼによって活性型 TGFβ として LAP と切り離され，TGFβ 受容体（TGFβR1, 2）に結合し SMAD シグナルが活性化する．

介した免疫系調節，血管新生調節，細胞外基質の産生促進など多彩な機能を発揮することが知られている．しかし，TGFβ は細胞や組織によってその役割は異なる．

TGFβ は SMAD3 を介して Runx2 から誘導される骨形成にかかわる遺伝子発現を抑制する[46,47]（図 2-2-5）．また，TGFβ は軟骨細胞や腱の形成にかかわる遺伝子発現を促進する[48]．また，病的な骨の治癒機転において，TGFβ の過剰発現がコラーゲンの産生を増やし，その結果，線維性組織の形成が進み，骨による修復が損なわれる[49]．そのため，TGFβ は基質の産生を亢進するものの，歯槽骨の治癒に応用することには議論の余地がある．

歯髄組織では，TGFβ1 は培養歯髄細胞の増殖や細胞外基質の産生を促進し[50]，象牙芽細胞への分化を促進する[51]．また，マウスで TGFβR2 の機能を阻害すると象牙質の形成不全がみられることから，TGFβ シグナルは象牙質の形成に必須である[52]．しかし，TGFβR2 の機能不全は象牙質シアロリンタンパク質（DSPP）の発現や I 型コラーゲンの発現を完全に阻害しないことから，TGFβ シグナルは象牙芽細胞への分化後の象牙質の石灰化で重要な役割を果たすものの，象牙芽細胞への分化を制御しているわけではない[52]．一方，マウスにおいて SMAD4 を象牙質シアロリンタンパク質やオステオカルシンあるいは I 型コラーゲンのプロモーター下で機能を阻害すると，象牙質の形成が著しく阻害されることから，象牙質の形成には，Bmp/Tgfb シグナルの下流における Smad シグナリングが必須である[53]．一方，イヌの歯髄を露髄させ，露出面に TGFβ1 を作用させると，修復象牙質の形成が

亢進する[54,55]. *in vitro* では，Tgfb1は歯髄幹細胞の遊走を活性化することが示されている[56]. 興味深いことにTgfb1は強制発現マウスにおいても象牙質の形成が阻害される[57]. Tgfb1が象牙質の形成に重要であることには疑いがないが，*in vivo* でこれを応用するのは決して容易ではないことが示唆される．

8 BMP（骨形成因子）

BMP（bone morphogenetic protein）はTGFβスーパーファミリータンパク質に属し，約30の分泌性サイトカインからなる．TGFβとは異なり，活性型として分泌される．ホモもしくはヘテロ二量体としてリガンド活性をもつ．膜貫通型のセリン/スレオニンリン酸化酵素受容体である，Ⅰ型およびⅡ型の受容体からなるヘテロ二量体に結合し，転写因子SMADのリン酸化を経て核内にシグナル伝達される（図2-2-6）．

BMPは強い骨誘導能をもつことが知られている．特に，さまざまな *in vitro* ならびに *in vivo* の研究成果から，BMP2とBMP7は骨芽細胞への分化に重要な役割を果たすことが明らかにされている[58]. すでにBMP2は新鮮開放性骨折，骨折偽関節，脊椎固定における治癒の促進に臨床応用されている[59]. 口腔領域においては，上顎洞挙上術もしくは歯槽堤増大術時の骨誘導[60]において，BMPの臨床応用が承認されている．

しかしながら，BMP2とBMP7を歯周組織に用いると，歯槽骨の再生は促されるが，歯根吸収やアンキローシスといった有害事象の発生が報告されている[26,61]. そのため，歯周組織の再生のためにBMP2やBMP7の臨床応用はなされていない．

一方，GDF5は，さまざまな実験動物を用いた *in vivo* 実験より骨の形成に関与することが知られている．マウスにおいてGDF5の機能を欠失させると手肢が短縮し[62]，またヒトでも同様にGDF5の突然変異により手足に同様の短縮が生じる[63].

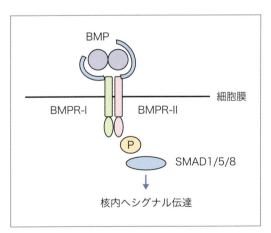

図2-2-6　BMPの作用
BMPがBMP受容体（BMPR-Ⅰ，Ⅱ）に結合すると，SMADシグナルが活性化される．

第2章　歯科再生医学のための細胞・分子生物学

　歯髄においては，これまでさまざまな Bmp や Tgfb ファミリーが象牙質に関与することが明らかにされてきた．BMP2，BMP4，BMP7，BMP11 が *in vivo* および *in vitro* で象牙質の産生を促すことが報告されている．BMP2 は歯髄の組織幹細胞から象牙芽細胞への分化を *in vitro, in vivo* の双方において促進し[64]，*in vitro* では DSPP の発現やアルカリホスファターゼの活性を促進する[65]．さらに，*in vivo* でリコンビナント BMP2 と BMP4 を象牙質脱灰基質とともに歯髄に作用させると，象牙質の産生が誘導される[66,67]．一方，BMP2 と BMP4 をコラーゲンゲルとともに作用させると，管腔構造を示さない骨様の象牙質が形成される[68]．

　BMP7 もサルの歯髄に作用させると，象牙質の産生を誘導する[69,70]．ヒト歯髄に BMP7 を遺伝子導入すると，Dspp の発現が亢進するとともに，象牙質様の石灰化ノジュールの形成が亢進する[71]．また GDF11 として知られる BMP11 を歯髄幹細胞で強制発現させると，象牙質基質タンパク質1（Dmp1），アルカリホスファターゼ，Dspp などの mRNA の発現が亢進する．さらにこの細胞をイヌの断髄した歯髄に作用させると，*in vivo* で象牙質用の組織を誘導する[72]．さらに，歯髄に BMP11 を作用させると修復象牙質が形成される[73]．一方，ラットの切歯における歯髄組織幹細胞に Bmp4 や Bmp7 を作用させると，Dspp の発現が誘導され，さらにこの歯髄組織幹細胞を Bmp4 や Bmp7 とともに，腎臓の被膜下に移植すると，象牙質様の組織が形成される[74]．

　一方，GDF5 は歯槽骨の再生を促すことが知られており，第Ⅱ相臨床試験が行われ，GDF5 によって骨再生が促されることが報告されている[75]．また，GDF5 は BMP2 や BMP6 とは異なり歯根吸収やアンキローシスなどの有害事象を誘発しない[75,76]．

9 Wnt

　Wnt シグナルは初期発生・器官の形態形成，細胞の分化・増殖，組織幹細胞の維持，発癌など多彩な作用を有するシグナル伝達系である．これまでに19種類の *WNT* 遺伝子が同定されている．Wnt タンパク質は膜貫通型受容体である Frizzled に結合し，細胞内にシグナルを伝達する．Wnt シグナルが活性化されると β カテニン分解が抑制され，核内移行が促進された結果，標的遺伝子の転写が促進される．この古典的 Wnt シグナル経路の他にも，平面内細胞極性経路，および Ca^{2+} 経路によって情報が伝達される．

　ヒト遺伝性疾患に関する研究で LRP5 の骨量調節における役割が示され，Wnt シグナルが骨代謝に重要であることが明らかにされてきた[77]．Wnt シグナルが骨代謝に重要であることは，その遺伝子変異マウスにおける骨組織の表現型から明らかであるが，組換え体 Wnt タンパク質を使った *in vivo* 研究は当初困難であった．Wnt タンパク質は細胞から分泌されるものの細胞外基質に強く結合するため，拡散によって標的組織まで運ばれにくい．一方，Wnt タンパク質は脂肪酸で修飾されており，強い疎水性により溶解性が低いため，活性がある状態で調製することが困難であった．この Wnt を効率よく標的組織に運ぶために，リン脂質でできたリポソームに入ったリポソーム化 Wnt3a を作製し，骨折したマウス

に投与したところ，投与しなかったマウスに比べて新生骨の形成が有意に亢進することが示された[78]．

　歯の発生においてオステオカルシンプロモーター下で，βカテニンの安定化によるWntシグナルを活性化したマウスと，βカテニンを欠損させることでWntシグナルを阻害したマウスにおける表現型から，セメント芽細胞と象牙芽細胞の分化にWntシグナルが不可欠であることが示された[79,80]．

　実験的骨欠損モデルにおいて古典的Wntシグナル経路を活性化する塩化リチウムの投与，骨芽細胞に対する作用を阻害する作用をもつスクレロスチンの中和抗体の投与，βカテニンの過剰発現はセメント質の再生を促進した[81]．一方，マウスにおいて，リポソーム化したWnt3aをインプラントの周囲に投与したところ，骨再生が亢進した．また，抜歯直後の歯槽窩にリポソーム化したWnt3aを投与したところ，骨の治癒が促進された[82]．

　象牙質の形成や象牙芽細胞への分化にWntが関与することは知られている．歯髄においては，古典的Wntシグナルを活性化すると修復象牙質の形成が促進される[83]．またリポソーム化したWnt3a投与により，修復象牙質の形成が促進される[80]．

10　おわりに

　本稿では歯槽骨と歯の再生を念頭においたサイトカインの役割について解説した．最近では，iPS細胞を用いた再生医療への応用がさまざまな分野で報告されている．目的とする細胞へiPS細胞を分化させるためには，足場の構築とサイトカインの応用が，その成否の鍵を握っている．一方，歯や骨において，歯髄や骨髄は他の組織の再生医療に用いる幹細胞の供給元（ドナー）としても用いられており，iPS細胞によって組織を置換するのではなく，残った組織の再生能を活性化することで組織の再生を検討することが期待される．今後，歯や骨の組織幹細胞がどのような微小環境で維持され，その環境からどのようにして前駆細胞が生じ，細胞の分化が進むのか，その分子機構のさらなる解明が期待される．それらの基盤的な知識をもとに，再生医療が展開されることが期待される．

第2章　歯科再生医学のための細胞・分子生物学

■ 増殖因子，サイトカイン

| 課題 | ● 歯槽骨再生療法のさらなる適応拡大を目指したサイトカインの応用基盤の構築
● サイトカインによる歯髄細胞から象牙芽細胞への分化誘導方法の確立 |

| 実施項目 | ● さまざまな骨欠損に対して有効な歯槽骨再生療法を実現するための検討
● iPS 細胞や組織幹細胞を用いた *in vivo* 実験による，サイトカインによる再生療法の基盤技術の確立 |

| 実現化 | ● サイトカインの組み合わせや足場応用などによる歯槽骨再生療法の適応範囲のさらなる拡大
● 歯髄細胞へのサイトカインや化合物の応用による象牙質の再生療法の確立 |

（山城　隆）

参考文献

1) Malhotra A et al.：Can platelet-rich plasma（PRP）improve bone healing? A comparison between the theory and experimental outcomes. *Arch Orthop Trauma Surg*, **133**：153〜165, 2013.

2) Okuda K et al.：Platelet-rich plasma contains high levels of platelet-derived growth factor and transforming growth factor-beta and modulates the proliferation of periodontally related cells in vitro. *J Periodontol*, **74**：849〜857, 2003.

3) Roselló-Camps À et al.：Platelet-rich plasma for periodontal regeneration in the treatment of intrabony defects：a meta-analysis on prospective clinical trials. *Oral Surg Oral Med Oral Pathol Oral Radiol*, **120**：562〜574, 2015.

4) Pocaterra A et al.：Effectiveness of platelet-rich plasma as an adjunctive material to bone graft：a systematic review and meta-analysis of randomized controlled clinical trials. *Int J Oral Maxillofac Surg*, **45**：1027〜1034, 2016.

5) Del Fabbro M et al.：Autologous Platelet Concentrates for Pulp and Dentin Regeneration：A Literature Review of Animal Studies. *J Endod*, **42**：250〜257, 2016.

6) Suga H et al.：IFATS collection：Fibroblast growth factor-2-induced hepatocyte growth factor secretion by adipose-derived stromal cells inhibits postinjury fibrogenesis through a c-Jun N-terminal kinase-dependent mechanism. *Stem Cells*, **27**：238〜249, 2009.

7) Cao R et al.：Angiogenic synergism, vascular stability and improvement of hind-limb ischemia by a combination of PDGF-BB and FGF-2. *Nat Med*, **9**：604〜613, 2003.

2. 歯科再生医学にかかわる増殖因子，サイトカイン

8) Gospodarowicz D et al.：Structural characterization and biological functions of fibroblast growth factor. *Endocr Rev*, **8**：95～114, 1987.

9) Granchi D et al.：Serum levels of fibroblast growth factor 2 in children with orthopedic diseases：potential role in predicting bone healing. *J Orthop Res*, **31**：249～256, 2013.

10) Kawaguchi H et al.：Stimulation of fracture repair by recombinant human basic fibroblast growth factor in normal and streptozotocin-diabetic rats. *Endocrinology*, **135**：774～781, 1994.

11) Murakami S：Periodontal tissue regeneration by signaling molecule(s)：what role does basic fibroblast growth factor (FGF-2) have in periodontal therapy? *Periodontol 2000*, **56**：188～208, 2011.

12) Murakami S et al.：Regeneration of periodontal tissues by basic fibroblast growth factor. *J Periodontal Res*, **34**：425～430, 1999.

13) Murakami S et al.：Recombinant human basic fibroblast growth factor (bFGF) stimulates periodontal regeneration in class II furcation defects created in beagle dogs. *J Periodontal Res*, **38**：97～103, 2003.

14) Takayama S et al.：Periodontal regeneration by FGF-2(bFGF) in primate models. *J Dent Res*, **80**：2075～2079, 2001.

15) Kitamura M et al.：Periodontal tissue regeneration using fibroblast growth factor-2：randomized controlled phase II clinical trial. *PLoS One*, **3**：e2611, 2008. doi：10.1371/journal.pone.0002611

16) Kitamura M et al.：FGF-2 stimulates periodontal regeneration：results of a multi-center randomized clinical trial. *J Dent Res*, **90**：35～40, 2011.

17) Kitamura M et al.：Randomized Placebo-Controlled and Controlled Non-Inferiority Phase III Trials Comparing Trafermin, a Recombinant Human Fibroblast Growth Factor 2, and Enamel Matrix Derivative in Periodontal Regeneration in Intrabony Defects. *J Bone Miner Res*, **31**：806～814, 2016.

18) Ishimatsu H et al.：Formation of dentinal bridge on surface of regenerated dental pulp in dentin defects by controlled release of fibroblast growth factor-2 from gelatin hydrogels. *J Endod*, **35**：858～865, 2009.

19) Sagomonyants K et al.：Enhanced Dentinogenesis of Pulp Progenitors by Early Exposure to FGF2. *J Dent Res*, **94**：1582～1590, 2015.

20) Sagomonyants K, Mina M：Stage-specific effects of fibroblast growth factor 2 on the differentiation of dental pulp cells. *Cells Tissues Organs*, **199**：311～328, 2014.

21) Shimabukuro Y et al.：Fibroblast growth factor-2 regulates the cell function of human dental pulp cells. *J Endod*, **35**：1529～1535, 2009.

22) Bikle D et al.：The skeletal structure of insulin-like growth factor I-deficient mice. *J Bone Miner Res*, **16**：2320～2329, 2001.

23) Yakar S et al.：IGF-1 and bone：New discoveries from mouse models. *J Bone Miner Res*, **25**：2543～2552, 2010.

24) Matsuda N et al.：Mitogenic, chemotactic, and synthetic responses of rat periodontal ligament fibroblastic cells to polypeptide growth factors in vitro. *J Periodontol*, **63**：515～525, 1992.

25) Yu Y et al.：Insulin-like growth factor 1 enhances the proliferation and osteogenic differentiation of human periodontal ligament stem cells via ERK and JNK MAPK pathways. *Histochem Cell Biol*, **137**：513～525, 2012.

26) Giannobile WV et al.：Comparative effects of platelet-derived growth factor-BB and insulin-like growth factor-I, individually and in combination, on periodontal regeneration in Macaca fascicularis. *J Periodontal Res*, **31**：301～312, 1996.

27) Howell TH et al.：A phase I/II clinical trial to evaluate a combination of recombinant human platelet-derived growth factor-BB and recombinant human insulin-like growth factor-I in patients with periodontal disease. *J Periodontol*, **68**：1186～1193, 1997.

28) Andrew JG et al.：Platelet-derived growth factor expression in normally healing human fractures. *Bone*, **16**：455～460, 1995.

29) Hollinger JO et al.：Accelerated fracture healing in the geriatric, osteoporotic rat with recombinant human platelet-derived growth factor-BB and an injectable beta-tricalcium phosphate/collagen matrix. *J Orthop Res*, **26**：83～90, 2008.

30) Rutherford RB et al.：Platelet-derived and insulin-like growth factors stimulate regeneration of periodontal attachment in monkeys. *J Periodontal Res*, **27**：285～290, 1992.

31) Rutherford RB et al.：Platelet-derived growth factor and dexamethasone combined with a collagen matrix induce regeneration of the periodontium in monkeys. *J Clin Periodontol*, **20**：537～544, 1993.

32) Park JB et al.：Periodontal regeneration in class III furcation defects of beagle dogs using guided tissue regenera-

tive therapy with platelet-derived growth factor. *J Periodontol*, **66**：462〜477, 1995.

33) Jayakumar A et al.：Multi-centre, randomized clinical trial on the efficacy and safety of recombinant human platelet-derived growth factor with β-tricalcium phosphate in human intra-osseous periodontal defects. *J Clin Periodontol*, **38**：163〜172, 2011.

34) Nevins M et al.：Platelet-derived growth factor stimulates bone fill and rate of attachment level gain：results of a large multicenter randomized controlled trial. *J Periodontol*, **76**：2205〜2215, 2005.

35) Lynch SE et al.：A combination of platelet-derived and insulin-like growth factors enhances periodontal regeneration. *J Clin Periodontol*, **16**：545〜548, 1989.

36) Lynch SE et al.：The effects of short-term application of a combination of platelet-derived and insulin-like growth factors on periodontal wound healing. *J Periodontol*, **62**：458〜467, 1991.

37) Yokose S et al.：Platelet-derived growth factor exerts disparate effects on odontoblast differentiation depending on the dimers in rat dental pulp cells. *Cell Tissue Res*, **315**：375〜384, 2004.

38) Rutherford RB et al.：Synergistic effects of dexamethasone on platelet-derived growth factor mitogenesis in vitro. *Arch Oral Biol*, **37**：139〜145, 1992.

39) Denholm IA et al.：The behaviour and proliferation of human dental pulp cell strains in vitro, and their response to the application of platelet-derived growth factor-BB and insulin-like growth factor-1. *Int Endod J*, **31**：251〜258, 1998.

40) Nakashima M：The effects of growth factors on DNA synthesis, proteoglycan synthesis and alkaline phosphatase activity in bovine dental pulp cells. *Arch Oral Biol*, **37**：231〜236, 1992.

41) Street J et al.：Vascular endothelial growth factor stimulates bone repair by promoting angiogenesis and bone turnover. *Proc Natl Acad Sci USA*, **99**：9656〜9661, 2002.

42) Hu K, Olsen BR：Osteoblast-derived VEGF regulates osteoblast differentiation and bone formation during bone repair. *J Clin Invest*, **126**：509〜526, 2016.

43) Sukul M et al.：Effect of Local Sustainable Release of BMP2-VEGF from Nano-Cellulose Loaded in Sponge Biphasic Calcium Phosphate on Bone Regeneration. *Tissue Eng Part A*, **21**：1822〜1836, 2015.

44) Tee BC et al.：Reconstructing jaw defects with MSCs and PLGA-encapsulated growth factors. *Am J Transl Res*, **8**：2693〜2704, 2016.

45) Luo T et al.：Enhanced bone regeneration around dental implant with bone morphogenetic protein 2 gene and vascular endothelial growth factor protein delivery. *Clin Oral Implants Res*, **23**：467〜473, 2012.

46) Alliston T et al.：TGF-beta-induced repression of CBFA1 by Smad3 decreases cbfa1 and osteocalcin expression and inhibits osteoblast differentiation. *EMBO J*, **20**：2254〜2272, 2001.

47) Kang JS et al.：Repression of Runx2 function by TGF-beta through recruitment of class II histone deacetylases by Smad3. *EMBO J*, **24**：2543〜2555, 2005.

48) Furumatsu T et al.：Smad3 induces chondrogenesis through the activation of SOX9 via CREB-binding protein/p300 recruitment. *J Biol Chem*, **280**：8343〜8350, 2005.

49) Shehata M et al.：TGF-beta1 induces bone marrow reticulin fibrosis in hairy cell leukemia. *J Clin Invest*, **113**：676〜685, 2004.

50) Melin M et al.：Effects of TGFbeta1 on dental pulp cells in cultured human tooth slices. *J Dent Res*, **79**：1689〜1696, 2000.

51) He H et al.：Effects of FGF2 and TGFbeta1 on the differentiation of human dental pulp stem cells in vitro. *Cell Biol Int*, **32**：827〜834, 2008.

52) Oka S et al.：Cell autonomous requirement for TGF-beta signaling during odontoblast differentiation and dentin matrix formation. *Mech Dev*, **124**：409〜415, 2007.

53) Kim TH et al.：Temporo-spatial requirement of Smad4 in dentin formation. *Biochem Biophys Res Commun*, **459**：706〜712, 2015.

54) Tziafas D, Papadimitriou S：Role of exogenous TGF-beta in induction of reparative dentinogenesis in vivo. *Eur J Oral Sci*, **106**(1)：192〜196, 1998.

55) Li F et al.：Porous chitosan bilayer membrane containing TGF-β1 loaded microspheres for pulp capping and reparative dentin formation in a dog model. *Dent Mater*, **30**：172〜181, 2014.

56) Howard C et al.：Dental pulp stem cell migration. *J Endod*, **36**：1963〜1966, 2010.

57) Thyagarajan T et al.：Reduced expression of dentin sialophosphoprotein is associated with dysplastic dentin in mice overexpressing transforming growth factor-beta 1 in teeth. *J Biol Chem*, **276**：11016〜11020, 2001.

2. 歯科再生医学にかかわる増殖因子，サイトカイン

58) Wozney JM et al.：Novel regulators of bone formation：molecular clones and activities. *Science*, **242**：1528〜1534, 1988.

59) Gautschi OP et al.：Bone morphogenetic proteins in clinical applications. *ANZ J Surg*, **77**：626〜631, 2007.

60) McKay WF et al.：A comprehensive clinical review of recombinant human bone morphogenetic protein-2(IN-FUSE Bone Graft). *Int Orthop*, **31**：729〜734, 2007.

61) Sigurdsson TJ et al.：Periodontal repair in dogs：recombinant human bone morphogenetic protein-2 significantly enhances periodontal regeneration. *J Periodontol*, **66**：131〜138, 1995.

62) Storm EE et al.：Limb alterations in brachypodism mice due to mutations in a new member of the TGF beta-superfamily. *Nature*, **368**：639〜643, 1994.

63) Thomas JT et al.：Disruption of human limb morphogenesis by a dominant negative mutation in CDMP1. *Nat Genet*, **17**：58〜64, 1997.

64) Iohara K et al.：Dentin regeneration by dental pulp stem cell therapy with recombinant human bone morphogenetic protein 2. *J Dent Res*, **83**：590〜595, 2004.

65) Chen S et al.：Bone morphogenetic protein 2 mediates dentin sialophosphoprotein expression and odontoblast differentiation via NF-Y signaling. *J Biol Chem*, **283**：19359〜19370, 2008.

66) Nakashima M：Induction of dentin formation on canine amputated pulp by recombinant human bone morphogenetic proteins（BMP)-2 and -4. *J Dent Res*, **73**：1515〜1522, 1994.

67) Nakashima M et al.：Regulatory role of transforming growth factor-beta, bone morphogenetic protein-2, and protein-4 on gene expression of extracellular matrix proteins and differentiation of dental pulp cells. *Dev Biol*, **162**：18〜28, 1994.

68) Nakashima M：Induction of dentine in amputated pulp of dogs by recombinant human bone morphogenetic proteins-2 and -4 with collagen matrix. *Arch Oral Biol*, **39**：1085〜1089, 1994.

69) Rutherford RB et al.：The time-course of the induction of reparative dentine formation in monkeys by recombinant human osteogenic protein-1. *Arch Oral Biol*, **39**：833〜838, 1994.

70) Rutherford RB et al.：Induction of reparative dentine formation in monkeys by recombinant human osteogenic protein-1. *Arch Oral Biol*, **38**：571〜576, 1993.

71) Lin ZM et al.：Adenovirus-mediated recombinant human bone morphogenetic protein-7 expression promotes differentiation of human dental pulp cells. *J Endod*, **33**：930〜935, 2007.

72) Nakashima M et al.：Stimulation of reparative dentin formation by ex vivo gene therapy using dental pulp stem cells electrotransfected with growth/differentiation factor 11(Gdf11). *Hum Gene Ther*, **15**：1045〜1053, 2004.

73) Nakashima M et al.：Induction of reparative dentin formation by ultrasound-mediated gene delivery of growth/differentiation factor 11. *Hum Gene Ther*, **14**：591〜597, 2003.

74) Jiang N et al.：Postnatal epithelium and mesenchyme stem/progenitor cells in bioengineered amelogenesis and dentinogenesis. *Biomaterials*, **35**：2172〜2180, 2014.

75) Stavropoulos A et al.：A phase IIa randomized controlled clinical and histological pilot study evaluating rhGDF-5/β-TCP for periodontal regeneration. *J Clin Periodontol*, **38**：1044〜1054, 2011.

76) Windisch P et al.：A phase IIa randomized controlled pilot study evaluating the safety and clinical outcomes following the use of rhGDF-5/β-TCP in regenerative periodontal therapy. *Clin Oral Investig*, **16**：1181〜1189, 2012.

77) Little RD et al.：A mutation in the LDL receptor-related protein 5 gene results in the autosomal dominant high-bone-mass trait. *Am J Hum Genet*, **70**：11〜19, 2002.

78) Minear S et al.：Wnt proteins promote bone regeneration. *Sci Transl Med*, **2**：29ra30, 2010.

79) Kim TH et al.：Constitutive stabilization of ?-catenin in the dental mesenchyme leads to excessive dentin and cementum formation. *Biochem Biophys Res Commun*, **412**：549〜555, 2011.

80) Zhang R et al.：Disruption of Wnt/β-catenin signaling in odontoblasts and cementoblasts arrests tooth root development in postnatal mouse teeth. *Int J Biol Sci*, **9**：228〜236, 2013.

81) Han P et al.：Activation of the Canonical Wnt Signaling Pathway Induces Cementum Regeneration. *J Bone Miner Res*, **30**：1160〜1174, 2015.

82) Moschouris P et al.：Effect of Wnt3a delivery on early healing events during guided bone regeneration. *Clin Oral Implants Res*, **28**：283〜290, 2017.

83) Ishimoto K et al.：Topical application of lithium chloride on the pulp induces dentin regeneration. *PLoS One*, **10**：e0121938, 2015. doi：10.1371/journal.pone.0121938.

第2章　歯科再生医学のための細胞・分子生物学

3　歯科再生医学にかかわる細胞外基質

1　はじめに

　歯および歯周組織は常に力学的負荷（メカニカルストレス）にさらされており，これに耐える構造が必要になる[1]．また近年ではメカニカルストレスが細胞分化，増殖を制御していることが明らかにされ[2]，歯および歯周組織の発生・再生においても重要な働きをすることが示唆されている．このメカニカルストレスの受容の中心的な働きをするのが細胞外基質（細胞外マトリックス，ECM）であり，発生・病気における働きから，組織工学まで幅広い分野で研究されている[3,4]．歯科領域においてもアテロコラーゲン膜，ゼラチンを主成分とする止血薬など，すでに歯科治療で応用される医療材料が存在しており，細胞外基質を用いた再生医療製品の開発はさらに進められている．これらの開発を進めるためにも歯および歯周組織の発生・再生における細胞外基質の役割を知る必要性がある．

　細胞外基質は巨大分子から構成される生理活性物質であり，結合組織の構造と機械的強度を調節するタンパク質である[3]．細胞は細胞外基質が与えるメカニカルストレスを感知し，発生・再生にかかわる細胞内シグナルを活性化すると考えられている．この細胞外基質で中心的な役割を果たすのがコラーゲンおよび弾性線維となる．コラーゲンは強靱な線維を形成し，組織に線維方向への張力に抵抗する機械的強度を与える[5]．またエラスチンやフィブリリンによって形成される弾性線維はコラーゲン線維と比較すると強靱ではないものの，きわめて弾力性に富み，組織に柔軟性・可塑性を付与する[6]．そして線維状基質の周囲には，ヒアルロン酸やコンドロイチン硫酸のようなグリコサミノグリカンや，アグリカンやバーシカンのようなプロテオグリカンを主な構成成分とする糖やタンパク質を含む無定形のゲル状の成分が存在している．その他にも基底膜の構成成分であるラミニンやナイドジェンなどが重要な働きをする[7]．

　本稿では歯および歯周組織の発生・再生にかかわる細胞外基質について解説し，細胞外基質を用いた再生医療製品の開発の可能性について考察する．

2 歯の発生にかかわる細胞外基質

歯の発生は上皮の陥入に始まり，その後に間葉系細胞が集積して歯原性上皮と歯原性間葉を形成して歯胚を形成する[8]．歯胚発生の詳細は発生の項目を参照していただき，本稿では歯の構成にかかわるタンパク質に関して解説する．歯の主要な構成成分はⅠ型コラーゲンである．Ⅰ型コラーゲンにより形成される線維構造に加え，象牙質あるいはエナメル質に特異的に発現する非コラーゲン性タンパク質が石灰化（生物が自身の体の内外に鉱物をつくりだす現象）を制御している[9]．さらに基底膜タンパク質が歯胚の上皮間葉相互作用を介した形態形成の制御にかかわる．したがって，歯の発生には構造維持，石灰化，形態形成に細胞外基質が関与する（図 2-3-1）．

まずはじめに歯の構造維持において主要な構成成分となるコラーゲンに関して説明する．

1 コラーゲンの生化学的特徴

コラーゲンの基本構造は，3残基ごとにグリシン（Gly）が繰り返される Gly-X-Y のアミノ酸配列が含まれることを特徴とする．コラーゲンを構成するポリペプチド鎖はα鎖とよばれ，3本のα鎖がホモあるいはヘテロ三量体を形成し，それらが寄り合わさってコラーゲンを特徴づける右巻きトリプルヘリックス（三重らせん）構造を形成する．このコラーゲンが三量体化してトリプルヘリックス構造を形成し，分子間結合してさらなる高次構造を形成する．高次構造をクラス分けすると表 2-3-1 のようになる[10]．生体内に最も多

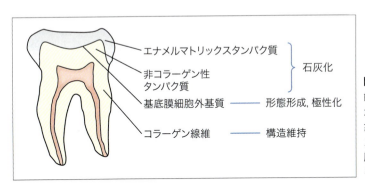

図 2-3-1　歯の形成にかかわる細胞外基質
歯を構成する細胞外基質として，構造維持にかかわるコラーゲン線維，石灰化を制御する象牙質内の非コラーゲン性タンパク質，エナメルマトリックスタンパク質，エナメル芽細胞の極性化および歯胚の形態形成に関与する基底膜細胞外基質に分類される．

表 2-3-1　コラーゲンファミリーの機能による分類

タイプ	コラーゲンの種類	機能
線維性コラーゲン	Ⅰ, Ⅱ, Ⅲ, Ⅴ	コラーゲン原線維形成にかかわる
ネットワーク形成コラーゲン	Ⅳ, Ⅷ, Ⅹ	網目状構造を形成
膜貫通型コラーゲン	ⅩⅢ, ⅩⅩⅤ	細胞接着に関与
線維結合（FACIT）型コラーゲン	Ⅸ, ⅩⅡ, ⅩⅣ	線維性コラーゲンに結合
ミクロフィブリルコラーゲン	Ⅵ	微細線維（ミクロフィブリル）形成に関与

く含まれるのは線維性のコラーゲンでⅠ，Ⅱ，Ⅲ，Ⅴ型に分類される．Ⅰ型コラーゲンは主に真皮や血管，Ⅱ型は軟骨や眼の硝子体，Ⅲ型は血管の内壁などに存在する．また，網目構造を形成するネットワーク型コラーゲンとして，Ⅳ，Ⅷ，Ⅹ型が存在する．Ⅳ型コラーゲンは上皮細胞が接着する基底膜や腎臓の糸球体でフィルターの役割を果たす．その他に膜貫通型コラーゲンとしてⅩⅢ型，ⅩⅩⅤ型コラーゲン，線維結合 fibril-associated collagen with interrupted triple helix（FACIT）型コラーゲンは，線維型コラーゲンに結合した状態で存在しており，Ⅸ型，ⅩⅡ型およびⅩⅣ型が含まれる．Ⅵ型コラーゲンは四量体を形成し，短い数珠様の微細線維（ミクロフィブリル）構造を形成し，弾性機能を担う[10]（表2-3-1）．

2 象牙質の形成にかかわる細胞外基質

象牙質はⅠ型コラーゲンを主成分とするコラーゲン原線維を基本骨格とし，それは総タンパク質の85％以上を占めている[11]．Ⅰ型コラーゲンを構成する *COL1α1* に遺伝子変異が生じると骨形成不全症を生じ，同症候群では象牙質形成不全を生じることも知られている[12]．Ⅰ型コラーゲンは象牙質形成に必須の細胞外基質であるが，非コラーゲン性タンパク質も重要な働きを果たす．象牙質形成において中心的な役割を果たす非コラーゲン性タンパク質として，象牙質シアロリンタンパク質 dentin sialophosphoprotein（DSPP）と象牙質基質タンパク質1 dentin matrix protein 1（DMP1）が知られている[13]．DSPPはN末端側が高度に糖化したプロテオグリカンで，象牙質糖タンパク dentin glycoprotein（DGP），象牙質リンタンパク質 dentin phosphoprotein（DPP）を生成し，象牙質の石灰化制御にかかわることが知られている（図2-3-2）[14]．*DSPP* 遺伝子に変異が生じると，象牙質形成不全症を起こすことから[15]，Ⅰ型コラーゲンを主成分とするコラーゲン原線維上にDSPPを含む石灰化制御因子の沈着することが象牙質形成に重要になる．近年，歯髄が産生するTGFβが象牙芽細胞に作用して，DSPPの産生を誘導することが明らかにされた[16]．TGFβシグナルの象牙質発生過程における重要性は遺伝子改変マウスを用いた研究ですでに報告されている．このことからTGFβシグナルによるDSPPの発現調節機構が象牙質発生に重要な役割を果たす．

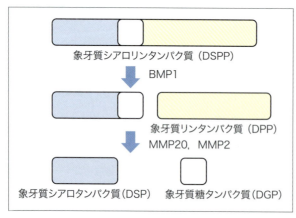

図2-3-2 象牙質シアロリンタンパク質（DSPP）のプロセシング過程

DSPPは象牙質形成過程で合成された後に，BMP1で分解され，さらに，MMP20およびMMP2により分解を受け，DPP，DSP，DGPを生成する．これらは象牙質形成過程で必須の細胞外基質となる．

3 エナメル質形成にかかわる細胞外基質

　エナメル質は生体内で最も硬い石灰化組織で，エナメル芽細胞から分泌されたエナメル質基質とよばれる細胞外基質が石灰化することで形成される．エナメル芽細胞が分泌するエナメル質基質の中にはアメロゲニン，エナメリンとアメロブラスチンといったエナメルマトリックスタンパク質があり，MMP20とKLK4によるこれらのタンパク質の分解がエナメル質形成に必須になる（図2-3-3）[17]．中でもアメロゲニンはエナメル質形成過程でエナメル小柱の形成と進展を制御することで，エナメル質の厚さを調整する．そのメカニズムは自己重合することでナノ球体を形成し，エナメル質の石灰化過程で結晶の成長と方向性を調整する[18]．エナメリンも同様に，エナメル質基質の構造維持とタンパク質-無機物の接着を制御している．さらにエナメル質形成不全症の責任遺伝子として，アメロゲニンとエナメリンが報告されていることから，これら2つはエナメル質形成に必須な細胞外基質といえる[18]．アメロブラスチンに関してはエナメル質形成不全症との関連性は報告されていないが，遺伝子欠損マウスの解析で，エナメル質形成不全症を起こすことが確認されている．アメロブラスチンは，エナメル芽細胞の接着を介して細胞分化を制御し，エナメルマトリックスタンパク質の産生を促進する[19]．

　このようにエナメルマトリックスタンパク質は，エナメル芽細胞の細胞自律的な分化制御とエナメル質でみられる特徴的な結晶構造の形成を制御している．このエナメル芽細胞の発生過程で必須になるのが，歯原性間葉と歯原性上皮との境界面で形成される基底膜となる．基底膜はⅥ型コラーゲン，ラミニンを主成分とするネットワークコラーゲン線維で，インテグリンを介して歯原性上皮細胞と接着する[20]．歯原性上皮細胞からエナメル芽細胞までの分化過程には，歯原性上皮細胞と基底膜の接着と，歯原性間葉細胞から産生される

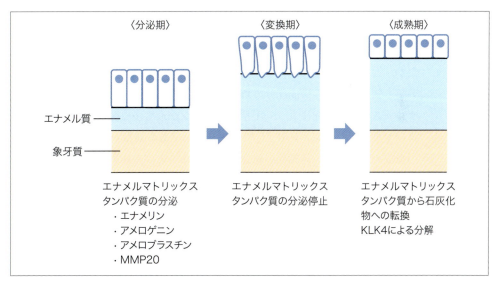

図2-3-3　エナメル質形成過程とエナメルマトリックスタンパク質
エナメル質形成は分泌期，変換期，成熟期の過程を経て進行する．エナメルマトリックスタンパク質は分泌期に合成され，変換期，成熟過程で分解される．この過程でエナメルマトリックスタンパク質はエナメル質の結晶形成に関与する．

サイトカインの刺激による上皮間葉相互作用が必須になる．その後，歯胚は釣鐘状の形態を形成し，基底膜境界面にエナメル芽細胞と象牙芽細胞を配置してエナメル質と象牙質を形成する[8]．この過程で，Ⅵ型コラーゲンは基底膜境界面で線維ネットワークを付与することで釣鐘状の形態を形成する．ラミニンはインテグリンを介して細胞骨格形成および基底膜側を決定する極性化を制御し，エナメル芽細胞に特徴的な筒状の細胞形態形成を制御する．このように基底膜細胞外基質による細胞の極性化と，エナメルマトリックスタンパク質による石灰化がエナメル質形成に重要な役割を果たす[21]．

3 歯周組織の細胞外基質

歯周組織を構成する歯根膜，セメント質，歯槽骨は咬合力に耐える強固な結合組織から形成されているばかりでなく，咬合力を中枢に伝える感覚受容器としても働いている．歯周組織は歯根象牙質と歯槽骨の異なる硬組織の境界面に歯根膜という靱帯組織を形成する．象牙質や骨と同様に歯周組織では主要な構成成分として，Ⅰ型コラーゲンを中心とする線維性細胞外基質の構築が必要になる[22]．この構造は歯周病原性細菌により引き起こされる慢性炎症性疾患である歯周炎により非可逆的に崩壊される．そのため重度に歯周組織が崩壊された症例に対しては，従来の歯周外科処置による炎症病巣の除去に加え，線維性細胞外基質の再構築が必要になる．この歯周組織再生に関して，これまでの guided tissue regeneration（GTR）を含む歯周組織再生療法の研究成果より，歯根膜再生が鍵になることが明らかにされてきた[23]．この歯根膜再生を人為的に誘導するためには，歯根膜を構成する細胞外基質成分を明らかにする必要性がある．

1 歯根膜のメカニカルストレスを担う細胞外基質

歯根膜は非常に薄い組織であるため，従来の生化学的手法での成分解析は不可能であったが，近年のゲノムデータベースの進歩に伴い，微量の組織しか入手できない歯根膜においても細胞外基質の構成成分の解析が可能になった．歯根膜で発現している遺伝子をデータベース化した研究により，Ⅰ型コラーゲンが最も多く発現し，次いでⅢ型コラーゲンおよびⅤ型コラーゲン，FACIT 型コラーゲンであるⅫ型が発現しており，コラーゲン線維の形成のみならず，線維間の結合を強化することが，歯根膜の恒常性維持に重要であることが判明した[24,25]．さらにデコリン，バイグリカンとコラーゲン線維形成の制御にかかわるプロテオグリカンが歯根膜形成も制御している[26]．これらの報告から靱帯構造を有する歯根膜は，コラーゲン線維を強化するタンパク質と結合することで，より強固な線維を形成し，咬合力に耐える構造を形成している（図 2-3-4）．

他にも歯根膜に特異的に発現するタンパク質としてペリオスチン，asporin/PLAP-1 が報告されている．ペリオスチンはⅠ型コラーゲンおよびインテグリンを介して線維芽細胞と結合することで，歯根膜の結合力とメカニカルストレスを細胞に伝える役割をもつ[27]．asporin/PLAP-1 は，BMP2，TGFβ1 と結合することで石灰化を抑制する[28]．これらの分

3. 歯科再生医学にかかわる細胞外基質

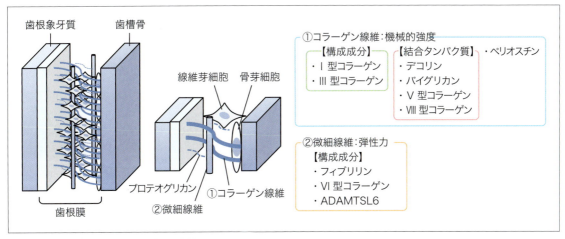

図 2-3-4 歯根膜を構成する細胞外基質
歯根膜の主成分は I 型コラーゲンを中心とする線維から構成される．歯根膜にはコラーゲンと結合する細胞外基質が多く含まれており，強固なコラーゲン線維が形成され，メカニカルストレスに抵抗するための機能が維持されている．歯根膜には弾性力を維持するため微細線維も含まれている．さらに石灰化を抑制する細胞外基質も存在し，これらが歯根膜機能を維持している．

子は歯根膜発生過程で，その発生原基である歯小嚢において特異的に発現し，歯根膜でも恒常的に発現する[29]．これらの現象を総合的にまとめると，コラーゲン線維形成を強化する細胞外基質のネットワーク形成と，石灰化抑制効果をもつ細胞外基質が歯根膜形成および靱帯機能維持に重要な働きを果たすと考えられる．

2 歯根膜の弾性力を担う細胞外基質

前述のコラーゲン線維は結合組織においてメカニカルストレスに耐える，いわゆるロープのような働きをする．咬合力に耐えるためには弾性力も必要になる．コラーゲンファミリーの中でも弾性力を担うVI型コラーゲンも歯根膜で発現が確認されており[30]，コラーゲンによる圧力に耐える構造に加え，弾性力も重要な働きを担っていることが報告されている．一般に弾性力を調整する弾性線維は，エラスチンとフィブリリン 1 の 2 種類の細胞外基質から構成されている[6]．その形成機構としてフィブリリン 1 は自己重合して線維化し，その後，線維同士が結合して束状の微細線維を形成する．この微細線維にエラスチンが沈着し重合すると，弾性線維が形成される．しかし，歯根膜ではエラスチンが沈着せずに微細線維のまま弾性機能を担う．歯根膜の微細線維はオキシタラン線維ともよばれている（**図 2-3-5**）[31,32]．また微細線維は結合組織の伸縮を担うだけでなく，transforming growth factors（TGF）β，骨形成タンパク質 bone morphogenic protein（BMP）を含むサイトカインシグナルも調節している[33,34]．歯根膜発生過程でフィブリリン 1 による微細線維は歯小嚢で形成が始まり，歯根膜では歯根に並行して走行するオキシタラン線維となる．

この微細線維の重要性に関しては，フィブリリン 1 の遺伝子変異で発症するマルファン症候群で説明できる[35]．その分子病態は，微細線維の崩壊を生じ，解離性大動脈瘤，肺気胸，水晶体脱臼，骨格異常などの機械的圧力の負担の大きい結合組織の疾患を引き起こす

117

第 2 章　歯科再生医学のための細胞・分子生物学

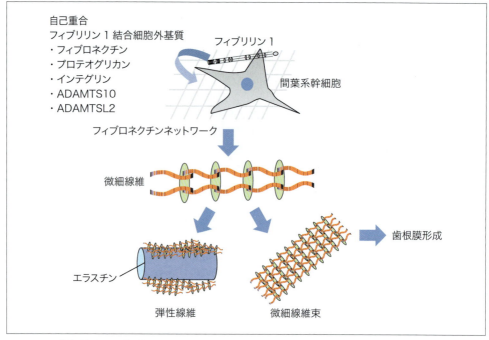

図 2-3-5　微細線維の形成機構
微細線維は線維芽細胞からフィブリリン 1 が分泌された後に，自己重合にて線維化した後に線維束を形成し微細線維となる．この微細線維を足場にしてエラスチンが重合すると，弾性線維となる．歯根膜はエラスチンを含まない微細線維のままで弾性力が制御されている．

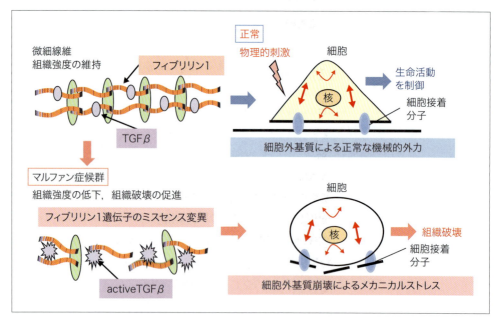

図 2-3-6　マルファン症候群の発症機構
微細線維による物理的刺激で細胞は恒常性を維持するが（上段），フィブリリン 1 の遺伝子変異により微細線維が崩壊するとマルファン症候群を発症する（下段）．マルファン症候群で起こる弾性線維システムの崩壊により，結合組織破壊を促進するシグナル伝達機構が活性化される．

（図 2-3-6）. マルファン症候群は歯周病のハイリスク患者であることが報告されており，歯周組織 CPI は grade 3 と 4 の割合が多く，また残存歯数，歯周ポケットの深さ平均，プロービングによる出血 bleeding on probing も含めてすべて高値を示す[36]. またマルファン症候群では歯周組織の治癒能力が低下することも報告されており[37]，フィブリリン1を中心とする微細線維が，歯周組織再生および創傷治癒に重要な働きをすることが示唆されている.

4 歯周組織の微細線維形成機構

微細線維再生を誘導するためには，その形成機構を明らかにする必要性がある. 前述のように微細線維形成機構は，フィブリリン1がタンデムに自己結合し線維化し，結合部分で球状構造を形成することで弾性力を発揮している. しかし，フィブリリン1による微細線維の形成機構のほとんどは不明であった. これまでの研究で，フィブリリン1と結合する細胞外基質が微細線維形成を制御することが報告されている. 現在，フィブリリン1と結合する細胞外基質として，フィブロネクチン，ADAMTS1, 3, 11, MAGP, フィブリン4, 5, latent transforming growth factor binding protein (LTBP) 4, elastin microfibril interface located protein (EMILIN), ADAMTSL6 が報告されている（図 2-3-7）[38]. 中でもフィブロネクチンはフィブリリン1の初期重合との足場として働き，微細線維形成には必須となることが明らかにされている. フィブロネクチンの遺伝子欠損マウスでは微細線維形成が形成されていないことから，フィブリリン1結合タンパク質が微細線維形成を制御していると示されている[39,40]. 歯根膜形成においては ADAMTSL6 がフィブリリン1

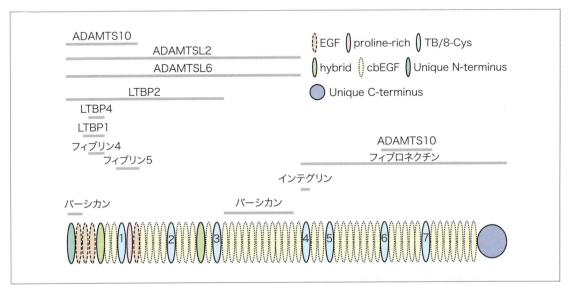

図 2-3-7 フィブリリン1の分子構造と結合タンパク質[38]
フィブリリン1は多くの細胞外基質と結合して微細線維を形成する. フィブリリン1と結合する細胞外基質の遺伝子変異でマルファン症候群などの微細線維崩壊症候群になるため，これらの分子とネットワーク形成が弾性力維持に重要となる.

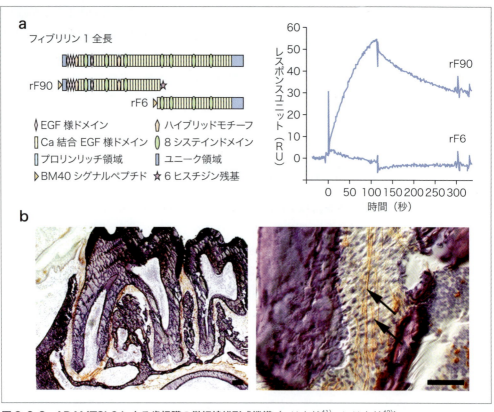

図2-3-8 ADAMTSL6による歯根膜の微細線維形成機構（aは文献[41]，bは文献[42]）
ADAMTSL6はN末端側がフィブリリン1に結合する細胞外基質である（a）．歯根膜ではオキシタラン線維と共局在している（b）．ADAMTSL6は歯根膜形成と創傷治癒時に微細線維の再生（矢印）に関与する．

線維形成に関与することが報告されている．ADAMTSL6はADAMTSメタロプロテアーゼファミリーに属する細胞外基質である．ADAMTSL6はフィブリリン1と物理的に結合し，微細線維の形成にかかわる[41]．ADAMSTL6は歯根膜形成期においてフィブリリン1と結合して微細線維形成を誘導する（**図2-3-8**）[41,42]．またADAMTSL6を歯小嚢でノックダウンすると微細線維形成が障害され，また歯根膜の治癒過程では発現が増加することから，ADAMTSL6のようなフィブリリン1結合細胞外基質が歯根膜の微細線維形成に重要な役割を果たすことが示された．

5 おわりに

細胞外基質はこれまで歯および歯周組織の構造維持に働くと考えられてきた．近年の研究成果によると，細胞外基質は基本骨格構造の形成による三次元的な細胞の配置にかかわり，細胞分化に必要なメカニカルストレスを与えるばかりでなく，石灰化の誘導，細胞の極性化，線維形成にかかわることが明らかにされた[3]．象牙質形成にはコラーゲン線維形成に加え，象牙質シアロリンタンパク質と関連タンパク質による石灰化の制御が生じる．

また，エナメル質形成では，エナメルマトリックスタンパク質が細胞の極性化誘導による
エナメル芽細胞分化および石灰化の誘導を制御している．歯周組織形成には，コラーゲン
線維による機械的強度維持に加え，微細線維による弾性力が重要な働きをする．コラーゲ
ン線維形成にはⅠ型コラーゲンと結合タンパク質による線維の強化，また石灰化抑制分子
による靱帯機能の維持システムが働いている．微細線維はフィブリリン1とADAMTSL6
を含むフィブリリン1結合タンパク質で線維化が制御されており，発生・再生で重要な働
きをする．

　このように歯および歯周組織の発生制御にかかわる細胞外基質は，象牙質，エナメル質
および歯根膜の再生を誘導する創薬として発展する可能性がある．そのためには医薬品と
して開発可能な細胞外基質産生技術の開発，治療生産可能なペプチドスクリーニングシス
テムおよび前臨床研究で利用可能な大型動物モデルの構築が必要になる．これらの課題を
克服することで，幹細胞の分化誘導に適したメカニカルストレスおよび石灰化誘導を目的
とした細胞外基質製品の開発を可能にするであろう．

■ 歯の発生，再生にかかわる細胞外基質

課題
- エナメル質，象牙質の発生，再生にかかわる細胞外基質の機能の解明
- 歯根膜の弾性線維機能を回復する細胞外基質の機能の解明

実施項目
- エナメル基質，象牙質基質の組換えタンパク質の作製および石灰化誘導技術の開発
- 歯根膜弾性線維の機能回復を目指した組織工学技術の開発

実現化
- 人工エナメル質および象牙質再生技術による歯髄温存療法の適応拡大
- 歯根膜機能を強化する新規歯周病治療薬による，有病者の歯周病治療の適応拡大

（齋藤正寛，半田慶介）

第2章　歯科再生医学のための細胞・分子生物学

参考文献

1) Engler AJ et al.：Matrix elasticity directs stem cell lineage specification. *Cell*, **126**：677～689, 2006.
2) Kshitiz et al.：Control of stem cell fate and function by engineering physical microenvironments. *Integr Biol (Camb)*, **4**：1008～1018, 2012.
3) Bonnans C, Chou J and Werb Z：Remodelling the extracellular matrix in development and disease. *Nat Rev Mol Cell Biol*, **15**：786～801, 2014.
4) Mansour A et al.：Extracellular Matrices for Bone Regeneration：A Literature Review. *Tissue Eng Part A*, **23**：1436～1451, 2017.
5) Zhang D et al.：The development of collagen based composite scaffolds for bone regeneration. *Bioact Mater*, **3**：129～138, 2018.
6) Kielty CM：Fell-Muir Lecture：Fibrillin microfibrils：structural tensometers of elastic tissues? *Int J Exp Pathol*, **98**：172～190, 2017.
7) Iozzo RV and Schaefer L：Proteoglycan form and function：A comprehensive nomenclature of proteoglycans. *Matrix Biol*, **42**：11～55, 2015.
8) Jussila M and Thesleff I：Signaling networks regulating tooth organogenesis and regeneration, and the specification of dental mesenchymal and epithelial cell lineages. *Cold Spring Harb Perspect Biol*, **4**：a008425, 2012.
9) Veis A and Dorvee JR：Biomineralization mechanisms：a new paradigm for crystal nucleation in organic matrices. *Calcif Tissue Int*, **93**：307～315, 2013.
10) Myllyharju J and Kivirikko KI：Collagens, modifying enzymes and their mutations in humans, flies and worms. *Trends Genet*, **20**：33～43, 2004.
11) Linde A：Dentin matrix proteins：composition and possible functions in calcification. *Anat Rec*, **224**：154～166, 1989.
12) Yoshizaki K and Yamada Y：Gene evolution and functions of extracellular matrix proteins in teeth. *Orthod Waves*, **72**：1～10, 2013.
13) Yamakoshi Y：Dentinogenesis and Dentin Sialophosphoprotein（DSPP）. *J Oral Biosci*, **51**：134, 2009.
14) Yamakoshi Y et al.：Dentin sialophosphoprotein is processed by MMP-2 and MMP-20 in vitro and in vivo. *J Biol Chem*, **281**：38235～38243, 2006.
15) Kim JW and Simmer JP：Hereditary dentin defects. *J Dent Res*, **86**：392～399, 2007.
16) Niwa T et al.：The dynamics of TGF-beta in dental pulp, odontoblasts and dentin. *Sci Rep*, **8**：4450, 2018.
17) Smith CEL et al.：Amelogenesis Imperfecta；Genes, Proteins, and Pathways. *Front Physiol*, **8**：435, 2017.
18) Hu JC et al.：Enamel formation and amelogenesis imperfecta. *Cells Tissues Organs*, **186**：78～85, 2007.
19) Fukumoto S et al.：Ameloblastin is a cell adhesion molecule required for maintaining the differentiation state of ameloblasts. *J Cell Biol*, **167**：973～983, 2004.
20) Fukumoto S and Yamada Y：Review：extracellular matrix regulates tooth morphogenesis. *Connect Tissue Res*, **46**：220～226, 2005.
21) Yurchenco PD：Basement membranes：cell scaffoldings and signaling platforms. *Cold Spring Harb Perspect Biol*, **3**：pii：a004911. doi：10.1101/cshperspect.a004911, 2011.
22) Kaku M and Yamauchi M：Mechano-regulation of collagen biosynthesis in periodontal ligament. *J Prosthodont Res*, **58**：193～207, 2014.
23) Andrei M et al.：Periodontal materials and cell biology for guided tissue and bone regeneration. *Ann Anat*, **216**：164～169, 2018.
24) Yamada S et al.：Expression profile of active genes in human periodontal ligament and isolation of PLAP-1, a novel SLRP family gene. *Gene*, **275**：279～286, 2001.
25) Nishida E et al.：Transcriptome database KK-Periome for periodontal ligament development：expression profiles of the extracellular matrix genes. *Gene*, **404**：70～79, 2007.
26) Matheson S et al.：Distinctive localization and function for lumican, fibromodulin and decorin to regulate collagen fibril organization in periodontal tissues. *J Periodontal Res*, **40**：312～324, 2005.
27) Horiuchi K et al.：Identification and characterization of a novel protein, periostin, with restricted expression to periosteum and periodontal ligament and increased expression by transforming growth factor beta. *J Bone Miner Res*, **14**：1239～1249, 1999.
28) Yamada S et al.：PLAP-1/asporin, a novel negative regulator of periodontal ligament mineralization. *J Biol Chem*,

282 : 23070〜23080, 2007.

29) Yokoi T et al. : Establishment of immortalized dental follicle cells for generating periodontal ligament in vivo. *Cell Tissue Res*, **327** : 301〜311, 2007.

30) Everts V et al. : Type VI collagen is associated with microfibrils and oxytalan fibers in the extracellular matrix of periodontium, mesenterium and periosteum. *J Periodontal Res*, **33** : 118〜125, 1998.

31) Smaldone S and Ramirez F : Fibrillin microfibrils in bone physiology. *Matrix Biol*, **52〜54** : 191〜197, 2016.

32) Staszyk C and Gasse H : Oxytalan fibres in the periodontal ligament of equine molar cheek teeth. *Anat Histol Embryol*, **33** : 17〜22, 2004.

33) Ramirez F et al. : Marfan syndrome ; A connective tissue disease at the crossroads of mechanotransduction, TGF-beta signaling and cell stemness. *Matrix Biol*, **4** : pii : S0945-053X(17)30175-0. doi : 10.1016/j.matbio.2017.07.004. [Epub ahead of print], 2017.

34) Sengle G and Sakai LY : The fibrillin microfibril scaffold : A niche for growth factors and mechanosensation? *Matrix Biol*, **47** : 3〜12, 2015.

35) Sakai LY et al. : FBN1 : The disease-causing gene for Marfan syndrome and other genetic disorders. *Gene*, **591** : 279〜291, 2016.

36) Suzuki J et al. : Periodontitis in cardiovascular disease patients with or without Marfan syndrome—a possible role of Prevotella intermedia. *PLoS One*, **9** : e95521, 2014.

37) Suda N et al. : Effect of angiotensin II receptor blocker on experimental periodontitis in a mouse model of Marfan syndrome. *Infect Immun*, **81** : 182〜188, 2013.

38) Hubmacher D and Apte SS : ADAMTS proteins as modulators of microfibril formation and function. *Matrix Biol*, **47** : 34〜43, 2015.

39) Sabatier L et al. : Fibrillin assembly requires fibronectin. *Mol Biol Cell*, **20** : 846〜858, 2009.

40) Zilberberg L et al. : Specificity of latent TGF-beta binding protein (LTBP) incorporation into matrix : role of fibrillins and fibronectin. *J Cell Physiol*, **227** : 3828〜3836, 2012.

41) Tsutsui K et al. : ADAMTSL-6 is a novel extracellular matrix protein that binds to fibrillin-1 and promotes fibrillin-1 fibril formation. *J Biol Chem*, **285** : 4870〜4882, 2010.

42) Saito M et al. : ADAMTSL6beta protein rescues fibrillin-1 microfibril disorder in a Marfan syndrome mouse model through the promotion of fibrillin-1 assembly. *J Biol Chem*, **286** : 38602〜38613, 2011.

第2章　歯科再生医学のための細胞・分子生物学

4

歯科再生医学にかかわる幹細胞

1 はじめに

　歯科領域における再生医療の技術開発は，歯髄および歯周組織の再建治療の開発とともに進歩を遂げてきた．これらの概念は歯髄の場合は直接覆髄法，歯周組織の場合は GTR 法および自家歯牙移植で得られた知見をもとに提唱されたものである[1,2]．歯髄および歯周組織には，内在性の幹細胞が存在することがすでに報告されており，これらを活性化する生理活性物質を用いた再生医療の開発が行われてきた．再生医療とは，機能不全に陥った組織を幹細胞を用いて機能的に再生させる医療技術であり，臓器移植に代わる新たな治療技術として開発されてきた[3]．この再生医療の概念が提唱されて以来，損傷を受けた部位に万能細胞である幹細胞を移植する治療法と，組織内に存在する幹細胞の増殖と分化を誘導するサイトカイン療法が行われてきた[4]．また幹細胞を移植するときの足場となるバイオマテリアルの技術開発も飛躍的に進歩してきた．歯髄および歯周組織の再生においても，内在する幹細胞を活性化するサイトカインを用いた治療戦略がすでに臨床応用されており，重症例に対しては幹細胞移植療法の臨床研究が始まっている．

　間葉系幹細胞 mesenchymal stem cells（MSC）は，最初に骨髄内で骨芽細胞，脂肪細胞および軟骨細胞に分化するコロニー形成能（単細胞から増殖できる能力）有する細胞として同定された[5]．その後 MSC は骨格筋，脂肪組織，胎盤などのさまざまな種類の組織に存在し，リモデリングや障害を受けた組織修復の時期に備え，恒常性を維持する役割を果たしていることが明らかにされた．MSC は主に骨あるいは脂肪組織から標準的な培養条件でプラスチック培養プレートに接着し増殖可能なため，患者自身から採取可能な自家移植用の細胞製剤として開発され，皮膚および軟骨再生用の細胞製剤はすでに製造販売されている．さらに近年，MSC の免疫抑制作用が報告され[6]，新たな抗炎症療法として開発されている．歯科領域においても歯髄，歯根膜，歯槽骨から MSC の分離培養技術が開発され，歯髄および歯周組織の再生医療の実用化に向けた研究開発が進められている[7]．また，ES 細胞 embryonic stem cells，iPS 細胞 induced pluripotent stem cells の臨床応用および，これらの細胞を骨芽細胞へ分化誘導して骨再生医療へ利用する開発研究も始まっている．

　本稿では，歯および歯周組織に内在する幹細胞を利用した再生医療技術を理解するため，これら幹細胞採取の歴史的背景，特性，機能と実用化への課題について説明する．

2 歯髄再生療法の必要性

現代の歯内療法は，ニッケルチタン（Ni-Ti）ファイルを用いた根管形成技術に加えて，超音波振動を併用した化学的洗浄技術の改良により，治療の成功率が飛躍的に向上した．しかし根管系はその解剖学的形態の複雑さから，完全に無菌化することは困難であるため，初回治療および再治療の成功率はそれぞれ90％および70％以下にとどまっている[8]．このような問題を解決するためには，再治療のリスクを下げることが必須になる[9]．

歯髄再生に関する歴史は長く，Grossmanの提唱した水酸化カルシウム製剤による直接覆髄法からその再生能力が指摘されてきた．近年ではmineral trioxide aggregate（MTA）セメント，接着性レジンによる露髄面の封鎖で骨様象牙質形成を図る治療が提唱され，広範囲におよぶ露髄や断髄処置に近いケースでも対応できるようになっている[10]．これら臨床報告により，歯髄中には幹細胞が存在し，創傷治癒などの障害による刺激で活性化して，象牙質・歯髄複合体を再生すると考えられてきた．さらに最近ではregenerative endodonticsとよばれる歯髄再生治療を裏づける現象として，虚血による障害を受けた歯髄組織が，血管の再構築に伴い治癒するrevascularizationが知られている[11,12]．これらのことから歯髄および根未完成歯の根尖部に歯髄再生にかかわる幹細胞の存在が示唆されてきた．

近年の幹細胞生物学の進歩により，歯髄中には歯髄幹細胞 dental pulp stem cells（DPSC），脱落乳歯幹細胞 stem cells from human exfoliated deciduous teeth（SHED）を含む組織幹細胞が存在することが報告され，これらの幹細胞が象牙質・歯髄複合体の再生に関与していることが報告された（**図2-4-1**）[13,14]．根未完成歯根尖部においても歯乳頭幹細胞 stem cells from apical papilla（SCAP）が存在し，これらが根未完成歯における歯根成長にかかわることが報告された（**図2-4-1**）[15]．これら臨床技術の進歩と幹細胞生物学

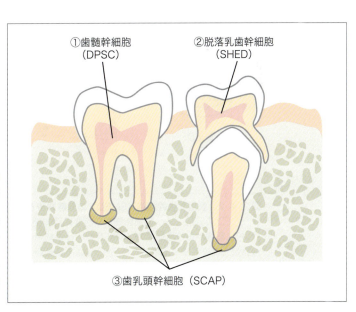

図2-4-1 歯髄再生にかかわる組織幹細胞
①歯髄中に内在する幹細胞を歯髄幹細胞（DPSC）という．象牙質・歯髄複合体を再生する能力を有する．
②乳歯歯髄中に内在する幹細胞を脱落乳歯幹細胞（SHED）という．歯髄幹細胞と類似した機能をもつ．
③根未完成歯の根尖部の歯乳頭組織に内在する幹細胞を歯乳頭幹細胞（SCAP）という．根未完成歯における歯根成長にかかわる．

の成果により，組織工学技術を応用して象牙質・歯髄複合体の再生を図る技術開発が進められている．

1 歯髄に内在する間葉系幹細胞

歯科領域でも2000年初頭から間葉系幹細胞の探索が始まり，最初に報告されたのが当時National Institute of Dental and Craniofacial Research（NIDCR）が同定した脱落乳歯幹細胞（SHED）である[13]．SHEDは，口腔領域で最初に発見された組織幹細胞で，間葉系幹細胞と同じ方法で分離される．脱落した乳歯の歯髄組織を酵素処理して細胞を分離し，その後コロニー形成能を有するものをSHEDとして単離する．SHEDの特徴として，試験管内の分化誘導実験で神経細胞，脂肪細胞，象牙芽細胞，軟骨細胞および骨芽細胞への分化能力を有することがあげられる（**図2-4-2a**）．また，ハイドロキシアパタイトとSHEDの混合塊を免疫不全症マウスへ皮下移植すると，SHEDがハイドロキシアパタイトを足場として骨様象牙質を形成することが報告されている（**図2-4-2b**）．

その後，同じグループが永久歯歯髄から同様の手法でDPSCの分離に成功した．歯髄幹細胞（DPSC）はSHEDとよく似た性質をもっており，*in vitro* で骨芽細胞，脂肪細胞，軟骨細胞，神経細胞，象牙芽細胞へ分化し，免疫不全症マウスへ移植することで象牙質・歯

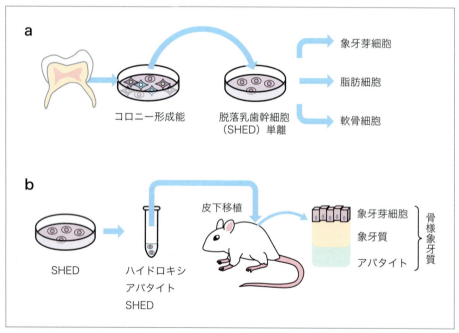

図2-4-2　脱落乳歯幹細胞（SHED）の分離方法と機能解析
a：SHEDの分離方法．乳歯歯髄から酵素処理で細胞を分離培養した後に，細胞密度を下げて培養を行い，単細胞からの増殖能力（線維芽細胞は単細胞から増殖できない）を選択して分離することで得られた．この手法で分離されたSHEDは神経細胞，脂肪細胞，象牙芽細胞，軟骨細胞および骨芽細胞への分化能を示す．
b：SHEDの機能解析．SHEDをハイドロキシアパタイトとフィブリン塊と混ぜて，ヒト細胞を拒絶できない免疫不全マウスの皮下へ移植すると，骨様象牙質を形成する．

髄複合体を形成した[14]．このことから歯髄に存在する幹細胞はコロニー形成法にて生体外で操作することが可能であり，組織工学的手法を用いて移植することで硬組織形成を誘導できることを示している．実際に，SHED および DPSC をポリ乳酸膜に播種して免疫不全マウスの頭蓋冠欠損モデルに移植すると，骨再生能力を有することが確認されている[16]．齲蝕で露髄した歯髄を直接覆髄，断髄などの処置で温存する治療は歯髄温存療法 vital pulp therarpy とよばれ，治癒形態として露髄面に充填した MTA の直下に骨様象牙質が形成されることが報告されている[17]．この骨様象牙質の形成は，歯髄から DPSC が MTA 上に遊走され接着後に形成すると考えられている．現在，歯髄温存療法の成功率は72〜99％と幅があり[18]，この治療の適応範囲を広げるためには内在する DPSC を選択的に遊走し，象牙質・歯髄複合体形成に導く再生医療技術の開発が必要になる．

2 歯髄傷害で活性化する間葉系幹細胞

象牙質・歯髄複合体の再生過程は，歯髄幹細胞（DPSC）が傷害部位に遊走された後に，歯髄細胞，象牙芽細胞へ分化して行われる．近年，この歯髄再生過程で働く幹細胞が発見された．この過程で幹細胞機能の影響に重要な役割を果たすのがニッチとよばれる細胞外環境である[19]．これまで DPSC のニッチに関しては毛細血管周囲環境が重要な役割を果たすと考えられてきた．近年の幹細胞を遺伝子工学的手法で標識する技術が開発され，同技術を用いることで新生血管周囲に歯髄幹細胞が存在し，これらの細胞の再生能力は末梢神経が分泌するサイトカインにより制御されることが明らかにされた[20]．この研究では，恒常的に象牙質を形成するマウス切歯を用いており，根尖部周辺の末梢神経周辺に，ソニックヘッジホッグ（Shh）とよばれるサイトカインで活性化される転写因子 Gli1 を発現する間葉系幹細胞が存在すること，また，これらの間葉系幹細胞が，歯髄損傷を受けた象牙質・歯髄複合体のみならず，歯周組織の創傷治癒にかかわることを明らかにしている．なお，マウス臼歯でも歯根形成期に Gli1 陽性の幹細胞が象牙質・歯髄複合体および歯周組織形成にかかわる．しかし歯根が完成するとこれらの細胞はみられなくなることから，これらの幹細胞は主に発生期における象牙質・歯髄複合体の形成時期に多く存在し，歯根成長の終了とともに数が減少することが示された[21]．Gli1 陽性の間葉系幹細胞は，下歯槽神経を切断するとマウス切歯歯髄内で数が減少することから，末梢感覚神経から分泌され，Shh が歯髄中に内在する間葉系幹細胞の活性化を制御していることが報告された．興味深いことに歯髄中の Gli1 陽性細胞を培養すると Gli1 の発現はなくなり，古典的な間葉系幹細胞のマーカーである Sca1[+]，CD146[+]，CD105[+]，CD73[+]，CD44[+]を発現していることが判明した．DPSC，脱落乳歯幹細胞（SHED），歯乳頭幹細胞（SCAP）が Gli1 陽性細胞由来か否かは不明であるが，新生血管周囲に存在する間葉系幹細胞が末梢感覚神経由来のサイトカインで象牙質・歯髄複合体の再生にかかわることが判明した[20]．また Shh はヘルトウィッヒ上皮鞘で分泌されており，歯根形成時にこれらの歯原性上皮由来組織により活性化されている可能性も示されている[22]．以上のことから，歯髄中の間葉系幹細胞は末梢感覚神経あるいは歯原性上皮由来細胞により活性化され，象牙質・歯髄複合体の再生に寄与している可能

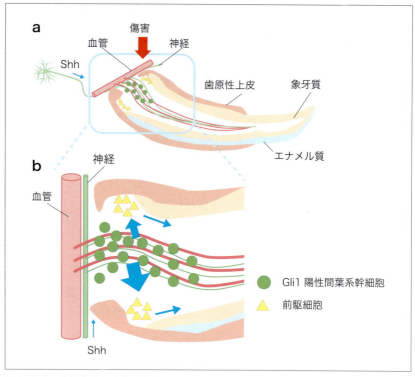

図 2-4-3　歯髄傷害と間葉系幹細胞
a：マウス切歯歯髄内に内在する Gli 陽性の間葉系幹細胞の局在を示す．
b：四角内の拡大図を示す．血管周囲に内在する Gli 陽性の間葉系幹細胞が神経細胞から分泌される Shh により前駆体細胞となり，象牙質・歯髄複合体の再生に貢献する．
歯髄の傷害で活性化する間葉系幹細胞は血管周囲に存在する．これらの幹細胞は Gli1 という受容体を発現しており，末梢感覚神経が分泌するサイトカイン（ソニックヘッジホッグ）により活性化される．この幹細胞は歯髄幹細胞の起源になると考えられている．

性が高い（**図 2-4-3**）．今後はモデル動物を用いて傷害時における歯髄中の間葉系幹細胞の動態を解析し，再生に適したニッチを解明することが，より確実な歯髄温存療法を可能にする創薬開発へつながることが期待される．

3　歯周組織の幹細胞

　歯根膜は咬合機能の維持，歯周組織の恒常性の維持および再生に重要な働きをしている．歯周組織を再生させるためには，歯根膜ができる仕組みを理解する必要性がある．歯周組織の再生に関しては，GTR 法を開発した Neiman らにより提唱された結合組織性新付着の概念に始まる[2]．すなわち，歯肉上皮細胞の下方増殖を抑え，再生スペースを GTR 膜で確保 space making すると，歯根表面で結合組織性新付着が形成されるのは，歯根膜中にセメント芽細胞，歯根膜細胞へ分化能力をもつ幹細胞が存在するためであるという説である．エムドゲイン® は歯周組織再生能力を有するタンパク質画分を材料としており，これも歯

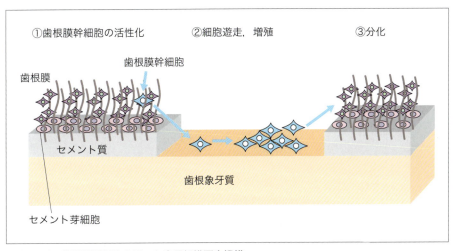

図 2-4-4　歯根膜幹細胞を用いた歯周組織再生機構
歯根膜の再生を担う歯根膜幹細胞は歯根膜中に存在する．歯根膜幹細胞は歯周組織の傷害で活性化され，その後に遊走，増殖した後に歯根膜細胞，セメント芽細胞，骨芽細胞に分化して歯周組織を再生する．

根膜中に内在する幹細胞の活性化を目的に開発されている[23]．このときに提唱された歯周組織の再生機構を**図 2-4-4**に示す．その後，歯髄幹細胞（DPSC）を発見したNIDCRのSongtao Shiらのグループにより，ヒト歯根膜からセメント芽細胞，歯根膜細胞および骨芽細胞に分化する能力を有する歯根膜幹細胞 periodontal ligament stem cell（PDLSC）が発見され，この幹細胞が歯周組織再生の中心的な役割を果たすことが報告された[24]．PDLSCの活性化を誘導する生物製剤として塩基性線維芽細胞増殖因子 basic fibroblast growth factor（FGF2）が歯周組織再生剤（リグロス®，第4章2参照）[4]として，またPDLSCを細胞シートとよばれる技術で歯根に広範囲に移植する再生医療の開発も行われている[25]．このように1970年代に提唱されたNeimanの仮説をもとに，歯周組織再生にかかわる幹細胞の実態が明らかにされ，さらには幹細胞移植を中心とする歯周組織再生医療の実用化研究にまで発展してきている．まずはじめにPDLSCの発生原基である歯小嚢細胞の特性を紹介する．

1 歯周組織の再生

歯根膜の発生原基は歯原性間葉由来の歯小嚢である（第1章3参照）．この時期の歯胚の外周に形成される歯小嚢から歯周組織が形成される．歯小嚢は歯根膜，セメント質，歯槽骨を含む歯周組織を形成する幹細胞であり，歯根膜の発生過程で，セメント芽細胞，歯根膜細胞および歯槽骨の骨芽細胞を生み出す．その過程は，歯根形成期に歯根象牙質上で歯小嚢とマラッセ上皮遺残との接触で始まる．この接触による上皮間葉相互作用により歯小嚢はセメント芽細胞になると同時に歯根膜細胞，歯槽骨の骨芽細胞に分化する．その後，セメント芽細胞がセメント質を形成する過程で歯根膜細胞はセメント質内と固有歯槽骨内

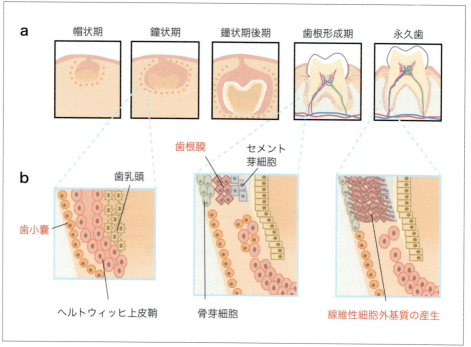

図 2-4-5 歯周組織の発生機構
a：発生期から歯根形成期までの歯胚発生過程
b：歯小嚢における歯周組織発生過程
歯根膜の発生原基である歯小嚢は帽状期歯胚に形成され，歯根象牙質が形成される歯根形成期歯胚の先端部で歯周組織形成が始まる．最初にヘルトウィッヒ上皮鞘の断裂に始まり，歯小嚢細胞が歯根上に遊走され，その後にマラッセ上皮遺残細胞との上皮間葉相互作用により最初にセメント芽細胞，歯根膜細胞，骨芽細胞に分化し，線維性の細胞外基質を合成して強固な歯周組織を形成する．

にコラーゲン線維を主成分するシャーピー線維を埋入させ，強靱な靱帯構造を特徴とする歯根膜を形成する[26,27]（**図 2-4-5**）．

　歯小嚢中に存在する幹細胞に関しては古くから提唱されていたが，実際に幹細胞の存在が証明されたのは，歯根形成期歯胚より分離培養した歯小嚢細胞を用いた報告が最初である．歯小嚢細胞の特徴は，試験管内では石灰化物形成能力は有さないが，免疫不全マウスへ移植すると，シャーピー線維，セメント質と歯根膜を形成するという点である．この細胞から単細胞クローンを樹立して機能解析を行ったところ，セメント芽細胞と歯根膜細胞，線維芽細胞あるいは骨芽細胞への分化能力を有する細胞が存在していた．このことから歯小嚢中にはセメント芽細胞と歯根膜細胞に分化する能力を有する幹細胞が存在することが判明した（**図 2-4-6a**）[28,29]．その後，歯小嚢中の幹細胞は歯小嚢幹細胞 dental follicle stem cell（DFSC）と命名された[30]．歯周組織形成/再生の分子メカニズムを理解するためには，DFSC から歯根膜細胞，セメント芽細胞と骨芽細胞へ分化を誘導する機能分子を解明する必要がある．

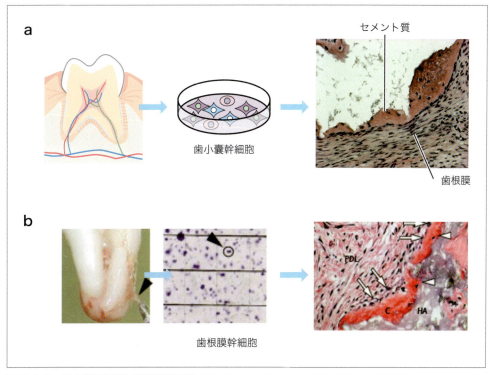

図2-4-6 歯小嚢幹細胞と歯根膜幹細胞
a：歯小嚢幹細胞は歯根形成期歯胚から分離培養できる．培養歯小嚢細胞をハイドロキシアパタイトと混合して免疫不全マウスの皮下に移植するとセメント質と歯根膜を形成する[28,29,39]．
b：歯根膜幹細胞は永久歯歯根膜からコロニー形成能を有する細胞として分離培養できる．培養した歯根膜幹細胞をハイドロキシアパタイト（HA）と混合して免疫不全マウスの皮下に移植するとセメント質（矢印）と歯根膜（PDL）を形成する[24]．

2 歯小嚢幹細胞の分化にかかわる機能分子

　これまでマウスの臼歯歯根発生に寄与する分子群として nuclear factor 1 C（NF1C），骨形成タンパク質 bone morphogenetic protein（BMP）や growth differentiation factor（GDF）5, 6, 7, epidermal growth factor（EGF），Shh, insulin-like growth factor（IGF）1, Wnt などの成長因子が報告されている[31-36]．これらの分子に加え Scleraxis, Gli1, Msh homeobox（Msx）2, Runt-related transcription factor（Runx）2 などの転写因子，骨シアロタンパク質，オステオカルシン，オステオポンチン，I型コラーゲンもまた歯小嚢細胞からセメント芽細胞への分化に重要な働きをすることが報告されている[37-41]．これらの因子のうち，GDFs と Scleraxis が腱/靱帯形成，また弾性力を制御する細胞外マトリックスとしてフィブリリン1，VI型コラーゲンが関与することが知られており，歯周組織発生は腱/靱帯と近似した分子メカニズムで発生すると考えられる[37,39,42,43]．さらに歯小嚢細胞からセメント芽細胞/骨芽細胞への分化に関しては，BMP2 や BMP7 がかかわることが報告されている[31]．さらに，歯槽骨とセメント質の石灰化組織に挟まれた歯根膜細胞は靱帯構造を維持するため，Msx2 および PLAP-1 が石灰化抑制機構に働いていることも報告さ

れている[44,45]．歯小嚢幹細胞（DFSC）の歯根膜細胞，セメント芽細胞への分化制御機構は不明だが，セメント芽細胞への分化機構にハイドロキシアパタイトのような硬い足場への接着が必要である．間葉系幹細胞から骨芽細胞分化にも硬い足場が生み出すメカニカルストレスが必要であることから[46]，メカニカルストレスがセメント芽細胞分化に必要であることが考えられる．これらの知見より歯周組織発生には腱/靱帯形成，骨形成にかかわるサイトカイン，転写因子，細胞外基質，メカニカルストレスに加え，石灰化抑制機構も働いていることが示唆される．

3 歯根膜幹細胞の発見と歯周組織再生医療技術の開発

歯根膜の幹細胞に関しては，ヒト第三大臼歯の歯根膜を用いて，歯髄幹細胞（DPSC）と同様の方法であるコロニー形成能力をもつ細胞の中から歯根膜幹細胞（PDLSC）が同定された．PDLSC は細胞表面マーカーとして CD73，CD90，CD105，STRO1，CD146，STRO3，CD13，CD29，CD44，CD106，CD166 を発現し，軟骨細胞，骨芽細胞，脂肪細胞へ分化能力を有し，間葉系幹細胞と性質がよく似ている．また PDLSC は歯小嚢幹細胞（DFSC）と同様に，靱帯/腱マーカーを発現しており，ハイドロキシアパタイトを足場に免疫不全マウスへ移植すると，シャーピー線維，セメント質，歯根膜細胞を形成するため，PDLSC の DFSC に近似した性質をもつことが報告された（**図 2-4-6b**）[24,39]．またラット歯周組織傷害モデルを用いて，歯周組織再生能力を有していることが示された．これらの報告により，歯根膜幹細胞は生体外で増殖可能であり，再生医療に利用可能な細胞製剤として使用できる期待が高まった．PDLSC の実用化に関して，大型動物を用いた前臨床研究が行われている．ミニブタから採取された PDLSC を自家移植することで外科的に形成された歯周組織欠損を再生することが確認された[47]．さらに岩田らはイヌモデルを用いて PDLSC を含む培養歯根膜細胞のシート化を行い（酵素処理なしに細胞脱着が可能な温度応答性培養皿を用いてシート化する技術），β-リン酸三カルシウム（β-TCP）と組み合わせて歯周組織欠損部位へ移植することで歯周組織再生能力があることを報告している[25]．これらの結果をもとに PDLSC を自家移植治療に適した細胞製剤として実用化に向けた開発が進められている．

4 歯根膜幹細胞の抗炎症能力

近年多くの間葉系幹細胞（MSC）が抗炎症能力を有していることが報告されてきた．MSCは免疫共刺激因子である主要免疫適合抗原 MHC classsII，CD40，CD80，CD86 を発現していない免疫原生の低い細胞である[6,48]．また 2000 年以降に間葉系幹細胞（MSC）の抗炎症能力に関する報告が増えてきており，この能力を利用して自己免疫疾患や骨髄移植時における免疫反応を抑制する治療戦略に用いられるようになった[49,50]．MSC が有する免疫抑制効果のエビデンスとして，抗炎症性および抗アポトーシス因子であるスタニオカルシン1，抗癌タンパク質である IL-24，TNFα 関連アポトーシス誘導リガンドおよび CD82，免疫抑制を調節する PGE2 を TSG6 の分泌を介して局所の免疫を調節することが報告して

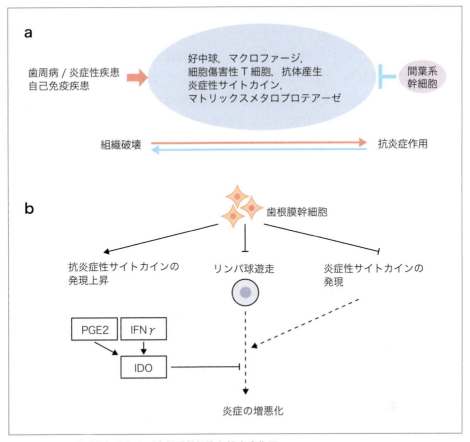

図 2-4-7　間葉系幹細胞および歯根膜幹細胞と抗炎症作用
a：炎症性疾患である歯周病では，炎症性細胞浸潤による炎症性サイトカインおよび MMP の産生により持続的な組織破壊が起こる．間葉系幹細胞の有する抗炎症効果は歯周病が引き起こす炎症を抑制し治癒へと導く．
b：歯根膜幹細胞の抗炎症効果には，PGE2 あるいは IFNγ により誘導される IDO がリンパ球抑制，炎症性サイトカインの発現抑制が炎症の増悪化を抑制する．
点線：歯根膜幹細胞により抑制される炎症反応

いる[51]．また MSC は TGFβ1，インターロイキン-6，プロスタグランジン E2，インドールアミン 2, 3-ジオキシゲナーゼ（IDO），HLAG5，および HGF などの液性成分を放出して，リンパ球に対して抑制的に作用する[52]．実際に，MSC が分泌する細胞外小胞が制御性 T 細胞を増加し，ヘルパー T 細胞を抑制する[53]．臨床研究に関しては，クローン病の患者に MSC を自家移植すると症状が改善すること（末梢単核球と TNFα が減少し，制御性 T 細胞の増加）が確認されている[54,55]．このことから，MSC による抗炎症機能を応用した治療技術の開発が進められている．慢性炎症性疾患である歯周炎の治療戦略を考えると，MSC の有する炎症性サイトカインの産生抑制およびリンパ球の抑制を含む抗炎症作用は，歯周病で破壊された歯周組織の再生に有効に働くことが期待されている（**図 2-4-7a**）．

MSC と同様に PDLSC に関しても抗炎症機能が報告されている．PDLSC は MSC と同様

133

に HLA-II DR 型を発現していないため，免疫原性の低い細胞である．PDLSC の免疫抑制効果に関しては，ミニブタ歯周病モデルを用いた PDLSC 他家移植で歯周組織再生能力が証明されており，また驚くべきことに移植後に拒絶されないことがこれらの前臨床研究で報告された．PDLSC の抗炎症機構に関して，PDLSC が分泌する液性因子がかかわることが示された．その後，抗炎症効果に関してはプロスタグランジン E2（PGE2）およびインターフェロンγ（IFNγ）により誘導される IDO が，PDLSC によるリンパ球抑制効果に働いていることも示された（**図 2-4-7b**）．このような PDLSC による抗炎症効果は，慢性炎症である歯周炎で破壊された組織の再生医療に有利に働く．また幹細胞の自家移植治療を受けられない患者に対する再生医療の適応範囲を広げるために，他家移植も新たな再生医療の戦略として期待されている．

4 おわりに

　歯科領域における再生医療の実績は古く，歯髄温存療法の断髄面における骨様象牙質の誘導，GTR 法による結合組織性再付着の誘導，自家歯牙移植における歯周組織再生あるいはエムドゲイン® による 3 壁性骨欠損に対する再生効果が例としてあげられる．臨床で見出されてきたこれらの所見は，歯髄幹細胞（DPSC）および歯根膜幹細胞（PDLSC）が組織再生を担うことで説明されてきた．DPSC および PDLSC の起源は，頭部神経堤由来の歯原性間葉細胞となり，発生過程で歯原性上皮細胞との相互作用により象牙質，歯髄，歯根膜，セメント質，歯槽骨を形成する．この過程で DPSC と PDLSC は歯髄と歯根膜に組織幹細胞として残り，組織恒常性および傷害時において再生・創傷治癒に働く．DPSC の働きは，第二象牙質，第三象牙質の形成あるいは覆髄時の象牙質・歯髄複合体の再生になる．DPSC は歯髄内の毛細血管の周囲に存在し，傷害時には末梢感覚神経が分泌するサイトカインにより活性化され，増殖分化のプロセスを経て組織再生に働く．PDLSC は，セメント質再生による結合組織性再付着の形成および固有歯槽骨の再生を担い，エムドゲイン® あるいは FGF2 により活性化される．また PDLSC は，広範囲な歯周組織の欠損の再生を目的とした細胞製剤としての開発が行われている．細胞製剤としての PDLSC は，従来の再生医療の概念である組織の機能回復に加えて抗炎症機能を有することが報告された．この機能により PDLSC を用いた移植治療は，組織再生に加え慢性炎症も改善し，歯周炎に対して高い治療効果を発揮する可能性が示された．そのため PDLSC の他家移植は自家移植できないケースにも再生医療の適応範囲を広げる技術として開発が進められている．

　このように歯髄，歯根膜に組織再生を担う組織幹細胞の存在は明らかにされ，実際に内在する幹細胞を用いて歯髄および歯周組織の部分的再生は可能になりつつある．しかし広範囲におよぶ再生，たとえば抜髄後の根管内に対する歯髄再生療法，水平性骨欠損に対する再生医療が課題としてあげられる．このように立体的組織の再生医療を実現化するためには生体吸収性の足場材料を用いた三次元培養技術が必要になる．そのためには，歯髄，歯根膜，セメント質，歯槽骨の再生に適した強度をもつメカノバイオロジーを考慮した材

料の開発と，幹細胞の増殖と分化を制御する発生工学を考慮した培養技術の開発が必要になるであろう．

■ 歯髄および歯周組織の再生にかかわる幹細胞

課題
- 歯髄再生能力を有する幹細胞と，Regenerative Endodontics の分子メカニズムの実態の解明
- 幹細胞から歯根膜細胞への分化機構，幹細胞の歯周炎に対する抗炎症効果および組織再生に有効な足場製剤の構築

実施項目
- 歯髄再生能力を有する幹細胞の三次元培養と移植技術および根尖部からの血管新生誘導技術の開発
- 歯周組織再生療法における移植した幹細胞の動態と，大型の組織崩壊に対応可能な組織工学技術の開発

実現化
- 永久歯における歯髄再生療法が可能になり，破折による歯の喪失を防止する新規治療技術としての発展
- 歯の喪失による咀嚼機能障害を防止する新規歯周組織再生療法の確立を目指したベンチャー企業の育成

（齋藤正寛，半田慶介）

参考文献

1) Heller AL et al.：Direct pulp capping of permanent teeth in primates using a resorbable form of tricalcium phosphate ceramic. *J Endod*, **1**：95～101, 1975.
2) Karring T et al.：Development of the biological concept of guided tissue regeneration—animal and human studies. *Periodontol 2000*, **1**：26～35, 1993.
3) Langer R and Vacanti JP：Tissue engineering. *Science*, **260**：920～926, 1993.
4) Murakami S：Periodontal tissue regeneration by signaling molecule(s)：What role does basic fibroblast growth factor (FGF-2) have in periodontal therapy? *Periodontol 2000*, **56**：188～208, 2011.
5) Caplan AI：Mesenchymal stem cells. *J Orthop Res*, **9**：641～650, 1991.
6) Caplan AI and Correa D：The MSC：an injury drugstore. *Cell Stem Cell*, **9**：11～15, 2011.
7) Tassi SA et al.：Efficacy of stem cells on periodontal regeneration：Systematic review of pre-clinical studies. *J Periodontal Res,* **52**：793～812, 2017.
8) Pettiette MT et al.：Evaluation of success rate of endodontic treatment performed by students with stainless-

steel K-files and nickel-titanium hand files. *J Endod*, **27**：124〜127, 2001.

9）Goldberg M and Smith AJ：Cells and Extracellular Matrices of Dentin and Pulp：A Biological Basis for Repair and Tissue Engineering. *Crit Rev Oral Biol Med*, **15**：13〜27, 2004.

10）Limjeerajarus CN et al.：Iloprost induces tertiary dentin formation. *J Endod*, **40**：1784〜1790, 2014.

11）Iwaya S et al.：Revascularization of an immature permanent tooth with periradicular abscess after luxation. *Dent Traumatol*, **27**：55〜58, 2011.

12）He L et al.：Treatment of Necrotic Teeth by Apical Revascularization：Meta-analysis. *Sci Rep*, **7**：13941, 2017.

13）Miura M et al.：SHED：stem cells from human exfoliated deciduous teeth. *Proc Natl Acad Sci USA*, **100**：5807〜5812, 2003.

14）Gronthos S et al.：Postnatal human dental pulp stem cells（DPSCs）in vitro and in vivo. *Proc Natl Acad Sci USA*, **97**：13625〜13630, 2000.

15）Sonoyama W et al.：Characterization of the apical papilla and its residing stem cells from human immature permanent teeth：a pilot study. *J Endod*, **34**：166〜171, 2008.

16）Kunimatsu R et al.：Comparative characterization of stem cells from human exfoliated deciduous teeth, dental pulp, and bone marrow-derived mesenchymal stem cells. *Biochem Biophys Res Commun*, **501**：193〜198, 2018.

17）Ghoddusi J et al.：Clinical and radiographic evaluation of vital pulp therapy in open apex teeth with MTA and ZOE. *NY State Dent J*, **78**：34〜38, 2012.

18）Godhi B and Tyagi R：Success Rate of MTA Pulpotomy on Vital Pulp of Primary Molars：A 3-Year Observational Study. *Int J Clin Pediatr Dent*, **9**：222〜227, 2016.

19）Assis-Ribas T et al.：Extracellular matrix dynamics during mesenchymal stem cells differentiation. *Dev Biol*, **437**：63〜74, 2018.

20）Zhao H et al.：Secretion of shh by a neurovascular bundle niche supports mesenchymal stem cell homeostasis in the adult mouse incisor. *Cell Stem Cell*, **14**：160〜173, 2014.

21）Feng J et al.：BMP signaling orchestrates a transcriptional network to control the fate of mesenchymal stem cells in mice. *Development*, **144**：2560〜2569, 2017.

22）Wang J and Feng JQ：Signaling Pathways Critical for Tooth Root Formation. *J Dent Res*, **96**：1221〜1228, 2017.

23）Miron RJ et al.：Twenty years of enamel matrix derivative：the past, the present and the future. *J Clin Periodontol*, **43**：668〜683, 2016.

24）Seo BM et al.：Investigation of multipotent postnatal stem cells from human periodontal ligament. *Lancet*, **364**：149〜155, 2004.

25）Iwata T et al.：Tissue engineering in periodontal tissue. *Anat Rec（Hoboken）*, **297**：16〜25, 2014.

26）Saito M and Tsuji T：Extracellular matrix administration as a potential therapeutic strategy for periodontal ligament regeneration. *Expert Opin Biol Ther*, **12**：299〜309, 2012.

27）Bosshardt DD, Stadlinger B and Terheyden H：Cell-to-cell communication--periodontal regeneration. *Clin Oral Implants Res*, **26**：229〜239, 2015.

28）Saito M et al.：Immortalization of cementoblast progenitor cells with Bmi-1 and TERT. *J Bone Miner Res*, **20**：50〜57, 2005.

29）Handa K et al.：Cementum matrix formation in vivo by cultured dental follicle cells. *Bone*, **31**：606〜611, 2002.

30）Morsczeck C：Molecular mechanisms in dental follicle precursor cells during the osteogenic differentiation. *Histol Histopathol*, **30**：1161〜1169, 2015.

31）Yamashiro T et al.：Expression of bone morphogenetic proteins and Msx genes during root formation. *J Dent Res*, **82**：172〜176, 2003.

32）Morotome Y et al.：Gene expression of growth and differentiation factors-5, -6, and -7 in developing bovine tooth at the root forming stage. *Biochem Biophys Res Commun*, **244**：85〜90, 1998.

33）Lim WH et al.：Wnt signaling regulates homeostasis of the periodontal ligament. *J Periodontal Res*, **49**：751〜759, 2014.

34）Zhang H et al.：Essential role of osterix for tooth root but not crown dentin formation. *J Bone Miner Res*, **30**：742〜746, 2015.

35）Carreira AC et al.：Bone morphogenetic proteins：facts, challenges, and future perspectives. *J Dent Res*, **93**：335〜345, 2014.

36）Xiong J et al.：Role of the epithelial cell rests of Malassez in the development, maintenance and regeneration of periodontal ligament tissues. *Periodontol 2000*, **63**：217〜233, 2013.

37) Takimoto A et al.：Scleraxis and osterix antagonistically regulate tensile force-responsive remodeling of the periodontal ligament and alveolar bone. *Development*, **142**：787～796, 2015.

38) Huang X et al.：Smad4-Shh-Nfic signaling cascade-mediated epithelial-mesenchymal interaction is crucial in regulating tooth root development. *J Bone Miner Res*, **25**：1167～1178, 2010.

39) Yokoi T et al.：Establishment of immortalized dental follicle cells for generating periodontal ligament in vivo. *Cell Tissue Res*, **327**：301～311, 2007.

40) Zhao M et al.：Cementoblast delivery for periodontal tissue engineering. *J Periodontol*, **75**：154～161, 2004.

41) Nishida E et al.：Transcriptome database KK-Periome for periodontal ligament development：expression profiles of the extracellular matrix genes. *Gene*, **404**：70～79, 2007.

42) Lukinmaa PL and Waltimo J：Immunohistochemical localization of types I, V, and VI collagen in human permanent teeth and periodontal ligament. *J Dent Res*, **71**：391～397, 1992.

43) Tsuruga E et al.：Gene expression and accumulation of fibrillin-1, fibrillin-2, and tropoelastin in cultured periodontal fibroblasts. *J Dent Res*, **81**：771～775, 2002.

44) Yamada S et al.：PLAP-1/asporin, a novel negative regulator of periodontal ligament mineralization. *J Biol Chem*, **282**：23070～23080, Epub, 2007.

45) Yoshizawa T et al.：Homeobox protein MSX2 acts as a molecular defense mechanism for preventing ossification in ligament fibroblasts. *Mol Cell Biol*, **24**：3460～3472, 2004.

46) Engler AJ et al.：Matrix elasticity directs stem cell lineage specification. *Cell*, **126**：677～689, 2006.

47) Liu Y et al.：Periodontal ligament stem cell-mediated treatment for periodontitis in miniature swine. *Stem Cells*, **26**：1065～1073, 2008.

48) Tse WT et al.：Suppression of allogeneic T-cell proliferation by human marrow stromal cells：implications in transplantation. *Transplantation*, **75**：389～397, 2003.

49) Bartholomew A et al.：Mesenchymal stem cells suppress lymphocyte proliferation in vitro and prolong skin graft survival in vivo. *Exp Hematol*, **30**：42～48, 2002.

50) Kitazawa Y et al.：Bone marrow-derived conventional, but not cloned, mesenchymal stem cells suppress lymphocyte proliferation and prevent graft-versus-host disease in rats. *Cell Transplant*, **21**：581～590, 2012.

51) Wada N et al.：Immunomodulatory effects of stem cells. *Periodontol 2000*, **63**：198～216, 2013.

52) Spaggiari GM et al.：Mesenchymal stem cells inhibit natural killer-cell proliferation, cytotoxicity, and cytokine production：role of indoleamine 2,3-dioxygenase and prostaglandin E2. *Blood*, **111**：1327～1333, 2008.

53) Kadle RL et al.：Microenvironmental cues enhance mesenchymal stem cell-mediated immunomodulation and regulatory T-cell expansion. *PLoS One*, **13**：e0193178, 2018.

54) Salem GA and Selby GB：Stem cell transplant in inflammatory bowel disease：a promising modality of treatment for a complicated disease course. *Stem Cell Investig*, **4**：95, 2017.

55) Catalan-Serra I and Brenna O：*Hum Vaccin Immunother*, **6**：1～15. doi：10.1080/21645515.2018.1461297.［Epub ahead of print］, 2018.

第2章　歯科再生医学のための細胞・分子生物学

5 歯科再生医学にかかわるメカノトランスダクション

1　はじめに

　細胞が力学的変化に応答する仕組みを解明するメカノバイオロジー mechanobiology という新しい学問分野の重要性が急速に認識されてきている．メカノトランスダクション mechanotransduction とは，細胞が外的な力学的負荷（メカニカルストレス）および接着細胞外基質の硬度や形状変化を力学的な環境変化として感知し，生化学的シグナルに変換することと定義される（図2-5-1）．歯科口腔領域においては，主に咀嚼時の咬合力によるメカニカルストレスにより，歯周組織にさまざまな形態変化を生じることは臨床上よく知られていることである．咬合性外傷，特に歯周病罹患時の二次性咬合性外傷においては，咬合力によるメカニカルストレスが，歯槽骨の垂直的吸収，分岐部の骨吸収，歯根吸収などの組織破壊の原因となる．一方，強い持続的な咬合力負荷によって引き起こされ，主に壮年期以降に顕著となる骨隆起は，歯槽骨に存在する骨芽細胞がメカニカルストレスを感知した結果生じるもので，まさに口腔内における典型的なメカノトランスダクションの一例である．矯正治療における歯体移動は，牽引側における骨添加ならびに圧迫側における

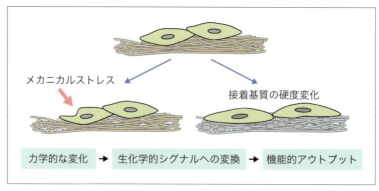

図2-5-1　メカノトランスダクション
メカニカルストレスや接着基質の硬度変化（力学的変化）が，イオンチャネルの開閉，各種シグナルカスケードの活性化，酵素活性の制御，転写因子の活性化など（生化学的シグナルへの変換）を惹起し，細胞の増殖性や運動性，分化，物質産生など（機能的アウトプット）として表出される過程をさす．

骨吸収により引き起こされるが，これは歯周組織細胞（歯根膜細胞，骨芽細胞および破骨細胞）によるメカノトランスダクションを能動的に利用したものである．

　生体内においてはさまざまな力学環境の変化が絶えず生じており，心臓（心筋）は拍動により，血管（血管内皮）は血流により，骨は重力により，気道や肺は呼吸により，継続的にメカニカルストレスに曝されている．血流の増加を感知するメカノセンサー mechanosensor 機能をもつのは血管内皮細胞である．血管内皮細胞は血流に起因する流れずり応力 shear stress（せん断応力ともよばれる）に常に曝されている．血管内皮細胞には血液の粘性作用により，垂直応力と流れずり応力が生じる．ここで垂直応力は圧力に比べて無視できるくらい小さいので，粘性の応力としては（血管壁に平行方向の）流れずり応力のみが考慮される．流れずり応力は粘度と血流速度に比例し，血管径に逆比例する[1]．血管内皮細胞は流れずり応力を感知し，一酸化窒素（NO）が産生され，NO は血管平滑筋細胞のサイクリック GMP 産生増加を介して血管の拡張反応を引き起こし，血流増加による血圧増加を補償する[2]．骨格筋は，筋力トレーニングや運動による負荷で筋重量が増す一方，寝たきりや車いす生活，老化など筋肉を使用しないと筋重量が低下することはよく知られている．骨格筋が運動負荷量に応じてその筋重量を変化させるのは，骨格筋細胞によるメカノトランスダクション依存性の遺伝子発現制御の結果であるともいえる．われわれが治療対象としている歯や歯周組織は，咬合力というメカニカルストレスが常にかかる組織であり，これらの組織再生を目指す歯科再生医療において，メカニカルストレスを考慮することは必要不可欠である．

　個々の細胞が，細胞-細胞間接着や細胞-細胞外基質間接着によって，どのようにメカニカルストレスを認識し，メカノトランスダクションとしての応答を示すかについても検討がなされてきている．細胞-細胞外基質接着を例にとると，細胞は均一に細胞外基質に接しているのではなく，インテグリンなどからなる接着斑とよばれる局所構造により基質と結合している．インテグリンはタリンを主とする結合タンパク質を介して細胞内のアクチン骨格と結合し，各接着斑はナノニュートン（nN）単位の張力を基質に負荷している．接着細胞は基質の硬さや形状の変化を張力の反力として認識し，その反力の変化を細胞内に伝達する[3-5]．

2　メカノトランスダクションの分子機構

　細胞が力学的変化を感知するメカノセンサーとして，MS チャネル mechanosensitive channel がある．MS チャネルは聴覚，触覚などの感覚受容器に存在することが以前から知られていたが，近年の報告から，感覚受容器に属さないほぼすべての細胞にも，細胞膜伸展に依存するイオンチャネルが MS チャネルとして普遍的に存在し，機能すると考えられている．MS チャネルは機械的刺激に応じて開口し，細胞内へのカルシウムイオンの流入が起こる．細胞内カルシウムイオンの濃度上昇がいかにしてメカノトランスダクションを引き起こすのかは未だ不明な点が多いが，カルシウムイオン濃度上昇が Ras-related C3 botulinum toxin substrate（Rac）の活性化を引き起こすことが報告されている[6]．アクチン線維およびタリンを介して非イオンチャネル型メカノセンサーとして機能する．インテグリンはαとβのサブユニットからなり，構成するサブユニットの組み合わせからヒトでは24種存在し，結合するリガンドにより arginine-glycine-aspartic acid（RGD）配列認識インテグリン，leucine-aspartic acid-valine（LDV）配列認識インテグリン，コラーゲン結合インテグリンなどに分類される．この中で細胞-細胞外基質間接着でより詳細に検討がなされているのが，RGD 配列認識インテグリンである．RGD 配列は多くの細胞外基質タンパク質のアミノ酸配列中に認められる．細胞外基質タンパク質中のすべての RGD 配列がインテグリン受容体との結合能を有するわけではないが[7]，多くの細胞外基質タンパク質が $\alpha5\beta1$，$\alpha v\beta1$，$\alpha v\beta3$，$\alpha v\beta5$ などの RGD 配列認識インテグリンを介して，接着細胞の増殖・分化・遊走などを惹起する．各 RGD 配列がどの RGD 配列認識インテグリンと結合するかは，RGD 周囲のアミノ酸配列および近傍でのプロテアーゼ切断の有無に依存する[8-10]．インテグリンの RGD 配列への接着は，他の一般的なリガンド-受容体結合と同様に，細胞外（リガンド）からの細胞内（受容体）へのシグナル伝達 outside-in signaling の意味をもつが，その一方で，インテグリンは細胞内から細胞外への機能調節 inside-out signaling も行うことが知られている[11]．インテグリンは不活性型のときは細胞外ドメイン中のαとβのサブユニットが折りたたまれた構造をとるが，リガンドとの結合によりβサブユニットがαサブユニットから離れるとインテグリンの細胞外ドメインはV字型の中間型となる．この状況下でリガンドからの刺激がタリンを介してアクチン線維に伝達される．するとアクチンの再重合が生じ，その結果として細胞内部で張力が生じる．生じた張力の反作用として細胞内から細胞外への反力がインテグリンに伝達され，インテグリンはV字型からさらに伸展した活性型になる．このようにインテグリンはタリンを主とする介合タンパク質を介してアクチン線維と力学的に結合している．

3　メカノトランスダクションによる遺伝子発現制御機構

　アクチン再重合による細胞形態変化にとどまらず，メカノトランスダクションは遺伝子発現変化を誘導する．そこでメカノトランスダクション依存的な遺伝子発現変化を担う分子メカニズムが培養上皮細胞を用いて明らかにされた[12,13]．培養上皮細胞をさまざまな硬さの細胞外基質上で培養し，各基質上での培養上皮細胞による遺伝子発現をバイオインフォマティクス bioinformatics 解析により比較検討した結果，YAP（Yes-associated protein）および TAZ（transcriptional coactivator with PDZ-binding motif）により調節を受ける遺伝子群が，硬いゲル状で培養した培養上皮細胞で高発現するのに対して，軟らかいゲル上で培養した培養上皮細胞では発現が有意に低下していた．硬いゲル状では培養上皮細胞は伸展し，アクチン線維の張力が増す．アクチン線維の一部は核とも力学的に結合しており，張力の上昇により YAP/TAZ の核内局在が保持されることが，YAP/TAZ によるメカノトランスダクション依存的遺伝子発現変化に重要であるとされている．

4 SIBLINGsとメカノトランスダクション

　骨組織は60％以上がハイドロキシアパタイトを主とする無機質であり，有機質は40％に満たないものの，骨組織に蓄積された有機質は，骨代謝のみならずメカノトランスダクションにおいても重要な役割を果たしている．有機質中で最も多量に存在するのはⅠ型コラーゲンであるが，骨組織はプロテオグリカンなどの非コラーゲン性タンパク質も含有する．骨や象牙質に多量に存在する非コラーゲンタンパク質群にSIBLINGs（small integrin-binding ligand N-linked glycoproteins）がある．SIBLINGsはオステオポンチン（OPN），基質細胞外リン糖タンパク質 matrix extracellular glycophosphoprotein（MEPE），骨シアロタンパク質（BSP），象牙質基質タンパク質1 dentin matrix protein 1（DMP1），象牙質シアロリンタンパク質 dentin sialophosphoprotein（DSPP）から構成される．これらタンパク質をコードする遺伝子は，ヒト第4染色体（マウスでは第5染色体）に横並びで存在しており（図2-5-2），そのエクソン-イントロン exon-intron 構造は類似性が高く，遺伝子構造のみならず，タンパク質レベルにおいても機能の類似性がみられる[14-16]．多数のリン酸化サイト，RGD配列，proteolytic-resistant acidic serine-aspartate-rich MEPE-associated（ASARM）motif をもつこと，高い酸性度などが共通している．これらSIBLINGsは口腔領域においては，歯根膜や歯槽骨さらには象牙質-歯髄複合体に発現している．OPNはインテグリン結合配列RGDを介してインテグリンαvβ1，αvβ3，αvβ5，α8β1に結合するほか，serine-valine-valine-tyrosine-glycine-leucine-arginine（SVVYGLR）配列を介してインテグリンα9β1，インテグリンα4β1に接着することから，さまざまなインテグリンを介して癌細胞の浸潤や転移，炎症性疾患の発症など，多様な疾患に関与する[17]．OPNは骨組織においては，骨細胞や骨芽細胞と接着し，骨リモデリングにおいてメカニカルストレスを制御する因子として報告されている[18]．宇宙飛行士の宇宙空間長期滞在が骨粗鬆症を誘発する事実は，重力負荷が骨機能の維持に重要であることを明示している．動物実験施設において，遺伝子改変のない野生型マウスを，宇宙空間を模倣した重力非負荷状態で飼育すると，通常の重力負荷がある環境下で飼育された野生型マウスと比較して骨量が有意に低下した．骨形態計測解析 bone histomorphometric analysis により，重力負荷がな

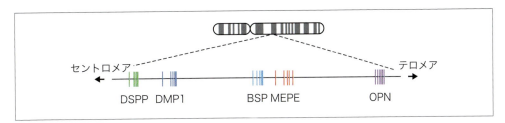

図 2-5-2　SIBLINGs 遺伝子座
SIBLINGsは歯および歯周組織に存在する非コラーゲン性タンパク質であり，SIBLINGsに属する5種のタンパク質をコードする遺伝子座は，ヒト第4染色体上の約400 kbの範囲に並列している．
DSPP：象牙質シアロリンタンパク質，DMP1：象牙質基質タンパク質1，BSP：骨シアロタンパク質，MEPE：基質細胞外リン糖タンパク質，OPN：オステオポンチン．

い環境下では，破骨細胞数や破骨細胞能の増加を認めた．一方，OPN 欠損マウスを同様の非負荷または通常負荷状態で飼育すると，野生型マウスと異なり，非負荷状態で飼育しても骨量の低下や骨形態計測マーカーの有意な変化を認めなかった．これらの結果から，骨組織が重力負荷をメカニカルストレスとして認識するには，骨組織中の OPN が必須であることが明らかにされている．つまり，OPN は骨組織内の骨細胞や骨表面上の骨芽細胞，破骨細胞および歯根膜細胞に対して，それら細胞表面上に発現するインテグリンを介して，メカニカルストレスを伝達していることが示唆されている．

通常，実験施設管理下のマウスは歯周炎にかかることはまれであるが，BSP 欠損マウスでは若年期（生後 4 週）から歯周組織破壊を認める．しかしながら，この BSP 欠損マウスの飼育を，咬合時に歯根膜に負荷がかからない軟食のみで行うと，歯周組織破壊程度が，通常食飼育の BSP 欠損マウスと比較して有意に緩解する[19]．つまり，歯根膜細胞を主とする歯周組織に局在する細胞は，咬合力をメカニカルストレスとして感知し，絶えず歯周組織の恒常性維持を試みていると考えられてきたが，その認識過程において BSP が決定的な役割を果たすことが示唆された．

DMP1 と DSPP は特に口腔領域に高発現する．DMP1 と DSPP の遺伝子座は接近しており，SIBLING ファミリーの中でも類似度が高く，DSPP 遺伝子座は進化の過程で DMP1 遺伝子座が複製されたものであると考えられている[20]．DMP1 と DSPP の骨細胞ならびに象牙芽細胞における両遺伝子発現レベルを比較すると，DMP1 はより骨細胞が，DSPP はより象牙芽細胞が発現しており，それぞれ歯槽骨，象牙質により蓄積する．他の 3 種の SIBLING ファミリータンパク質と同様に，これら DMP1 と DSPP に存在する RGD 配列に対するインテグリン受容体についても検討がなされている．

DMP1 はインテグリン $\alpha v \beta 3$, $\alpha v \beta 5$ に RGD 配列を介して結合することが知られており，フィブロネクチン fibronectin がもつ RGD 配列の受容体であるインテグリン $\alpha 5 \beta 1$ には結合しないことが報告されている[10,21]．細胞は移動時に進行方向に葉状仮足や糸状仮足を伸ばし，まず focal complex とよばれる初期接着構造を形成する．この形成にかかわるインテグリンとして $\alpha v \beta 3$ が知られている．続いて focal complex がアクチン線維と介合すると focal adhesion とよばれる接着構造を形成する．この形成にはインテグリン $\alpha v \beta 3$ とともにインテグリン $\alpha 5 \beta 1$ が関与する．最終的に focal adhesion は伸展し，fibrillar adhesion とよばれる安定した接着構造を形成するが，この形成にはインテグリン $\alpha 5 \beta 1$ が主体的役割を果たす[22]．つまり DMP1 の受容体であるインテグリン $\alpha v \beta 3$ は接着斑形成初期に，フィブロネクチンの受容体であるインテグリン $\alpha 5 \beta 1$ は後期に関与することから，骨組織に存在する DMP1 がフィブロネクチンとは異なったメカニズムで骨組織のメカニカルストレスを制御している可能性が推定される．

DSPP は SIBLINGs の中では最も多量のリン酸基をもつタンパク質で，われわれの生体内で最も酸性度の高いタンパク質の 1 つであると考えられている[23,24]．DSPP も他の SIB-LINGs と同様に C 末端側〔DSPP は N 末端側の象牙質シアロタンパク質 dentin sialoprotein（DSP）と C 末端側の象牙質リンタンパク質 dentin phosphoprotein（DPP）に開裂される〕

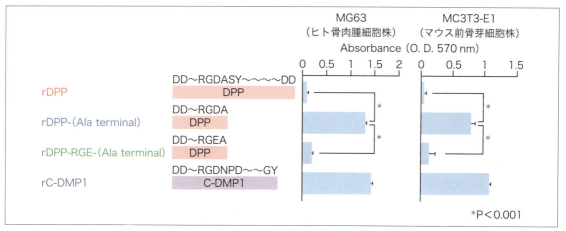

図 2-5-3 象牙質リンタンパク質（DPP）と象牙質基質タンパク質 1（DMP1）の RGD 活性差異（細胞接着誘導能を指標とした検討）[10]

rDPP：全長組換え DPP，rDPP-(Ala terminal)：RGD に続く alanine の C 末端で切断された rDPP，rDPP-RGE-(Ala terminal)：rDPP-(Ala terminal) の RGD 配列が非活性型の RGE に置換された rDPP，rC-DMP1：組換え C 末端側 DMP1（DMP1 は DSPP 同様に N および C 末端側に開裂されることから，DPP 同様に RGD 配列をもつ C-DMP1 を実験に使用）．

各組換えタンパク質の細胞接着誘導能を MG63 ならびに MC3T3-E1 細胞株を用いて検討したところ，rDPP は rC-DMP1 と異なり細胞接着を誘導しなかった．一方，rDPP-(Ala terminal) は細胞接着を誘導したが，RGD の非活性型である RGE 配列に置換した rDPP-RGE-(Ala terminal) では活性を示さなかったことから，DPP の RGD 活性は C 末端側の開裂依存性であることが示された．

に RGD 配列をもつが，これまでの組換えタンパク質を用いた研究から，DSPP（DPP）中の RGD 配列は近傍ペプチド結合での切断による露出がない状況では，十分なインテグリン結合能を示さないことが報告されている[10]．DSPP（DPP）中の RGD 配列は，ラットなど一部の動物では配列そのものを欠いている[25]．一方で，高等生物では DSPP 中の RGD 配列は高度に保存されており，近傍アミノ酸配列の一致度も高い[26]．そこで，高等生物においては，これら周囲アミノ結合のプロテアーゼによる部位特異的な切断が，DSPP 中の RGD 配列の機能発現に必須であることが推定された．さまざまな改変型組換え DPP タンパク質を用いた検討から，RGD 配列に続く Alanine の 3' 末端側での切断が RGD 依存性インテグリン $\alpha v \beta 3$ およびインテグリン $\alpha v \beta 5$ への介合に必須であることが示された．

これら結果より，DMP1 および DSPP（DPP）のインテグリンを介したメカノバイオロジーにおける関与が推定され，今後の検討が待たれるところである（**図 2-5-3**）．

5 歯科再生医学とメカノバイオロジー

歯科口腔領域の再生療法でその応用が期待されているヒト間葉系幹細胞は，他の細胞と同様に，足場となる細胞外基質の硬さを認識し，メカノトランスダクションとして細胞自身の形状や基質への接着力などを調整している．ヒト間葉系幹細胞を軟性ゲル（弾性率 1 kPa 以下）上で培養すると神経細胞に，中間の硬さのゲル（弾性率～10 kPa）上で培養すると心筋細胞に，さらに硬いゲル状で培養すると骨芽細胞に分化することが知られている[27]．

さらには，ヒト間葉系幹細胞を硬さの異なるハイドロゲルで二次元および三次元培養したところ，二次元培養では硬さの上昇とともに細胞が伸展し，アクチン線維の伸展に伴ったYAP/TAZの核局在が認められた．その一方で，三次元培養では硬さの上昇とともにヒト間葉系幹細胞の伸展は抑制され，YAP/TAZの核局在も抑制された．さらに三次元培養においては，分解能の高いハイドロゲルを用いると，その経時的な分解に合わせてヒト間葉系幹細胞は伸展し，YAP/TAZの核移行性が認められた．このYAP/TAZ核局在は，YAP/TAZおよびアクチン線維のインヒビターで抑制された[28]．これら報告から，ヒト間葉系幹細胞やヒト間葉系幹細胞から分泌される因子は，歯周組織再生時の硬組織誘導に取って非常に有用であるが，欠損部に塡入したヒト間葉系幹細胞が，塡入した基質を介して局所環境のメカニカルストレスを適切に認識できる基質の開発が望まれる．

メカノバイオロジーと歯科再生医学のかかわりにおいて，最も考慮されるべき「力」は咬合力である．上記のとおり，BSPは咬合力によるメカニカルストレスを歯周組織に伝導する過程において重要である．しかしながら，感受したメカニカルストレスを歯根膜細胞がいかにして恒常性維持に利用しているかの分子基盤は十分に明らかではない．*in vitro*においては，歯根膜細胞を細胞伸展器で間欠的圧縮伸展刺激培養すると，組織の恒常性維持に重要であると報告されているスクレロスチンsclerostin，ペリオスチンperiostinおよびTGFβ1の発現が上昇することが報告されている[29]．さらには，細胞から分泌され細胞外基質に蓄積したTGFβ1がオートクラインautocrineとして機能し，スクレロスチンとペリオスチンの遺伝子発現を上昇させることが示された．ペリオスチンは歯根膜に高発現し，歯周組織再生材料としても注目されていることから[30-32]，*in vivo*においても適度な咬合力の負荷はペリオスチンの発現を介して歯根膜の恒常性を維持している可能性がある．

培養上皮細胞やヒト間葉系幹細胞においては，アクチン線維の張力によりYAP/TAZが核内に保持され，転写活性が上昇する．歯根膜細胞におけるYAP/TAZの機能や局在は未だ十分に明らかにされていない．歯根膜細胞においては，RhoおよびRho-associated coiled-coil containing protein kinase（ROCK）signalingが細胞外基質依存性の細胞分化に必須であるとの報告がある[33]．RhoおよびROCK特異的インヒビターによるこれらの機能抑制は，YAP/TAZの核局在を抑制するとの報告があることから[12]，歯根膜細胞の分化制御機構におけるYAP/TAZの関与についての解明が期待される．

6 おわりに

MSチャネルおよびインテグリン-タリン-アクチンを主とする接着斑によるメカノセンシング機構は，体内のほぼすべての細胞に存在すると考えられている．これまでの生化学的検討では，興味ある遺伝子やタンパク質を特異的な相補鎖や抗体を用いて可視化し，その動態や局在さらには発現量を測定することで解析を行ってきた．一方，メカノセンシング機構の源である「力」は，そのものを可視化することは現状不可能であり，一見とらえどころがないものである．しかしながら，「力」を受けて生じる細胞内での変化の多くは，

これまでの生化学的解析で得られた知見で理解されうるものである。咬合力という独自の
メカニカルストレスがかかる口腔内において，歯根膜をはじめとした歯周組織がいかにし
てそのメカニカルストレスをメカノトランスダクションとして認知し，その恒常性維持に
役立てているかをさらに解明していくことは，予後予知性の高い歯科再生療法の実現に向
けて重要である。

■ メカノトランスダクション

課題
- 歯周組織，特に歯根膜細胞における，咬合力負荷に対するメカノトランスダクションの分子機構の解明
- 間葉系幹細胞同様に，歯根膜細胞の分化能が接着基質の硬度や形状に依存するかの解明

実施項目
- 歯周組織におけるメカノセンシング機構が，その経年的変化や恒常性維持へおよぼす影響の解明
- 歯周組織再生においてメカニカルストレスを能動的に利用するための基質の開発

実現化
- 歯周組織におけるメカノセンシング機構の個人間差異をとらえることで，再生歯周組織の長期予後評価法や歯周炎発症予測法の開発
- 咬合力負荷を歯周組織再生誘導シグナルに転換する新規基質により，新規歯周組織再生技術としての発展

（鈴木茂樹，山田　聡）

参考文献

1) 一般社団法人日本血栓止血学会：用語集 http://www.jsth.org/glossary/
2) Ando J, Yamamoto K：Vascular mechanobiology：endothelial cell responses to fluid shear stress. *Circ J*, **73**(11)：1983〜1992, 2009.
3) Sokabe M et al.：Quantitative video microscopy of patch clamped membranes stress, strain, capacitance, and stretch channel activation. *Biophys J*, **59**(3)：722〜728, 1991.
4) Balaban NQ et al.：Force and focal adhesion assembly：a close relationship studied using elastic micropatterned substrates. *Nat Cell Biol*, **3**(5)：466〜472, 2001.
5) Schwartz MA：Integrins and extracellular matrix in mechanotransduction. *Cold Spring Harb Perspect Biol*, 2

(12)：a005066, 2010.

6) Ridley AJ et al.：Cell migration：integrating signals from front to back. *Science*, **302**(5651)：1704～1709, 2003.

7) Ruoslahti E：RGD and other recognition sequences for integrins. *Annu Rev Cell Dev Biol*, **12**：697～715, 1996.

8) Xiong JP et al.：Crystal structure of the extracellular segment of integrin alpha Vbeta3 in complex with an Arg-Gly-Asp ligand. *Science*, **296**：151～155, 2002.

9) Christensen B et al.：Osteopontin is cleaved at multiple sites close to its integrin-binding motifs in milk and is a novel substrate for plasmin and cathepsin D. *J Biol Chem*, **285**：7929～7937, 2010.

10) Suzuki S et al.：Adhesive and migratory effects of phosphophoryn are modulated by flanking peptides of the integrin binding motif. *PloS One*, **9**(11)：e112490, 2014.

11) Campbell ID et al.：Integrin structure, activation, and interactions. *Cold Spring Harb Perspect Biol*, **3**(3)：a004994, 2011.

12) Dupont S et al.：Role of YAP/TAZ in mechanotransduction. *Nature*, **474**(7350)：179～183, 2011.

13) Dupont S：Role of YAP/TAZ in cell-matrix adhesion-mediated signalling and mechanotransduction. *Exp Cell Res*, **343**(1)：42～53, 2016.

14) Fisher LW et al.：Flexible structures of SIBLING proteins, bone sialoprotein, and osteopontin. *Biochem Biophys Res Commun*, **280**(2)：460～465, 2001.

15) Butler WT et al.：The nature and functional significance of dentin extracellular matrix proteins. *Int J Dev Biol*, **39**(1)：169～179, 1995.

16) Fisher LW et al.：Six genes expressed in bones and teeth encode the current members of the SIBLING family of proteins. *Connect Tissue Res*, **44**：33～40, 2003.

17) Uede T：Osteopontin, intrinsic tissue regulator of intractable inflammatory diseases. *Pathol Int*, **61**(5)：265～280, 2011.

18) Ishijima M et al.：Enhancement of osteoclastic bone resorption and suppression of osteoblastic bone formation in response to reduced mechanical stress do not occur in the absence of osteopontin. *J Exp Med*, **193**(3)：399～404, 2001.

19) Soenjaya Y et al.：Mechanical Forces Exacerbate Periodontal Defects in Bsp-null Mice. *J Dent Res*, **94**(9)：1276～1285, 2015.

20) Fisher LW：DMP1 and DSPP：evidence for duplication and convergent evolution of two SIBLING proteins. *Cells Tiss Orga*, **194**(2～4)：113～118, 2011.

21) von Marschall Z et al.：Dentin matrix protein-1 isoforms promote differential cell attachment and migration. *J Biol Chem*, **283**(47)：32730～32740, 2008.

22) Zaidel-Bar R et al.：Hierarchical assembly of cell-matrix adhesion complexes. *Biochem Soc Trans*, **32**(3)：416～420, 2004.

23) Jonsson M et al.：Isoelectric focusing of the phosphoprotein of rat-incisor dentin in ampholine and acid pH gradients. Evidence for carrier ampholyte-protein complexes. *J Chromatogr*, **21**：234～242, 1978.

24) McKnight DA et al.：A comprehensive analysis of normal variation and disease-causing mutations in the human DSPP gene. *Hum Mutat*, **29**：1392～1404, 2008.

25) McKnight DA et al.：Molecular evolution of dentin phosphoprotein among toothed and toothless animals. *BMC Evol Biol*, **9**：299, 2009.

26) Suzuki S et al.：Dentin sialophosphoprotein is a potentially latent bioactive protein in dentin. *J Oral Biosci*, **58**(4)：134～142, 2016.

27) Engler AJ et al.：Matrix elasticity directs stem cell lineage specification. *Cell*, **126**：677～689, 2006.

28) Caliari SR et al.：Dimensionality and spreading influence MSC YAP/TAZ signaling in hydrogel environments. *Biomaterials*, **103**：314～323, 2016.

29) Manokawinchoke J et al.：Mechanical Force-induced TGFB1 Increases Expression of SOST/POSTN by hPDL Cells. *J Dent Res*, **94**(7)：983～989, 2015.

30) Kudo A：Periostin in fibrillogenesis for tissue regeneration：periostin actions inside and outside the cell. *Cell Mol Life Sci*, **68**(19)：3201～3207, 2011.

31) Yamada S et al.：Characterization of a novel periodontal ligament-specific periostin isoform. *J Dent Res*, **93**(9)：891～897, 2014.

32) Du J et al.：Functions of Periostin in dental tissues and its role in periodontal tissues' regeneration. *Cell Mol Life Sci*, **74**(23)：4279～4286, 2017.

33) Ugawa et al.：Rho-kinase regulates extracellular matrix-mediated osteogenic differentiation of periodontal ligament cells. *Cell Biol Int*, **41**(6)：651～658, 2017.

第3章

歯科再生医学のための
バイオマテリアル学

第3章　歯科再生医学のためのバイオマテリアル学

1 歯科再生医学のための バイオマテリアル学　総論

1 はじめに

　バイオマテリアル（生体材料）とは，生体内外において生体分子，細胞，組織など生体物質との共存下において使用する材料全般をさす．現代の医療においてはさまざまな疾患，組織損傷に伴う治療技術の1つとして広く使用されている．実際に医療で使用されるバイオマテリアルは，金属材料，無機材料，高分子材料の3つに大きく分類される．それぞれの材料は個々の特性を活かし医療に応用されている．

　図3-1-1に医療で用いられるバイオマテリアルの具体例を示した．これらバイオマテリアルは基本的に疾患や損傷などにより失われた組織の機能，形態を補完する目的で使用される．このとき，使用するバイオマテリアルをもとの物性のまま半永久的に使い続けることが「組織再建」であり，この用途のために使用されるバイオマテリアルを「組織再建用材料」という．従来のバイオマテリアルではこの目的のため，再現する機能を達成しうる人工材料をあらかじめ選択し，形態の再現については加工により達成している．一方で，近年，失われた生体組織をもとどおりに生体組織で修復する試みがさかんとなってきた．これが「組織再生」であり，この支援のために使用するバイオマテリアルを「組織再生用材料」という．

　MITのLangerらは1970年代中頃より，高分子材料の変性する性質を利用し，薬剤放出技術（ドラッグデリバリーシステム：DDS）を確立した[1]．この技術を発端に，さまざまな高分子材料が機能性バイオマテリアルとして医療分野に応用されるようになった．たとえば生分解性高分子材料は，1980年代頃から細胞用担体として利用する研究が開始され，組織工学 tissue engineering として世界中に研究が広がった[2]．また，高分子材料と同様に無機セラミック材料もDDSや組織工学用材料として用いられることになった[3]．組織再生におけるバイオマテリアルは，使用当初に有する機能，形態が組織再生に応じて変化し，完全な組織再生に応じてバイオマテリアルそのものは消失することが理想的である．

　このような「組織再建」「組織再生」という大きな分類がある一方で，大きな生体組織や複雑な生体組織の再生は未だ困難であるのが現状である．そういったことから，さまざまな組織の治療において組織再建と組織再生とを併用して用いられることも多い．本章ではこれらバイオマテリアルについて総合的に解説する．

148

1. 歯科再生医学のためのバイオマテリアル学　総論

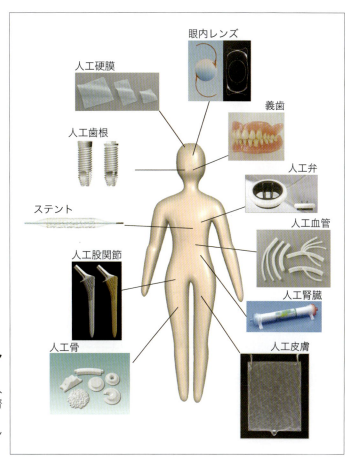

図 3-1-1　医療で用いられるバイオマテリアルの例
人工硬膜（グンゼ），人工股関節（京セラ），人工骨（ミズホ），人工歯根（ジーシー），人工腎臓（ニプロ），眼内レンズ（スタージャパン），人工皮膚（JTEC），人工血管，人工弁，ステント（日本ライフライン）

2　歯科再生医学におけるバイオマテリアル

　顎顔面領域における組織再生は，術者がアクセスしやすいこともあり，他分野よりも早くから研究が進められるとともに，比較的早期の段階から臨床での応用が始まった．たとえば歯周組織再生療法や顎骨再建・再生療法などである．guided tissue regeneration（GTR）膜としては，当初，生体非吸収性であるポリテトラフルオロエチレン（PTFE）が用いられ，その後，生体吸収性材料であるポリ乳酸グリコール酸共重合体（PLGA）やコラーゲンの使用が主流となっている[4-6]．また，2000年頃より患者血から獲得した血小板を多く含む血漿 platelet-rich plasma（PRP）とバイオセラミックスとを混ぜたもので歯槽骨を含む骨組織再生を試みる治療がさかんに取り入れられるようになった[7,8]．これらが発展する形で高分子材料，バイオセラミックスといった足場材料と増殖因子などの液性因子，さらに細胞を組み合わせた組織再生研究がさかんになるとともに，金属材料とも組み合わせた組織再生・再建が本格的に進められるようになった．図 3-1-2 に顎顔面領域における組織再生・再建の試みおよび使用されるバイオマテリアルを示す．

149

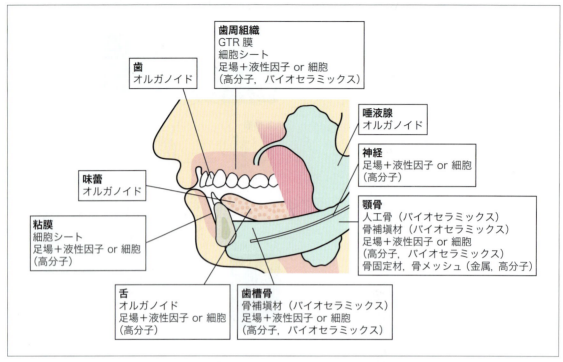

図 3-1-2　顎顔面領域における組織再生・再建の試みおよび使用されるバイオマテリアル

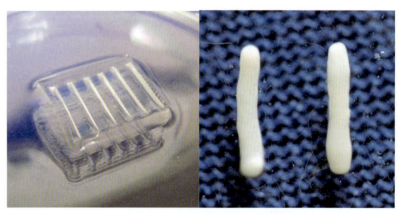

図 3-1-3　ハイドロゲルを鋳型にして作製した三次元細胞構造体

　従来からのバイオマテリアルに加え，近年は積層化した細胞シート[9]や三次元化した細胞構造体[10]など細胞を機能性材料として扱う新しい細胞治療の取り組みや，*in vitro* でつくる生体組織-オルガノイド研究も注目を集めている[11,12]．これら細胞構造体においても，実際の構造体作製段階では，ゲルをはじめ，さまざまなバイオマテリアルを鋳型などとして用いるのが一般的である（図 3-1-3）．

1. 歯科再生医学のためのバイオマテリアル学　総論

3　バイオマテリアルの役割

組織再建・再生用のバイオマテリアルは，以下に示す1つあるいは複数の役割を担う．

①修復期間中の組織機能を補完

②修復期間中の組織形態を補完

③組織再生のためのスペース確保

④組織再生に適した場（環境）の提供

⑤液性因子，遺伝子の保持，徐放用足場

⑥細胞の保持と細胞増殖・分化環境の提供

4　バイオマテリアルの特性

組織再建・再生にかかわらず，ターゲット組織や修復機能の違いなど，治療目標に応じて使用するバイオマテリアルの選択，設計を変える必要がある．さらには修復形態に応じたバイオマテリアルの加工が必要となる．このバイオマテリアルの選択，設計，加工においてそれぞれの材料の物性，特性の理解は重要である．理解すべき特性としては物理的・機械的性質，化学的性質，生物学的性質がある．これらの特性と体内での影響について表に示す（**表3-1-1, 2**）．

1 機械的性質

1）応力

物体に外部からの力（外力）が加わると変形が生じることがある．外力による変形に抵抗する力が内力であり，単位面積当たりの内力を応力という．

表3-1-1　バイオマテリアルの分類と特性（文献[13]より改変）

性質	金属材料	無機セラミック材料	高分子材料
強さ	◎（引張り強さ）	◎（圧縮強さ） ×（引張り強さ）	×（引張り強さ）
硬さ，ヤング率（堅さ）	○	◎	△
破壊靱性（壊れにくさ）	◎	×	○
塑性変形性（変形しやすさ）	◎	×	○
軽量性	×	△	◎
耐熱性	○	◎	×
化学的安定性	△	◎	△
生物学的安全性	△	◎	△

151

表3-1-2　バイオマテリアルの特性と移植時に及ぼす影響

バイオマテリアルの特性	移植時の影響
強度，靱性，弾性，粘弾性（機械的性質）	欠損組織の機械的性質の再現に重要
	機械的強さが大きく異なると埋入部位からの変位や脱離につながる
	バイオマテリアルの加工，操作性に関与する
密度，比重（物理的性質）	重すぎると埋入後や機能時の違和感が大きくなる
熱膨張（物理的性質）	熱膨張係数が大きく異なると埋入部位からの変位や脱離につながる
ぬれ性（物理的性質）	細胞，組織との親和性，接着性に関与する
生分解性（化学的性質）	埋入部位における材料の吸収時間に関与する

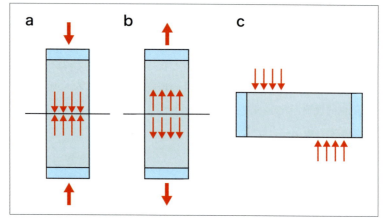

図3-1-4　材料の強さ試験
　a：圧縮試験，b：引張り試験，c：せん断試験．

応力は　$\sigma = P/A$

〔σ：応力〈単位：PaまたはN/m^2〉，P：外力（荷重）〈単位：N〉，A：物体の断面積〈単位：m^2〉〕の式で表される．

　物体は外力により大きく分けて，圧縮，引張り，せん断の応力を受ける．

　また，外力が必要以上に大きいと物体は変形を示す．これが歪み（ひずみ）であり，物体の単位長さ当たりの長さ変化でその量を表す．

　外力による変形が生じている状態において，外力を取り除くことで変形が元に戻る性質を弾性といい，変形が永久に元に戻らない性質を塑性という．これに合わせて，元に戻る変形を弾性変形，元に戻らない変形を塑性変形という．図3-1-4に材料の強さ試験の模式図を示す．一般に材料はこのような試験によって機械的強さを計測する．

　ある物体における引張りや圧縮による応力と歪みの関係をグラフに描くと図3-1-5aのような応力－ひずみ曲線が得られる．このグラフは金属，セラミックス，高分子といっ

1. 歯科再生医学のためのバイオマテリアル学　総論

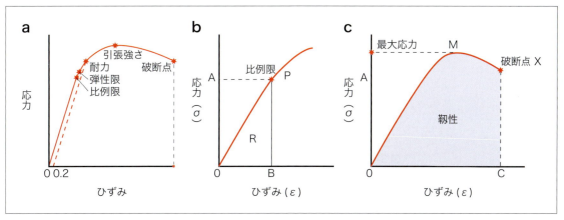

図3-1-5　応力−ひずみ曲線
a：応力−ひずみ曲線の一例，b：弾性変形とレジリエンス，c：靱性．

た材料ごとに物体固有の特徴ある曲線を示す．

2）弾性率（ヤング率）

応力−ひずみ曲線における初期の直線部分 OP は弾性変形を示す領域であり，この傾き（勾配）E＝OA/OB を示す（**図3-1-5b**）．この E を弾性率，弾性係数もしくはヤング率という．ヤング率が高いほど硬く，変形しにくい材料といえる．

3）最大応力

応力−ひずみ曲線における最も高い値（M）は，この物体が破壊しないで耐えうる最大の応力を示している（**図3-1-5c**）．展延性の少ない材料では最大応力と一致することが多い．

4）レジリエンスと靱性

物体が永久変形せずに吸収できるエネルギーのことを弾性エネルギーという．その最大エネルギーをレジリエンス（R）とよび，**図3-1-5b** における OPB の面積で表される．

$R = P^2/2E$（P：比例限，E：弾性係数）

R は単位体積あたりのエネルギーで表され，単位は J/m^3 である．比例限の2乗に比例し，弾性係数に反比例しており，比例限が高く弾性係数が小さい材料ほど弾性限度内でエネルギーを大きく吸収でき，衝撃などに対して永久変形しにくいことがわかる．

靱性は**図3-1-5c** における全体の面積 OMXC で表され，単位は J/m^3 となる．この値の大きな材料ほど，破壊するまでに吸収できるエネルギーが大きいことを示しており，靱性に富む材料といえる．

2 物理的性質

1）密度と比重

単位体積あたりの質量で表されるのが密度であり，単位は g/cm^3 で表す．比重はある温度で，ある体積を占める物質の質量と，それと同体積の標準物質の質量との比をいう．普

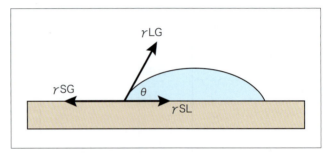

図3-1-6 材料表面のぬれ性と接触角

通は4℃の水を標準物質とする．

2）熱膨張

物体の線膨張係数は，温度が1℃上昇または下降したときの単位長さ当たりの長さの変化で表し，体膨張係数は単位体積あたりの体積変化で表す．

3）ぬれ性

固体表面のぬれ性は，材料表面の疎水性，親水性といった特性を示す重要な指標である．これは材料表面の安定性や反応性，他物質の吸着特性や接着性などの関係に影響を示す．固体表面のぬれ性を評価するための簡便な手法は固体表面における液体の接触角測定である．図3-1-6に示すように平滑な固体面Sと液滴L，もしくは固体−液体界面に存在する気泡と固体面のなす角θを接触角とした場合，次のような力の釣り合いが成立している．

$$\gamma \mathrm{LG} \cos\theta = \gamma \mathrm{SG} - \gamma \mathrm{SL}$$

4）粘弾性

粘弾性とは，粘性と弾性の両方を合わせた性質のことである．粘弾性材料は，材料に外力を加えると時間とともに変形が進行し，外力を取り除くと時間とともに変形が回復する．生体軟組織は基本的に粘弾性を有する物質である．また粘弾性を示すバイオマテリアルとしてはハイドロゲルが有名である．多くの高分子材料は加熱とともにこの性質の変化が認められる．ハイドロゲルなどの場合，粘弾性は動的弾性試験で評価できる．これは物質に対して時間によって変化（振動）する歪みまたは応力を与えて，それによって発生する応力または歪みを測定する方法である．生体組織における表面の堅さstiffnessでは局所表面の動的粘弾性試験を元にした変形度合からこのヤング率で示すことが多い．

3 化学的性質

1）変性

生体内外におけるさまざまな環境は使用する材料の変性に関与する．たとえば水分を含む湿度環境やイオンなど電解質の存在は金属材料の場合，腐食を誘引し，高分子材料の場合，加水分解を引き起こす．同様に生体内に存在するさまざまな酵素は生体由来高分子材料の分解を引き起こす．また，pH環境の変化は材料の酸化，還元に関与し，化学的に安

定なセラミック材料であってもその状況によっては溶解が起こる。高分子の場合、架橋形成が進み、変性が生じる場合がある。生体高分子材料の場合、紫外線など外部照射や応力がかかる部位において、コラーゲンや多糖類は架橋を形成し、結果的に硬くなり分解性が低下する。この場合、硬くなると同時にクラック形成など破壊が起こりやすくなる。これは合成高分子においても当てはまり、架橋形成が進むことにより材料物性は変化する。

従来の組織再建材料において長期にわたり安定な性質、すなわち変性しにくい性質は重要な要素であった。しかし、近年の組織再生材料においては、時間経過とともに加水分解し生体内において吸収される材料や、光や温度に応答し性質を変える材料など、時間とともに変性する性質をうまく利用し、材料の多機能化を図ることも多くなっている。

2) 生分解性

生分解性は広義には変性の1つといえ、生体組織との完全置換を目指す組織再生材料においては望まれる性質の1つとなる。高分子材料の場合、炭素骨格をもつ材料の多くは加水分解により分解が進み、最終的には水と二酸化炭素になる。また、体内における酸化酵素などから放出される活性酸素は高分子材料の酸化分解を進める。一方、バイオセラミックスの場合、低 pH による溶解があげられる。特に無機セラミックスを使用する骨再生環境において、破骨細胞はその細胞直下において低 pH 環境を構築することが知られており、これが実際の骨代謝においても重要な働きをする。微細な粒子となった材料は細胞の貪食によっても吸収される。金属材料においてもマグネシウム合金など生分解性金属の研究が行われている。ここでは電解質溶液存在下における金属溶解を進める一方で、pH 変動による再析出が問題となるため、腐食促進による生体吸収性の制御が進められている。

4 生体親和性

バイオマテリアルを生体に接する環境で使用するためには、当然ながら生物学的な安全性が必要になる。ここで生体親和性 biocompatibility（生体適合性ともいう）ということばがよく用いられる。生体親和性とは、「特定の応用において適切な宿主反応のもと目的を達成できる材料の能力」（1986, European Society for Biomaterials）であり、「長期間にわたり生体に悪影響も強い刺激も与えず、本来の機能を果たしながら生体と共存できる材料の性質」といえる。バイオマテリアルが引き起こす為害作用としては、微細粒子の介在による慢性炎症の誘発、溶出物質によるアレルギーなど免疫系疾患、破損したバイオマテリアルが体内に残存し、局所への持続的な機械的刺激によって腫瘍の原因になる場合もある。また、移植、埋入時における操作不良から感染症など急性炎症を引き起こすこともある。

生物学的安全性確認のためには細胞毒性試験、感作性試験、刺激性または皮内反応、急性・慢性毒性試験、遺伝毒性試験、動物埋植試験、血液適合性試験などが行われる。

第3章　歯科再生医学のためのバイオマテリアル学

5 おわりに

　　生体内で使用するバイオマテリアルは，それぞれの材料が有する特性の理解に加え，細胞，組織との親和性，これら物質との界面動態の理解が進むことでさらに進化を続けている．また，バイオマテリアルの物性制御をすることで，材料自身が細胞や組織に対して能動的に（アクティブに）活性を働きかける概念 cell instructive material も一般的になりつつある[14]．近年，バイオマテリアルは従来からの工業材料に加えて，細胞など生物材料へとその範疇を広げつつある．これら生物材料についてはその加工方法や操作方法，保存や輸送などさまざまな問題の解決が必要な段階にある．しかし，そのような問題の解決により新たな再生医療が実現するものと期待できる．

■ バイオマテリアル

課題	● 精密な組織再生制御（コントロール）が困難 ● 大きな組織再生が困難
実施項目	● 時間空間的に機能制御できるバイオマテリアルの開発 ● 複数種の異なるバイオマテリアルを三次元的に有機的につなげる技術の開発
実現化	● 細胞や組織の再生，成長を能動的に操作できるバイオアクティブな材料の実現 ● 移植に耐えうる大きなオルガノイド作製に適した生体組織工場様環境の実現

（松本卓也）

参考文献

1) Langer R, Folkman J：Polymers for the sustained release of proteins and other macromolecules. *Nature*, **263**：797～800, 1976.

2) Langer R, Vacanti JP：Tissue Engineering. *Science*, **260**：920～926, 1993.

3) Matsumoto T et al.：Hydroxyapatite particles as a controlled release carrier of protein. *Biomaterials*, **25**：3807～3812, 2004.

4) Gottlow J et al.：New attachment formation in the human periodontium by guided tissue regeneration. Case reports. *J Clin Periodontol*, **13**：604～616, 1986.

5) Hürzeler MB et al.：Guided periodontal tissue regeneration in Class II furcation defects following treatment with a synthetic bioabsorbable barrier. *J Periodontol*, **68**：498～505, 1997.

6) Pitaru S et al.：Partial regeneration of periodontal tissues using collagen barriers. Initial observations in the canine. *J Periodontol*, **59**：380～386, 1988.

7) Zechner W et al.：Influence of platelet-rich plasma on osseous healing of dental implants：a histologic and histomorphometric study in minipigs. *Int J Oral Maxillofac Implants*, **18**：15～22, 2003.

8) Fürst G et al.：Sinus grafting with autogenous platelet-rich plasma and bovine hydroxyapatite. A histomorphometric study in minipigs. *Clin Oral Implants Res*, **14**：500～508, 2003.

9) Hasegawa M et al.：Human periodontal ligament cell sheets can regenerate periodontal ligament tissue in an athymic rat model. *Tissue Eng*, **11**：469～478, 2005.

10) Sasaki J et al.：Fabrication of three-dimensional cell constructs using temperature-responsive hydrogel. *Tissue Eng Part A*, **16**：2497～2504, 2010.

11) Sasaki J et al.：In vitro reproduction of endochondral ossification using a 3D mesenchymal stem cell construct. *Integr Biol*, **4**：1207～1214, 2012.

12) Egusa H et al.：Application of cyclic strain for accelerated skeletal myogenic differentiation of mouse bone marrow-derived mesenchymal stromal cells with cell alignment. *Tissue Eng Part A*, **19**：770～782, 2013.

13) 岡野光夫監修，田端泰彦・塙　隆夫編著：バイオマテリアル その基礎と先端研究への展開．東京化学同人，東京，2016.

14) Matsumoto T, Mooney DJ：Cell instructive polymers. *Adv Biochem Eng Biotechnol*, **102**：113～137, 2006.

第3章 歯科再生医学のためのバイオマテリアル学

2 無機・セラミック材料

1 はじめに

高純度の無機系材料を原料に作製するものをファインセラミックスという．ファインセラミックスは現在，電子材料，光学材料，触媒などさまざまな用途に用いられるが，重要な用途の1つとしてバイオマテリアルがあげられる．生体に用いるファインセラミック材料は，特にバイオセラミックスとよばれる．バイオセラミックスの歴史としては，1800年代から歯冠用材料として利用され，また，石膏などのセラミックスが人工骨として使用された経緯がある．1960年代頃よりアルミナが義歯用人工歯として使用され，1970年代には人工歯根や人工股関節の利用も始まっている[1]．1971年に$CaO-Na_2O-P_2O_5-SiO_2$系ガラスが骨と直接結合することが報告され，バイオガラスと命名された[2]．また，1960年頃からは生体骨の無機成分であるハイドロキシアパタイトの研究もさかんになり，その結晶構造の解明や人工合成方法の確立などの研究も進められるようになってきた[3,4]．この合成ハイドロキシアパタイトは自家骨に匹敵する高い生体適合性が確かめられた．現在，ハイドロキシアパタイトなどリン酸カルシウム系セラミック材料は，骨補填材などとして広く臨床で使用されている．本稿では臨床で用いられるバイオセラミックスを中心に基本的な合成方法やその複合化，特徴などについて述べていく．

2 歯科再生医学におけるバイオセラミックス

歯科再生医学においてバイオセラミックスは骨や象牙質など硬組織の再建・再生に使用される．また，バイオセラミックスは周囲組織との親和性や適切な組織再建・再生を達成するため，さまざまな材料的，形態的特徴を有している．以下に組織再生において使用されるバイオセラミックスとその特徴について示す．

1 バイオセラミックス

1）ハイドロキシアパタイト $Ca_{10}(PO_4)_6(OH)_2$（**図3-2-1**）

ハイドロキシアパタイトはリン酸カルシウムの一種であり，歯や骨の主成分である．ハイドロキシアパタイトは骨との高い親和性を示すが，その焼結体は硬く脆いため，単体で

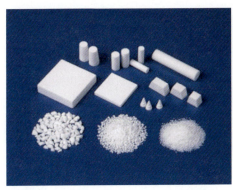
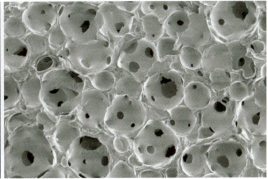

図 3-2-1　ハイドロキシアパタイト製人工骨（Aimedic MMT 社のご厚意による）

表 3-2-1　リン酸カルシウムの種類

名　　称	化 学 式	省略記号
リン酸二水素カルシウム	$Ca(H_2PO_4)_2$	MCPA（MCP）
リン酸二水素カルシウム 1 水塩	$Ca(H_2PO_4)_2 \cdot H_2O$	MCPM
リン酸一水素カルシウム	$CaHPO_4$	DCPA（DCP）
リン酸一水素カルシウム 2 水塩	$CaHPO_4 \cdot 2H_2O$	DCPD
リン酸八カルシウム	$Ca_8H_2(PO_4)_6 \cdot 5H_2O$	OCP
αリン酸三カルシウム	$\alpha\text{-}Ca_8(PO_4)_2$	α-TCP
βリン酸三カルシウム	$\beta\text{-}Ca_8(PO_4)_2$	β-TCP
非晶質リン酸カルシウム	$Ca_x(PO_4)_y \cdot nH_2O$	ACP
ハイドロキシアパタイト	$Ca_{10}(PO_4)_6(OH)_2$	HAP
リン酸四カルシウム	$Ca_4(PO_4)_2O$	TetCP（TTCP）

の使用は用途や部位が限られている．臨床では人工骨として使用されている．また，人工歯根や人工股関節で使用されるインプラント体表面へのコーティングなどとしても利用される．一方で焼結されていないハイドロキシアパタイトは生体吸収性を示すとともに，タンパク質や細胞など機能性因子との親和性も高いことから機能性因子との複合化による薬剤徐放用足場や細胞用足場としての使用も試みられている[5, 6]．

2）リン酸三カルシウム（TCP）$Ca_3(PO_4)_2$

　リン酸三カルシウム（TCP）はハイドロキシアパタイトと同じリン酸カルシウムの一種であり（表 3-2-1），アパタイト同様，高い骨親和性を有する．α, α', β の 3 つの結晶相が存在し，β 相のもの（β-TCP）が主に利用されている．β-TCP はハイドロキシアパタイトより高い溶解性（生体吸収性）を示す．そのため，自家骨に置換される骨補塡材として使用されている[7]．α 相のもの（α-TCP）はハイドロキシアパタイトの約 10 倍の溶解性を

示す.水に溶解することでハイドロキシアパタイトへと変化し,生成したハイドロキシアパタイト結晶同士はからみ合いながら連結するため最終的に硬化物が得られる.

3）炭酸アパタイト

ハイドロキシアパタイトの水酸基あるいはリン酸基が炭酸基に置換したものを炭酸アパタイトという.水酸基が炭酸基に置換したものをA型炭酸アパタイト,リン酸基が炭酸基に置換したものをB型炭酸アパタイトという.実際の生体骨はハイドロキシアパタイト単体ではなく,炭酸アパタイトであることが知られている.炭酸アパタイトは炭酸基が存在しているために熱的には不安定で,焼結すると炭酸基が脱離し熱分解を起こしてしまう.炭酸アパタイトブロックを焼成によって調製することは困難であるが,溶解-析出反応を利用することで安定した炭酸アパタイトブロックを作製できる[8,9].この炭酸アパタイトはハイドロキシアパタイトと比較して溶解性が高く,生体吸収性も高い.日本では新しい骨補填材として臨床応用されている（**図3-2-2**）.

4）リン酸八カルシウム（OCP） $Ca_8H_2(PO_4)_6 \cdot 5H_2O$

リン酸八カルシウムはハイドロキシアパタイトと同じリン酸カルシウムの一種であり,ハイドロキシアパタイトと同様,高い骨親和性を有する.c軸方向に長く伸びた針状の結晶形態を示す.人工合成では合成時のpHを低くすることで合成できる.ハイドロキシアパタイトと比較して溶解性が高く,生体吸収性も高い[10,11].現在,骨補填材としての応用が試みられている.

5）ガラスセラミックス

バイオガラスともいう.これはソーダ石灰 $Na_2O\text{-}CaO\text{-}SiO_2$ ガラスに5酸化リン P_2O_5 などを加えたものである[2].生体内に埋入すると徐々に表面からカルシウムイオンやリン酸イオンが溶け出し,周囲組織の骨生成を促進する.結果的に新生骨と化学的に結合する.機械的強度は他のバイオセラミックスの焼結体と比べて劣る.

6）結晶化ガラス

結晶化ガラスとは,ガラスを再加熱,溶解,結晶化して微小結晶をガラス内部に均一析出することでガラスの機械的強度や機能性を高めたものである.

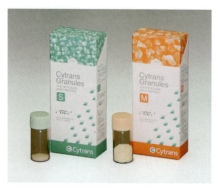

図3-2-2 炭酸アパタイト系骨補填材（ジーシー）

ガラスの中にハイドロキシアパタイトと繊維状のウォラストナイトを結晶化させ,高い生体親和性と強度をあわせもたせたものがA-W結晶化ガラスである(Aはアパタイト,Wはウォラストナイトを表す).その曲げ強度は骨と同程度であり,骨との化学的結合がハイドロキシアパタイトよりも早期に生じることが報告されている[12].人工股関節を骨と早期に結合するためのコーティング材として実用化されている.

7) ウシ由来多孔性骨移植材

世界的にはBio-Oss®として販売されている.この材料はスイス産ウシ骨に対し,熱処理(300℃以上,16時間)ならびにアルカリ処理(4時間以上),さらに乾熱滅菌(160℃,3時間)を行い獲得した多孔性の骨移植材である.上記処理により,免疫原性を有する有機質は完全に除去されている.また,この組成はヒト骨の組成に近く,高い骨親和性を示す.

2 使用形状

再生を目指す部位,欠損組織の大きさにより選択する材料形状を変える必要がある.たとえば,大きな骨組織欠損部に対しては,ある程度の強度が必要である一方で,小さい組織欠損部位の再生では埋入材料の強度はそれほど必要ではない.また,組織再生時間を制御するうえで材料の表面積,生体吸収性などを考慮することは重要である(**図3-2-3**).こうしたことから使用材料の形状選択は重要な要素となる.形状としては固形状ブロックに加えて以下のものがある.

1) 多孔質

骨組織再生を目的として使用するバイオセラミックスは骨と同等の機械的性質を有すること,細胞との親和性があり細胞が入りやすいこと,孔と孔との連通性があること,気孔率が高いことなどが求められる.孔の存在は孔部への細胞保持ならびに新生組織の侵入が硬組織再生において有効であることによる.孔の連通性や高い気孔率により,材料内部の細胞にまで酸素や栄養分の供給が可能となる.多孔性バイオセラミックスの作製としては,一度顆粒状に成形したうえで結合材を用いて別形状に成形する方法や,糖や高分子粒子な

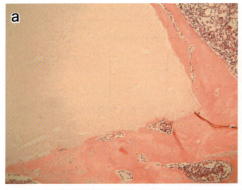
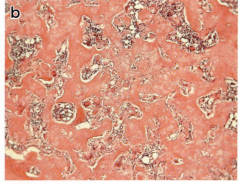

図3-2-3 埋入形状に伴う生体反応の違い(マウス)(文献[13]より改変)
a:埋入した焼結アパタイトブロックと周囲の骨形成.ブロックの吸収は認められない.
b:埋入したアパタイト粒子の吸収と骨再生.粒子の吸収と新生骨の生成が認められる.

どを含有させた状態で成形後，有機質を焼き飛ばす方法などがある[14]．

2）顆粒，微粒子（パウダー）

バイオセラミックスの吸収性を高めたり，骨芽細胞や基質タンパク質との接着により骨再生を迅速に誘導するためには，使用するバイオセラミックスの表面積を大きくすることが重要である．このための方法としてバイオセラミックスの顆粒化や微細粒子化がある．この顆粒化や微細粒子化にはあらかじめ作製された固体ブロックを粉砕，ミリングする方法や圧縮ガスを使ってバイオセラミック懸濁液を噴霧するスプレードライ法などがある[15]．

3 生体吸収性

骨組織再生において欠損組織の大きさに応じて生体吸収性の異なるバイオセラミックスを選択する必要がある．一般に非焼結体は焼結体と比べて生体吸収性が高い[16]．また，粒子状の場合，粒径が小さいほど材料表面積が大きくなり生体吸収性は高くなる．同様に多孔質は非多孔質と比較して生体吸収性が高くなる．バイオセラミックスの生体吸収メカニズムとしては化学的吸収と生物学的吸収の2つがある．化学的吸収とは体内における水分，pH環境に依存した溶解である（図3-2-4）．特に破骨細胞の基質接着部波状縁下付近では低pH環境の形成が知られており，骨を含め，多くのリン酸カルシウム系材料はこの環境において溶解することが知られている．もう1つの吸収はマクロファージなど貪食系細胞による貪食である．特に分解，微小化した材料粒子は貪食細胞により貪食され，細胞内でカルシウム，リンといったイオンにまで分解される．β-TCP，炭酸アパタイトなどはハイドロキシアパタイトと比較して生体吸収性が高いことが知られている．

4 バイオセラミック複合体

バイオセラミックスは硬く脆い性質があり，成形性や加工性に劣る．また，細胞や生体組織との親和性は優れる一方で，能動的に細胞や組織再生能を活性化する性質は低い．そ

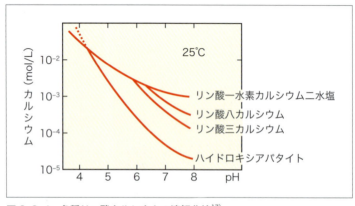

図 3-2-4　各種リン酸カルシウムの溶解曲線[17]

こでバイオセラミックスの物性改善やバイオセラミックスの高機能化を目指した複合化が進められている．

1）有機質との複合化

Ⅰ型コラーゲンは，骨芽細胞や象牙芽細胞などが産生する基質タンパク質で，骨や象牙質などの硬組織を構成する有機成分の主要物質である．このことから硬組織再生の足場として有効であることが知られている．ブタやウシなどの皮膚や尾から大量に精製でき，医療用途のみならず食品や化粧品としても広く応用されている．アパタイトなどリン酸カルシウム単体の物性や操作性の改善を目指してコラーゲンとの複合体が多く報告されている（**図 3-2-5**）．複合体の作製方法としては，単純にコラーゲンとアパタイトを混合し成形する方法に加えて，コラーゲンゲル内やコラーゲンシート上でアパタイトを析出する方法などが試みられている[18]．

また，コラーゲンだけでなくコラーゲンの変性体であるゼラチンやキチン，キトサン，アルギン酸といった糖，あるいは合成高分子であるポリ乳酸-グリコール酸共重合体 poly-lactic-glycolic acid co-polymer（PLGA）など，さまざまな有機質との複合化についても多くの研究が進められている[16, 19]．形状としてもゲル状やシート状，不織布状，凍結乾燥を利用したスポンジ状などさまざまな形状での成形が可能である．この成形加工性，操作性については有機質とバイオセラミックスとの含有割合，複合化方法によって異なる．

2）機能性因子との複合化

増殖因子，サイトカイン，機能性低分子化合物や，DNA，RNA など遺伝子とバイオセラミックスとの複合化には 2 つの様式がある．1 つは物理的結合（吸着）であり，もう 1 つは化学的結合である．物理的結合は材料の電気化学的性質により生じる．アパタイト系材料は構造中にカルシウム，リン酸，水酸化物を含み，結果として 1 つの構造体中にプラスとマイナスの異なる荷電領域をもつ物質である．このような表面特性をもつことから，多くの機能性因子と電気化学的に結合することが可能である[20]．この結合は反応場における

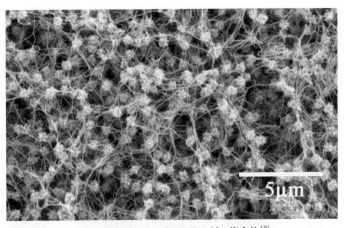

図 3-2-5　ハイドロキシアパタイト-コラーゲン複合体[18]

第3章　歯科再生医学のためのバイオマテリアル学

pH, イオン強度に依存した表面電荷状態に影響を受ける. 一方で化学的結合については有機質側に存在するカルボキシ基やリン酸基といった官能基とアパタイト側のカルシウムイオンなど無機イオンとのキレート的な結合が大きく関与している.

　これらの結果, 作製された複合体は局所における溶解, 代謝により機能性因子を放出し組織再生促進につながる. アパタイト系材料はこれまでも遺伝子導入ベクターとして使われてきた実績がある. DNAやRNAと複合化したバイオセラミックスは, 遺伝子導入による組織再生促進を目指す材料として期待されている.

3) 細胞との複合化

　アパタイト系材料など特定のバイオセラミックスは, タンパク質と高い親和性, つまり高いタンパク質吸着特性を示す. 一般的な細胞培地を用い細胞共存下でバイオセラミックスを浸漬すると, まず材料表面へのタンパク質吸着が起こり, 次に細胞接着が起こる. その後, 接着した細胞は材料上で増殖する. このような細胞との複合化したバイオセラミック材料も有効な機能性組織再生材料となりうる. また, バイオセラミックスと細胞との複合化をうまく達成するために, バイオセラミックスの三次元構造をコントロールすることは重要である. 具体的には, 再生効果を高めるために含有細胞数を増やす必要があるが, そのためにバイオセラミック構造体を多孔構造にする必要がある. この多孔構造は細胞の生着場所提供だけでなく, 細胞への酸素, 栄養供給をスムーズに行ううえでも重要である. 一方で, 細かすぎる孔構造では細胞への栄養供給が偏り, 細胞数減少の可能性が高まるため, 孔径としては100～300μm程度の孔径が望ましい[21]. 骨組織再建, 再生が目的の場合, 複合する細胞は骨芽細胞や間葉系幹細胞が一般的である.

3 バイオセラミックスの基礎と特徴

　セラミックスはギリシャ語の"Keramos"を語源としたことばであり, セラミック材料は金属元素と非金属元素がイオン結合または共有結合したものである. セラミックスは融点が高く金属のように溶融して製造することは困難であり, 一般に焼結して製造される. 焼結とは粉末状の原料セラミックスを粘土状に固めて成形し, セラミックスの融点の2/3程度の温度で粉末を結合させるものである. このため一般的なセラミックスは小さい結晶が結合した多結晶体である. 一方, ガラスとは結晶構造をもたないセラミックスのことである. この構造は非晶質（アモルファス）とよばれる.

　陶磁器, ガラス, セメント, レンガなどはセラミック材料の代表である. 元々は窯で焼いた窯業製品を意味し, 陶磁器などがこの範疇に入るが, 現在, 合成, 高温での焼成, 加工などを通して得られる無機材料を総じてセラミック材料とよぶようになっている. 天然の鉱物や粘土などを原料としてそのまま用いる陶磁器やガラスは古くからのセラミックスであり, ファインセラミックスとは反対の意味合いで, オールドセラミックスとよばれる.

　バイオセラミックスを含む一般的なセラミック材料の特徴は**表3-2-2**のようにまとめることができる. これは他の材料（金属材料, 高分子材料）と比較しての特徴である.

164

表 3-2-2　バイオセラミックスの一般的な特徴

利点	硬い 化学的に安定（変性しにくい） 電気の絶縁体である 耐食性が高い 圧縮強度が高い 生体親和性が高い
欠点	破壊靱性，破壊強度が低い（脆い） 加工しにくい 焼結温度が高い場合，特殊な加熱装置が必要となる 多結晶体の場合，結晶粒界からクラックを生じやすい 多結晶体の場合，粒界にボイド（気孔）を生じやすい

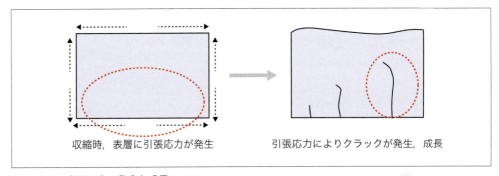

図 3-2-6　クラックの発生と成長

　バイオセラミックスは一般的なセラミック材料と同様，原料粉末をバインダ（粘結剤，結合剤）などで固めて成形し，焼結することで製造されることが多い．また，鋳込み成形法や押出成形法，加圧成形法などもある．焼成，焼結は不必要な添加物を除去し，緻密なセラミックスを得るうえで有効な方法である．ただし，この場合，焼成，焼結により材料の収縮が起こるため，成形体の加工においてはあらかじめ収縮割合を加味しておく必要がある．常圧での焼成，焼結では100%緻密なものが獲得しにくいため，緻密体を作製するには冷間静水圧成形（CIP）や熱間静水圧成形（HIP）などが用いられる．また，いったん作製したセラミックブロックをCAD/CAMを用いた機械加工により成形加工することも近年増えている．この場合の加工は半焼結状態で切削を行い，最終焼結を行う方法が広く用いられる．一方でレーザー加工は最終焼結物の加工も可能であり，将来的な用途拡大が期待されている．

　セラミック材料の大きな特徴の1つとして「硬くて脆い」という機械的特性があげられる．成形加工時の熱処理の結果，セラミック材料最表層に生じた微小クラック（マイクロクラック）はその伝播により将来的な材料破壊につながる（図3-2-6）．そういったことを防ぐため，再度の加熱処理による微小クラック部の再溶融が行われる．

　ゾル-ゲル法はセラミック原料成分を含む溶液から出発し，セラミックスを作製する方法

第3章　歯科再生医学のためのバイオマテリアル学

である．この方法は有機化合物との複合化物（有機・無機ハイブリッド材料）作製なども可能である．また，ハイドロキシアパタイトなどリン酸カルシウム系材料は溶液中での湿式合成法や固相反応を利用した乾式合成法が利用される．湿式合成法の場合，温度，pH を制御した環境でカルシウムならびにリンを緩衝水溶液中に供給することでリン酸カルシウムを合成できる．

4　バイオセラミックスの分類

　バイオセラミックスの分類としてはさまざまあるが，生体との反応による分類としては生体不活性 bioinert と生体活性 bioactive という分類がある．また，化学的分類としては酸化物系セラミックスと非酸化物系セラミックス，ガラスセラミックスに分けられる．実際の成分も含めて**表 3-2-3** のように分類される．ここでは，先にあげた組織再生用以外（生体不活性）のバイオセラミックスについて解説する．

表 3-2-3　バイオセラミックスの分類

生体との反応による分類	化学的分類		例
生体不活性	酸化物		アルミナ（Al_2O_3）
			ジルコニア（ZrO_2）
			チタニア（TiO_2）
	非酸化物	カーボン	グラファイト（C）
		窒化物	窒化ケイ素（Si_3N_4）
		炭化物	炭化ケイ素（SiC）
生体活性	酸化物	リン酸カルシウム	ハイドロキシアパタイト（$Ca_{10}(PO_4)_6(OH)_2$），リン酸三カルシウム（$Ca_3(PO_4)_2$）
			炭酸アパタイト，リン酸八カルシウム（$Ca_8H_2(PO_4)_6 \cdot 5H_2O$）
		一般ガラス	Bioglass®（SiO_2-Na_2O-CaO-P_2O_5 系）
		結晶化ガラス	A-W 結晶化ガラス（SiO_2-CaO-MgO-P_2O_5 系）
			ダイオプサイト結晶化ガラス（CaO-MgO-SiO_2 系）
			リン酸カルシウム結晶化ガラス（CaO-P_2O_5 系）

166

1 生体不活性セラミックス（酸化物）

1）アルミナ Al_2O_3

アルミナはアルミニウムの酸化物（酸化アルミニウム）であり，粉末を焼成した多結晶アルミナと単結晶アルミナ（サファイア）がある．耐摩耗性，耐熱性，耐薬品性などに優れる．かつては人工股関節，人工歯根などにも使用されていた．近年は人工歯冠材料などに使用されている．

2）ジルコニア ZrO_2

ジルコニアはジルコニウムの酸化物である．単独では温度変化によって結晶相変化が知られている．その際，体積変化が大きく，高温での焼結後冷却時にクラックが入る問題があった．この問題についてイットリアを添加することで解決された．このイットリア置換ジルコニアの特徴は，クラック発生部位における結晶相変化が生じる結果，クラック部の体積膨張が起こり，クラックの伝播が抑えられることである．結果的にこのジルコニア材料の高強度，高靱性につながる．現在，部分安定化ジルコニア partially stabilized zirconia（PSZ）として，高強度，高靱性材料の代表として歯科，整形外科領域での使用が進められている．

3）酸化チタン TiO_2

金属チタンの最表層には酸化チタンが形成することが知られており，この部分はセラミックスとなる．また，この部分がオッセオインテグレーションとよばれる生体骨との接合に大きく関与している．近年の研究では，さらに早期のオッセオインテグレーションの獲得などを目的とした，さまざまなチタン系材料の表面修飾技術が開発されている．

2 生体不活性セラミックス（非酸化物）：カーボン C

カーボンは生体内安定性が高く，軽く，耐疲労性に優れるなど，優れた特徴を有する材料である．たとえば，パイロライトカーボンは心臓の人工機械弁として用いられている．また，炭素繊維強化炭素は骨折時の固定具や人工股関節の部材としての利用が検討されている．別の炭素材料であるカーボンナノチューブやグラフェンは導電性などの特徴もあり，細胞培養用基材やドラッグデリバリーシステム用基材としての利用も検討されている．

5 おわりに

組織再生用のバイオセラミックスはアパタイト系材料を中心に，新しい材料の開発が進んでいる．また，近年市販されるようになった線維芽細胞増殖因子（FGF2）や骨髄間葉系幹細胞などをはじめ，多くの機能性因子との複合化における足場材料として有望である．一方で骨再生期間の短縮化や再生される骨質の制御については未だ試みが少ない．これら目的に向けた，より高機能な材料開発が重要である．また，将来的には，バイオセラミック材料の高い生体安全性を活用し，骨組織以外への用途拡大につながる新しいセラミック複合材料の開発が期待される．

■ 無機・セラミック材料

課題
- 骨再生期間や再生骨の物性制御が困難
- バイオセラミックスの用途が硬組織に限定的

実施項目
- 迅速な骨再生や再生骨の物性制御を実現するバイオアクティブなバイオセラミックスの開発
- 軟らかなバイオセラミック材料の開発

実現化
- 超高速骨再生技術および再生骨の物性の事前設定の実現
- バイオセラミックスの軟組織再生への適用が実現

（松本卓也）

参考文献

1) Brånemark PI et al.：Intra-osseous anchorage of dental prostheses. I. Experimental studies. *Scand J Plast Reconstr Surg*, **3**：81〜100, 1969.

2) Hench LL, Paschall HA：Direct chemical bond of bioactive glass-ceramic materials to bone and muscle. *J Biomed Mater Res*, **7**：25〜42, 1973.

3) Kay MI et al.：Crystal structure of hydroxyapatite. *Nature*, **204**：1050〜1052, 1964.

4) Neuman WF, Mulryan BJ：Synthetic hydroxyapatite crystals. 3. The carbonate system. *Calcif Tissue Res*, **1**：94〜104, 1967.

5) Yamamura K et al.：Synthesis of antibiotic-loaded hydroxyapatite beads and in vitro drug release testing. *J Biomed Mater Res*, **26**：1053〜1064, 1992.

6) Matsumoto T et al.：Hydroxyapatite particles as a controlled release carrier of protein. *Biomaterials*, **25**：3807〜3812, 2004.

7) Urist MR et al.：Bone regeneration under the influence of a bone morphogenetic protein (BMP) beta tricalcium phosphate (TCP) composite in skull trephine defects in dogs. *Clin Orthop Relat Res*, **214**：295〜304, 1987.

8) Wakae H et al.：Fabrication of macroporous carbonate apatite foam by hydrothermal conversion of alpha-tricalcium phosphate in carbonate solutions. *J Biomed Mater Res A*, **87**：957〜963, 2008.

9) Maruta M et al.：Fabrication of low-crystalline carbonate apatite foam bone replacement based on phase transformation of calcite foam. *Dent Mater J*, **30**：14〜20, 2011.

10) Tanuma Y et al.：Granule size-dependent bone regenerative capacity of octacalcium phosphate in collagen matrix. *Tissue Eng Part A*, **18**：546〜557, 2012.

11) Suzuki O：Octacalcium phosphate：osteoconductivity and crystal chemistry. *Acta Biomater*, **6**：3379〜3387, 2010.

12) Nakamura T et al.：A new glass-ceramic for bone replacement：evaluation of its bonding to bone tissue. *J Biomed Mater Res*, **19**：685〜698, 1985.

13) Matsumoto T et al.：Different behavior of implanted hydroxyapatite depending on morphology, size and crystallinity. *J Ceram Soc*, **114**：760〜762, 2006.

14) Krejci CB et al.：Clinical evaluation of porous and nonporous hydroxyapatite in the treatment of human periodontal bony defects. *J Periodontol*, **58**：521〜528, 1987.

15) Khor KA et al.：Significance of melt-fraction in HVOF sprayed hydroxyapatite particles, splats and coatings. *Biomaterials*, **25**：1177〜1186, 2004.

16) Wands I et al.：Viscoelastic properties of composites of calcium alginate and hydroxyapatite. *J Mater Sci Mater Med*, **19**：2417〜2421, 2008.

17) Patel PR, Brown WE：Thermodynamic solubility product of human tooth enamel：powdered sample. *J Dent Res*, **54**：728〜736, 1975.

18) Yoh R et al.：Biomimetic fabrication of fibrin/apatite composite material. *J Biomed Mater Res A*, **87**：222〜228, 2008.

19) Murphy WL et al.：Growth of continuous bonelike mineral within porous poly (lactide-co-glycolide) scaffolds in vitro. *J Biomed Mater Res*, **50**：50〜58, 2000.

20) Matsumoto T et al.：Crystallinity and solubility characteristics of hydroxyapatite adsorbed amino acid. *Biomaterials*, **23**：2241〜2247, 2002.

21) Chartrain NA et al.：A review on fabricating tissue scaffolds using vat photopolymerization. *Acta Biomater*, **74**：90〜111, 2018.

第3章　歯科再生医学のためのバイオマテリアル学

3 高分子材料

1 はじめに

　高分子材料は，金属材料，無機材料とならび医療で用いられる材料である．高分子材料は，分子構造に多様性を有し，水溶性高分子，ゲル，構造材料とさまざまなものがあり，バイオマテリアル（生体材料）として広範囲に利用されている．高分子材料は，合成高分子と天然高分子に大別され，現在の歯科治療においては，合成高分子が義歯，シーラント，歯冠修復材，印象材などとして多く用いられている．これは，合成高分子のほうが品質管理しやすく，現在用いられている高分子材料の生体内反応が比較的理解されているためであるが，長期的な生体への影響が不明な場合もある．一方，天然高分子は，生物から単離され，合成高分子にはない物性や生理活性を有するものが存在し，生体に使用するのに適している場合もある．ただ，免疫原性の可能性，生物種や個体による物性のばらつき，ウイルス混入などの感染症問題の可能性などを考慮する必要がある．歯科再生医学においては，合成高分子ならびに天然高分子の両者のそれぞれの特徴を活かした利用が検討されている．本稿では，バイオマテリアルとして用いられている高分子材料の基礎，特に，歯科再生医学において重要となる細胞との相互作用について詳細を述べる．

2 組織再生における高分子材料の応用 （図3-3-1）

1 細胞足場

　細胞が機能するための材料を足場材料とよぶ．細胞の足場材料の概念は，Langer と Vacanti が，ポリグリコール酸の繊維からなる不織布とヒト軟骨細胞とを免疫不全マウスの皮下に埋入することで，ヒトの耳介軟骨組織を再生できることを示したことに始まる[1]．足場材料は，生体内で用いられる三次元構造を有するものを足場 scaffold とよび，生体外（細胞培養）で用いる二次元あるいは疑似三次元構造の足場材料は，細胞培養足場 culture substrate とよぶ．さまざまな高分子を用いてナノ・マイクロファイバー，多孔質のスポンジ，ハイドロゲル，微粒子，表面微細加工材料などのさまざまな形状の足場材料,細胞培養足場が提案されている（図3-3-1, 2）[2]．足場材料をそのまま直接生体内に埋入し，欠損部位周囲の細胞が増殖・進入することで組織再生が行われる方法と，生体外で足場に細胞

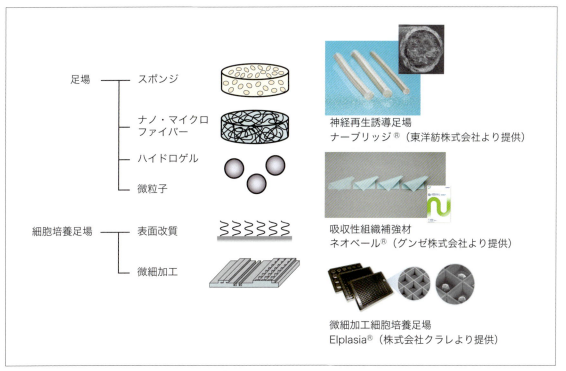

図 3-3-1 再生医歯工学に用いられる高分子材料

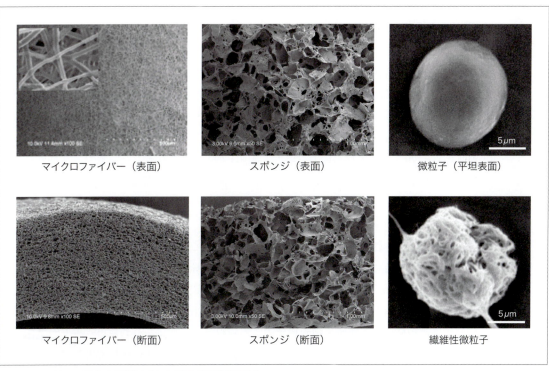

図 3-3-2 種々の細胞足場材料（走査型電子顕微鏡観察）

を播種し，生体内に埋入する方法がある．いずれの方法においても，目的に応じた高分子の種類，形状を選択する必要があるが，①細胞が接着できる，②細胞に酸素や栄養を供給できる，③老廃物を排出できる，④組織再生のためのスペースを確保できることが必須の要件である．また，形状の維持については，使用目的や部位に応じてメカニカルコンプライアンスが許容される高分子材料を選択し，生体内分解性についても考慮する必要がある．

2 3D プリンター造形

　3D プリンターは，三次元情報をもとに，原料の粉体などを少しずつ積み重ねて立体構造を造形する．近年では，安価で手に入りやすい 3D プリンターもあり，工業製品などのデザイン試作などで用いられる場合が増えてきている．主な造形方式としては，材料押出積層法（FDM），マテリアルジェッティング，バインダージェッティング，粉末焼結積層造形，光造形がある．欠損した組織・器官の形状に合うように設計した構造物を造形し，足場材料として検討されている[3]．内部構造も設計できる点が利点といえる．セラミックス，高分子が原料として用いられる．高分子原料としては，ポリ乳酸，ポリカプロラクトンが主流であり，最近は，コラーゲン線維やハイドロゲルによる造形が試みられている．歯槽骨再生においては，β-TCP やハイドロキシアパタイトで造形した後，コラーゲンや細胞増殖因子を含有するポリ乳酸微粒子などを複合化し，再生促進が試みられている．また，足場材料の造形ではなく，細胞や細胞集合体を立体的に配置し，組織・器官を構築する（バイオプリンティング，バイオファブリケーション）研究も精力的に行われている．

3 ハイドロゲル

　ハイドロゲル hydrogel（ヒドロゲルともよぶ）は，化学的あるいは物理化学的な架橋点を有する高分子網目が含水して膨潤した三次元材料である．高分子は水和しているが不溶であるため，溶液と固体の両特性を有し，生体組織のような柔軟さを有するソフトマテリアルとして用いられる．医療では，ソフトコンタクトレンズや歯科での印象材として用いられている．組織再生においては，足場材料（次項「高分子材料と DDS」参照），細胞培養足場（p.179「高分子材料の力学特性」参照），細胞を包み込んだ細胞マイクロカプセルに用いられている．細胞マイクロカプセルの一例としては，細胞をアルギン酸ハイドロゲルで包んだ細胞マイクロカプセルを，インクジェットで立体的に配置させる方法がある．

4 高分子材料と DDS

　薬物の作用を最大限に発揮させるための材料，技術および方法論であるドラッグデリバリーシステム drug delivery system（DDS）において，高分子材料は重要な役割を果たしており，そこで培われた方法論が組織再生に活用されている．組織再生における薬物は，細胞の増殖や分化を促進する細胞増殖因子や細胞分化因子，それらをコードした遺伝子などの生理活性物質であり，疾患・欠損部位で機能発現させ，生体内に存在している細胞を活用することで組織再生する．これらの生理活性物質を細胞に送達する技術，方法論が

DDS である．DDS は，薬物の放出制御，安定化，吸収・透過促進，ターゲティングの戦略があり，その中でも放出制御が進んでいる．細胞増殖因子を高分子材料に担持させることで細胞増殖因子の放出を制御し，薬物を治療領域濃度に維持させる．上記の生理活性物質を高分子材料に担持させることで体内での分解を防ぐとともに，拡散抑制により使用量も抑えられる．生理活性物質の高分子材料への担持には，クーロン力，水素結合，ファンデルワールス力などの相互作用を用いて，生理活性物質と高分子材料のさまざまな組み合わせで行われる．たとえば，Tabata らの研究グループは，コラーゲンの変性物であるゼラチンハイドロゲルと塩基性線維芽細胞増殖因子 basic fibroblast growth factor（bFGF）の組み合わせで，ゼラチンの分解（水溶化）の制御により bFGF の放出を制御し，血管誘導，骨，軟骨，皮膚真皮などさまざまな組織再生を報告している[4]．

5 バリアメンブレン（細胞隔離膜）

歯周炎の炎症巣の除去により生じた組織欠損部では，免疫反応後の治癒反応において線維芽細胞の進入により瘢痕組織が，上皮細胞の進入により上皮層が形成される．これにより歯槽骨や歯根膜が形成されることなく瘢痕治癒する．これに対して，線維芽細胞などの細胞の進入を阻害するためバリアメンブレンが用いられ，guided tissue regeneration（GTR），guided bone regeneration（GBR）とよばれる．バリアメンブレンとしては，合成高分子であるポリ（乳酸-グリコール酸）共重合体[5]，ePTFE や天然高分子であるコラーゲン（アテロコラーゲン）[6] が用いられる．研究段階として，3D プリンター造形やナノファイバー不織布などのバリアメンブレンが報告されている[7]．

6 細胞シート

細胞を用いた治療の総称を細胞治療とよび，細胞治療による組織再生が試みられている（わが国においては細胞治療が再生医療と認識される場合が多い）．接着細胞の操作では，培養容器に接着した細胞をトリプシンなどのタンパク質分解酵素処理にて剝離し，浮遊した状態の細胞を用いる場合がほとんどである．この場合，接着タンパク質のみならず，細胞-細胞間に関与する細胞間接着タンパク質や細胞膜に発現する受容体が分解される．一方，温度応答性培養基材を用いると，細胞はシート状で回収できる．温度応答性基材は，ポリスチレン性の細胞培養基材表面に温度応答性高分子であるポリ N-イソプロピルアクリルアミド（PIPAAm）のゲル層が修飾されている．PIPAAm は下限臨界溶液温度が 32℃であり，低温で水和し，高温で脱水和を起こすため，PIPAAm 修飾培養基材は，下限臨界溶液温度以下の低温では水和により親水性を示し，高温では疎水性を示す．すなわち，37℃の培養温度では疎水性表面であるため p.177 で述べるように吸着タンパク質を介して細胞が接着するが，低温では親水性表面となり細胞が脱着する．37℃で細胞をコンフルエントに培養した後，低温（約 20℃）に下げると細胞がシート状で回収できる．この場合，細胞間-細胞間相互作用を維持し，また，培養中に産生された細胞外基質も維持した状態となる．得られた細胞シートを数層重ねた組織体が組織再生に用いられる．これまで，角膜

上皮，食道上皮，網膜上皮などの組織再生が報告されている[8]．また，歯科領域においては，細胞シートによる歯根膜再生が精力的に行われている[9]．

3 高分子の基礎[10-12]

1 高分子の構造と種類

高分子はモノマーが連なることでできており，1種類のモノマーからなる高分子を単独重合体（ホモポリマー homopolymer）とよび，2種類以上のモノマーからなるものを共重合体（コポリマー copolymer）とよぶ．また，異なるモノマーからなる直鎖状のコポリマーのうち，その並びに法則性がない場合をランダム共重合体 random copolymer，異種モノマーが交互に並んだものを交互共重合体 alternating copolymer，同種モノマーからなる連鎖が多くできるものをブロック共重合体 block copolymer，特に，それぞれの連鎖が末端で結合したものをジブロック共重合体 di-block copolymer とよぶ．また，鎖が分岐した分岐高分子があり，主鎖に側鎖が枝状に結合したものをグラフト共重合体 graft copolymer とよび（図3-3-3），枝がさらに分岐した多分岐高分子をハイパーブランチポリマーとよぶ．三次元的に連結したものを架橋重合体 cross-linked polymer とよぶ．

高分子には，化学合成で得られた合成高分子 synthetic polymer と，生物由来の核酸，タンパク質，多糖などの天然高分子 natural polymer がある．合成高分子は少数のモノマーを用いることで品質管理などをしやすくしており，医療で用いられる高分子の多くは合成高分子である．このうち，生体内で分解するものを生分解性高分子，生体内で吸収されるものを生体吸収性高分子とよぶ．天然高分子は，他種類のモノマーからなる高分子であり，その結果として生物の多様な機能発現を示す．

2 合成高分子

高分子の合成手法は，連鎖重合と逐次重合に分類される．連鎖重合には，付加重合，開環重合があり，逐次重合には，縮合重合と重付加がある．

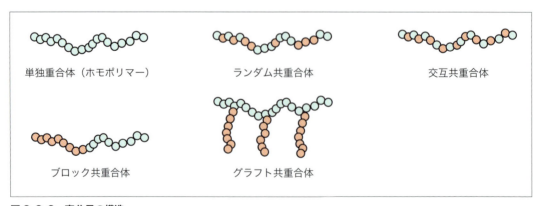

図3-3-3　高分子の構造

3. 高分子材料

　医療で用いられることが多い高分子材料を**表3-3-1**にまとめた．また，その化学構造を**図3-3-4**に記した．

　付加重合で得られる高分子としては，ポリメタクリル酸メチル（PMMA），ポリスチレン（PSt），ポリ塩化ビニル（PVC），ポリプロピレン（PP），ポリエチレン（PE），ポリテトラフルオロエチレン（PTFE）などがある．PMMAは義歯床などで用いられ，PStは細胞培養で用いられる容器などでなじみ深いであろう．PVC，PP，PEは多くのディスポーザブル製品に用いられており，医療分野で使用量の多い高分子である．PTFEは，エチレンの置換基がすべてフッ素分子に置き換わったものであり，化学的に不活性である．PTFEチューブを延伸し連通孔を有するもの（ePTFE）は人工血管として用いられ，フィルム・シート状のものは人工硬膜や癒着防止膜として用いられている．

　開環重合で得られる高分子としては，ポリエチレングリコール（PEG），ポリ乳酸（PLA），ポリグリコール酸（PGA）などがある．PEGは医療デバイスとして用いられることは少ないが，薬剤やタンパク質の修飾分子として用いられる場合が多い．PLA，PGA，またこれらの共重合体〔ポリ（乳酸-グリコール酸）共重合体：PLGA〕は前述のようにドラッグデリバリーシステムや組織再生で用いられる．これらは，生体内などの水分の多い環境において加水分解によって乳酸，グリコール酸に戻り，さらに乳酸，グリコール酸とも分解されて二酸化炭素と水になる．これらは生体内吸収性の医療機器として，生体吸収性縫合糸，生体吸収性人工硬膜や骨折時のプレートやピンとして用いられている．

　ポリエチレンテレフタレート（PET），ポリエーテルエーテルケトン（PEEK），セグメ

表3-3-1　医療で用いられる高分子材料

高分子材料	略称	重合方法	主な用途
ポリメタクリル酸メチル	PMMA	付加重合	義歯床，コンタクトレンズ，人工腎臓（中空糸）
ポリスチレン	PSt	付加重合	培養容器
ポリ塩化ビニル	PVC	付加重合	軟質医療機器（血液バック，点滴用チューブなど）
ポリプロピレン	PP	付加重合	硬質医療機器（シリンジ，カテーテルなど）
ポリエチレン	PE	付加重合	硬質医療機器（シリンジ，カテーテルなど）
ポリテトラフルオロエチレン	PTFE	付加重合	人工血管，人工硬膜，癒着防止膜
ポリエチレングリコール	PEG	開環重合	タンパク質修飾，DDS
ポリ乳酸	PLA	開環重合	プレート，ピン，人工硬膜
ポリグリコール酸	PGA	開環重合	縫合糸，組織補強材，人工硬膜
ポリエチレンテレフタレート	PET	縮合重合	縫合糸，人工血管
ポリエーテルエーテルケトン	PEEK	求核置換反応	整形外科用デバイス
セグメント化ポリウレタン	SPU	重付加	人工心臓，バルーンカテーテル

175

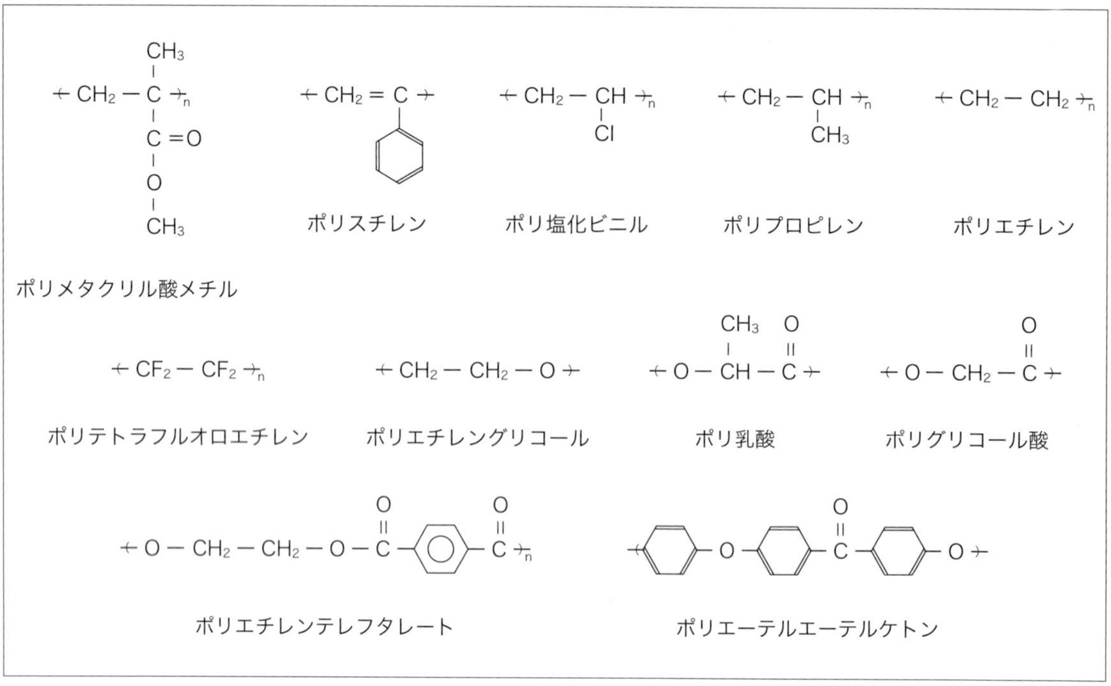

第3章 歯科再生医学のためのバイオマテリアル学

図 3-3-4 高分子の化学構造

ント化ポリウレタン（SPU）なども医療分野で用いられる合成高分子である．PET は縫合糸や人工血管として用いられている．PEEK は，近年，整形外科用デバイスとして展開されている．SPU はブロックコポリマーであり，ゴム弾性を示し，血液に接触した際に厚いタンパク質層を形成することから，人工心臓やバルーンカテーテルなどに用いられている．

3 天然高分子

　天然高分子は，動物，植物から抽出・単離された高分子であり，タンパク質，核酸，多糖などに分類される．タンパク質の生体成分質量比は水に続いて多く，生体内での化学反応の触媒として酵素や，細胞膜内外での物質輸送，細胞間のシグナル伝達など多数の機能を担っている．バイオマテリアルとしては，生体を支持する構造タンパク質であるコラーゲン，ゼラチン（コラーゲンの変性物）が用いられる場合が多い．多糖では，植物由来のセルロース，アガロース，アルギン酸，動物由来のキチン，キトサン，ヒアルロン酸，ヘパリンなどがバイオマテリアルとして用いられる場合が多い．

4 高分子材料の物性

1）高分子材料の表面物性

　高分子材料をバイオマテリアルとして用いる場合，生体と材料の界面が生じて種々の生体反応が起きる．生体反応を制御するうえで表面物性が重要な要素となる．生体反応は，幅広いサイズと時間のスケールで起こっており，ここでは，生体内での初期の反応である

3. 高分子材料

タンパク質吸着とそれに続く細胞接着および高分子材料の表面特性との関係を解説する．

生体と高分子材料が接触したときに，はじめに起こる反応がタンパク質吸着である（血液中の血漿タンパク質は，数万〜80万程度の分子量の間に100種類以上が存在し，7%濃度に達する）．タンパク質は生体コロイドであり，粒子としてみたタンパク質は，形状，表面特性など固有の特性を有する．タンパク質の吸着は，大きさ（分子量），形状（三次元構造），タンパク質の立体構造（ランダムコイル，αヘリックス構造，βシート構造），アミノ酸の種類と配列に起因する親水性・疎水性，電荷などの因子に加えて熱，イオン強度，pH，ずり応力などによる変形などが複雑に影響する．タンパク質の材料表面への吸着の主な駆動力は，表面自由エネルギーと静電的相互作用であり，ここでは表面自由エネルギー（表面張力）について述べる．高分子材料をバイオマテリアルとして用いる場合，高分子材料は水を介して生体分子や細胞と相互作用し，バイオマテリアルと水の間には表面自由エネルギーの差が存在し，そのエネルギー差を縮小するように吸着現象が起こる．たとえば，水の表面自由エネルギーは約72 dyn/cm，ディスポーザブル医療機器などで用いられる高分子材料であるポリエチレンは約40 dyn/cm程度であり，この差を駆動力としてタンパク質が吸着する．固体の表面自由エネルギーは直接測定できないため，バイオマテリアルの表面物性の指標として，水の接触角が便宜的に利用される場合が多い．水の接触角測定は，固体表面に水滴（1〜5 μL程度）を滴下し，表面と接触している水滴の接線の角度として表される（静的接触角）．接触角が0°に近いほど親水性であり，180°に近いほど疎水性である．種々の高分子材料へのタンパク質（免疫グロブリンG）の吸着を**図3-3-5**に示す．親水性表面では水との相互作用が強く表面自由エネルギーが水に近いためエネルギー差が小さく，タンパク質の吸着量は低い値を示す．疎水性が高くなると水との表面自由エネルギーの差を縮小するためにタンパク質吸着量が増加する．一方，非常に疎水性が高い表面では水とのエネルギー差は大きいが，それ自体の表面自由エネルギーが小さいため吸着力が低く，タンパク質吸着量が減少する．

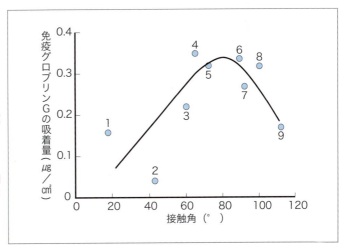

図3-3-5　種々の高分子材料へのタンパク質（免疫グロブリンG）の吸着
1：セルロース，2：ポリビニルアルコール，3：エチレンビニルアルコール共重合体，4：ポリエチレンテレフタレート，5：細胞培養用ポリスチレン，6：ポリプロピレン，7：ポリエチレン，8：シリコーン，9：テフロン．
（免疫グロブリンG濃度：0.5 mg/mL，37℃，3時間）．

タンパク質吸着に続いて細胞接着が起こる．細胞接着は，フィブロネクチンなどの接着タンパク質を介した現象であり，接着タンパク質と高分子材料の相互作用が細胞接着の第一段階といえる．細胞に特異的に相互作用する接着タンパク質であっても，高分子材料との相互作用は非特異的であるため，これらの相互作用は表面自由エネルギーと静電的相互作用で説明される．血清存在下での種々の材料への細胞の初期接着挙動を図3-3-6に示す．図3-3-7のタンパク質吸着挙動と同様の傾向を示しており，細胞は吸着したタンパク質を介して接着すると考えられる．もう少し詳しく材料表面への細胞接着過程を考えてみる．血清中には，アルブミンがフィブロネクチンの1,000倍以上の濃度で存在するため，吸着タンパク質の大部分は細胞接着に関与しないアルブミンである．その後，タンパク質の交換吸着により細胞接着タンパク質が吸着タンパク質層に存在するようになる．その前後に細胞が吸着タンパク質層に接触し，細胞接着タンパク質と細胞膜に存在するインテグリンとが相互作用して細胞接着が開始される（図3-3-7）．このように，細胞の接着は直接，材料表面と相互作用するのでなく，非特異的に吸着した接着タンパク質を介して行われる．したがって，細胞接着を理解・制御するためには，タンパク質吸着現象をさらに理解し制御する必要がある．タンパク質側の因子（吸着量，吸着タンパク質の種類，配向性，接着タンパク質の存在割合，コンフォメーションなど）と材料側の因子（表面自由エネル

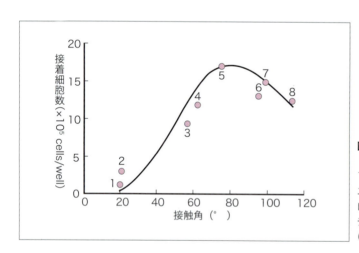

図3-3-6　種々の高分子材料へのHela細胞の接着
1：セルロース，2：アクリルアミドゲル，3：エチレンビニルアルコール共重合体，4：ナイロン，5：細胞培養用ポリスチレン，6：ポリエチレン，7：シリコーン，8：テフロン
（10%血清存在下，37℃，5% CO_2，24時間）．

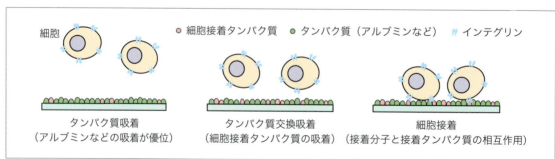

図3-3-7　材料表面への細胞接着モデル

ギー，電荷，表面粗さなど）など複雑な因子が想定されるが，これらについて詳細な研究が行われ，さらには，細胞種ごとの網羅的かつ詳細な研究が今後期待される．

　上述のように用いる高分子材料によって細胞接着性が異なり，使用目的に応じた使い分けが必要と考えられる．特に，ES細胞，iPS細胞などの幹細胞では，高い接着性表面により予期せぬ細胞の分化が引き起こされる可能性がある．これについては，特異的な細胞接着を示す表面の加工や改質が検討されている．たとえば，ビトロネクチン，ラミニンなどの接着タンパク質や機能性ペプチド（RGD，IKVAV，YIGSRなど），あるいは免疫グロブリンG（抗体など）をコーティングおよび固定化する方法である．

2）高分子材料の力学特性

　高分子材料の力学特性は，バイオマテリアルとして用いるうえで表面物性とともに重要な特性である．物体への外力により誘起された変形が，外力解除で完全に復元する変形を弾性変形とよび，外力解除後においても変形が永久に残る場合を塑性変形とよぶ．応力の小さな範囲では応力に比例した伸び率を示し，フックの法則に従う（この傾きを弾性率とよぶ）．比例せず応力が低下する点を降伏点とよび，これ以上の応力作用で塑性変形が起こる．非結晶性高分子材料では，特徴的なゴム弾性（エントロピー弾性）を示す．ゴム弾性とは，糸まり状態にある高分子の鎖を引き伸ばすと結晶状態様の配列構造をとり，力を除くと糸まり状構造に戻る性質をいう．

　医療機器として要求される高分子材料の力学特性については他の成書に譲り，ここでは，高分子材料の力学物性と細胞機能との関係について紹介する．Discherらの研究により，弾性率の異なるポリアクリルアミドゲル上で間葉系幹細胞を培養すると，基材の弾性率に応じて分化系列が変化することが示された[13]．低弾性率の材料上では軟組織系細胞に分化し，高弾性率の材料上では硬組織系細胞に分化する内容であり，分化の方向性が高分子材料の力学的性質により決定されていることを示唆している．このメカニズムについては，細胞核内に存在するラミンAが強く関係し，低弾性率の材料上ではラミンAの発現量は低く，軟組織系細胞への分化が優位となり，高弾性率では発現量が高く硬組織系細胞へと分化することが報告されている[14]．また，Trappmannらの研究グループは，ポリアクリルアミドとポリジメチルシロキサン（PDMS）を用いて種々の弾性率を調整し，接着タンパク質であるコラーゲンをコーティングして幹細胞の培養を行った[15]．PDMSでは弾性率の違いによる分化効率の変化は示されなかったが，ポリアクリルアミドゲルでは，低弾性率の場合に脂肪細胞への分化効率の上昇が示された．これは低弾性率のポリアクリルアミドゲルの表面に空孔があり，吸着したコラーゲン間の距離が影響し，細胞接着の状態が関与したことが予想された．これらは，材料表面に吸着した細胞外基質の状態が細胞分化に影響することを示しており，高分子材料の弾性率で一義的に幹細胞の分化が決定されるわけではないことを示している．したがって，p.176の「高分子材料の表面物性」とあわせて，細胞の反応である受容体認識，細胞内カスケード，転写因子，転写，翻訳，タンパク質機能発現のそれぞれの段階を検討することでさらなる進展が期待される．

第3章　歯科再生医学のためのバイオマテリアル学

4 おわりに

　本稿では，歯科再生医学において重要な高分子材料の物性および高分子材料と細胞との相互作用を中心に解説した．高分子材料への細胞の初期接着などは，これまでに多くの知見が集積され，理解が進んでいるが，組織再生における幹細胞の分化や機能発現などは研究の途についたばかりである．また，本稿では炎症・免疫反応について触れなかったが，再生反応と強くかかわる生体反応である．今後，高分子材料の組織再生における炎症・免疫反応に関する理解され，進展することが期待される．

■ 組織再生における高分子材料の役割

課題
- 組織の再構築にかかわる高分子材料における生体反応（再生・炎症・免疫反応）の理解
- 組織再生のための高分子材料の選択や新しい高分子材料のデザイン

実施項目
- 高分子材料と幹細胞との相互作用メカニズムの解明
- 炎症・免疫細胞との反応の解析と制御方法の探索

実現化
- インフェクションフリーな組織再生材料の開発
- 組織再生研究から導出された感染予防技術・材料への展開

（木村　剛，岸田晶夫）

参考文献

1) Langer R and Vacanti J：Tissue engineering. *Science*, **260**：920〜926, 1993.
2) Jafari M et al.：Polymeric scaffolds in tissue engineering：a literature review. *J Biomed Mater Res B Appl Biomater*, **105**(2)：431〜459, 2017.
3) Tang D et al.：Biofabrication of bone tissue：approaches, challenges and translation for bone regeneration. *Biomaterials*, **83**：363〜382, 2016.
4) 田畑泰彦：DDS 技術からみた再生医療―再生治療と再生研究. *Drug Delivery System*, **30**(1)：34〜46, 2015.
5) Kawasaki T et al.：Clinical study of guided bone regeneration with resorbable polylactide-co-glycolide acid membrane. *Odontology*, **106**(3)：334〜339, 2018.
6) Sheikh Z et al.：Collagen based barrier membranes for periodontal guided bone regeneration applications. *Odontology*, **105**(1)：1〜12, 2017.
7) Tayebi L et al.：3D-printed membrane for guided tissue regeneration. *Mater Sci Eng C Mater Biol Appl*, **84**：148〜158, 2018.
8) Owaki T et al.：Cell sheet engineering for regenerative medicine：current challenges and strategies. *Biotechnol J*, **9**(7)：904〜914, 2014.
9) Iwata T et al.：Cell sheet engineering and its application for periodontal regeneration. *J Tissue Eng Regen Med*, **9**(4)：343〜356, 2015.
10) 岡野光夫監修, 田畑泰彦ほか編著：バイオマテリアル その基礎と先端研究への展開. 東京化学同人, 東京, 2016.
11) 山岡哲二ほか：バイオマテリアルサイエンス 基礎から臨床まで. 第 2 版. 東京化学同人, 東京, 2018.
12) 古薗 勉ほか：新版ヴィジュアルでわかるバイオマテリアル. 学研メディカル秀潤社, 東京, 2011.
13) Engler AJ et al.：Matrix elasticity directs stem cell lineage specification. *Cell*, **126**(4)：677〜689.
14) Swift J et al.：Nuclear lamin-A scales with tissue stiffness and enhances matrix-directed differentiation. *Science*, **341**(6149)：1240104, 2013.
15) Trappmann B et al.：Extracellular-matrix tethering regulates stem-cell fate. *Nat Mater*, **11**(7)：642〜649, 2012.

第3章 歯科再生医学のためのバイオマテリアル学

4 金属材料

1 はじめに

　再生医療における足場材料の役割は，幹細胞が組織を再生するための足場となることであり，組織再生過程あるいは再生後に分解して消失するとされている．そのため，生分解性高分子，生体由来高分子，リン酸カルシウム系セラミックスとこれらの複合材料が提案されており，金属材料は足場材料とは無縁のものと考えられてきた．しかし，生分解性の高分子やセラミックスでは十分な強度を得られないことがあり，再生臓器・器官にある程度以上の大きさと耐久性を確保するために金属は有効な材料である．金属材料の場合，組織再生後も永久に体内に残ることになり，比較的生体組織適合性の高いチタンとその合金が使用されることになる．現在では，チタン製のファイバー，メッシュ，多孔質シート（**図3-4-1**）などの使用が可能になっている．足場材料として使用する場合でも，歯科，整形

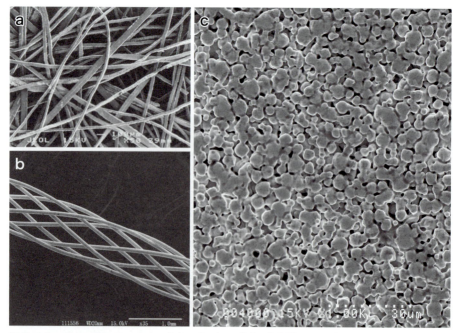

図3-4-1　チタン製のファイバー（a），メッシュ（b），多孔膜シート（c）

外科，循環器科などでの体内埋入型デバイスとしての金属材料の特性を知ることが，成功への必須条件となる．

2 歯科再生・再建医療における金属材料

老化，疾病，事故によって失われた人体機能の再建には多くの材料が使用され，これが医療の進歩を支え，救命，治療および QOL の向上に貢献してきた．金属材料は優れた強度と靱性から多くの医療用デバイスに使用され，体内埋入型デバイスの約 80％を占めている．これは，金属材料の強度が大きく，破壊靱性値が大きい，つまり破壊しにくい性質によるものである．セラミックスや高分子材料の使用が可能な部材は，すでにこれらの材料で置換されており，現在金属材料が使われている部材をただちにセラミックスや高分子材料で代替することは難しい．

歯科においては，齲蝕や外傷などの理由で歯冠の形態あるいは機能の一部が損なわれた場合，人工材料による修復が行われる．鋳造合金による修復では鋳造精度が要求される．歯科インプラント体は，顎骨との接合が必要であるためチタン製である．矯正用ワイヤーは，歯を目的の位置に移動させるための矯正力を発揮させるために用いられる金属性ワイヤーである．また，金属は延性が大きいため，補綴箇所の形状に合わせて手術室で塑性変形させなくてはならない顎顔面補綴プレートやミニプレートなどにも使用される．整形外科においては，大荷重のかかる人工股関節および人工膝関節，下肢の骨折固定材，脊椎固定器具，脊椎ケージなどに使用される．このように大荷重がかかる部分の運動・骨格機能の再建において，金属材料の使用は必須である．循環器科では，弾性変形できる量が大きいことを利用して，血管に沿った柔軟な変形が必要なステント，ガイドワイヤーなどはこの性質を利用している．これに加えて，経時的に起こる血管外膜の収縮に拮抗する放射支持力すなわち剛性が要求される．また，エックス線造影性が要求されるため，金属材料の使用が必須である．また，動脈瘤クリップは弾性維持力の点から金属製となっている．**図 3-4-2** に金属製体内埋入型デバイスの例を示す．

3 チタンとチタン合金

チタンは化学的には活性な元素であり，活性であるがゆえに大気中で容易に酸化し，表面を不動態皮膜が覆うことで安定化し，高い耐食性を示す．安定化すると生体分子との反応も抑制されるため毒性が低い．チタンは酸素，炭素，窒素を固溶しやすいために純粋なチタンというものは存在しない．これらの不純物を含有したチタンを工業用純チタン commercially pure titanium（CP Ti）とよぶ．CP Ti はこれらの不純物元素の量と機械的性質によって 4 種類に分類されている．CP Ti は耐食性に優れるが強度が小さいため，高強度が要求される部位には $\alpha+\beta$ 型の Ti-6Al-4V 合金が用いられるようになった．その後も，$\alpha+\beta$ 型チタン合金ではバナジウムやアルミニウムのフリー化など，β 型チタン合金では低

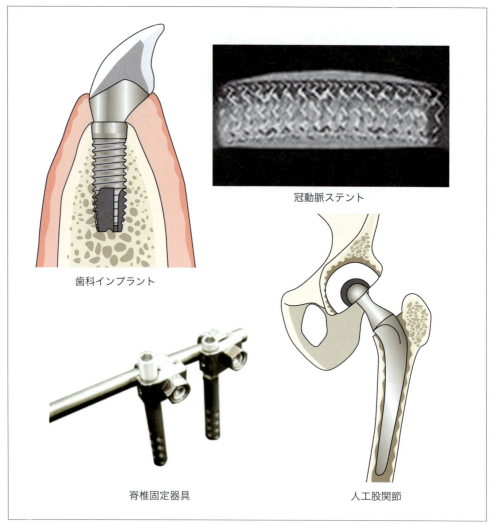

図 3-4-2　金属製体内埋入型デバイスの例

弾性率化などを目的に新合金開発が行われてきた[1,2]．Ti-6Al-7Nb 合金はバナジウムフリー化によって開発された合金である．

　1940 年になって動物埋入実験の結果からチタンの優れた骨適合性が示された[3]．1940 年代後半には，チタンの量産体制が確立されたため，医療応用のための多くの研究が行われた結果，生体内環境での高耐食性に加えて，長期間にわたる動物埋入実験によって優れた生体適合性が明らかとなった[4]．その後，臨床的評価を経て，1960 年代後半にはインプラントとしてのチタンの有用性は広く認識されるに至った．歯科分野においては，1965 年から人工歯根としてチタンの臨床応用で好成績を収めたため，その硬組織適合性が学術的にも認められることとなった．チタンはこのようなバイオマテリアルとしての優れた特性を背景に，整形外科，循環器外科・内科，歯科などにおいて，主に力学的な強度および延性

が要求される部位や骨との長期間の密着が想定される部位に利用されている．骨固定に使用されるスクリューや髄内釘がチタン合金製の場合には，髄内で仮骨を形成し骨と癒合することがあり，この場合，抜去時に再骨折の危険があることが知られている．これはチタン合金の硬組織適合性が優れていることを示す例である．

　チタンの硬組織適合性に関する研究はあまりにも膨大で，ここにすべてを示すことはできない．よくまとまった書籍があるので参照してほしい[5]．チタンの硬組織適合性については，擬似体液中のリン酸カルシウム生成能，骨芽細胞の活性および石灰化の評価，動物埋入による組織学的・分子生物学的評価，つまり骨形成，骨接触率，骨結合力などでの評価，そして実際の臨床での成績によっている．これらの結果を総合すると，チタンを骨組織に埋入すると，他の金属材料よりも早期にその周囲に骨組織が密着して形成し，骨との結合も強いことが明らかである．硬組織適合性を決める因子としては，表面形態（粗さ），ぬれ性などと，それらによって決まる細胞接着性，細胞分化が重要である[6]．

4 金属材料の特徴と合金

　金属材料とは，一般に金属結合により構成される多結晶体をさす．金属材料自体は，歯科材料・バイオマテリアルとしての長い歴史をもち，耐食性や耐久性などについての知識は十分に蓄積している．現在使用されている体内埋入デバイスの約80％，整形外科では95％以上は金属材料で構成されており，金属材料は体内埋入デバイスにおいて重要な位置を占めている．これは，強度と延性に優れ，使用中に破壊しにくいという機械的性質によるものである．金属材料の欠点は腐食と考えられているが，現在承認され使用されているチタンやチタン合金は体内で十分な耐食性を示し，安全性の点でも問題はない．疲労による破壊が起こることがあるが，これも粗悪な材料を使用したか，適応外の使用をしたことが原因の場合が多い．

　金属材料は，純金属よりも合金として使用することが多い．合金とは，「少なくとも1つ以上の金属元素を含む2種類以上の元素からなり，金属的な性質を示すもの」をいう．つまり，構成元素がすべて金属である必要はないが，一般的には金属元素が2種類以上混合したもので，金属結合で構成されるものをさす．合金化することで，溶融点の低下，強度の増大，耐食性の向上などの効果が現れる．合金の表記は，たとえば Ti-6Al-4V のように，濃度の大きい合金成分から順番に，特にことわらないかぎり，質量％（mass％）で表す．つまり，Ti-6Al-4V は 90 mass％ Ti-6 mass％ Al-4 mass％ V 合金のことである．また，コバルト・クロム・モリブデン（Co-Cr-Mo）合金のように，いくつかの組成を代表して成分元素のみで表すこともある．

5 金属材料の内部構造と機械的性質

　合金の結晶構造は，構成する元素の配列の仕方により固溶体と金属間化合物とに分類される（図3-4-3）．固溶体は固体中において原子レベルで混合された結晶相であり，固溶体をつくる溶質原子の混合の仕方には侵入型と置換型の2つがある．医療用に使用されている金属材料のほとんどが固溶体である．一方，固溶体とは異なった中間相が各固溶体の間の組成で現れ，中間相の中でも成分金属の原子数が簡単な整数比をしており，各金属原子が結晶格子の中で定まった位置にある合金を金属間化合物という．形状記憶効果や超弾性を示すニッケル・チタン合金は金属間化合物である．

　実用金属材料では完全な結晶は存在せず，製造過程で必ず欠陥が導入され，多くの場合結晶中に別の準安定相（非平衡相）が存在する（図3-4-4）．また，加工や熱処理を行うことで，ある結晶相中に他の準安定結晶相を析出させることができ，さらに，結晶粒も加工や熱処理によって微細化することが可能である．これらはいずれも結晶面ですべりを引き起こす転位の移動に影響を与え，機械的性質を大きく支配する．金属の塑性変形は主として転位の移動によって起こるため，これを妨げることで金属を強化することができる．合金化による結晶内の弾性ひずみ，加工による転位の増殖と絡み合い（加工硬化），熱処理

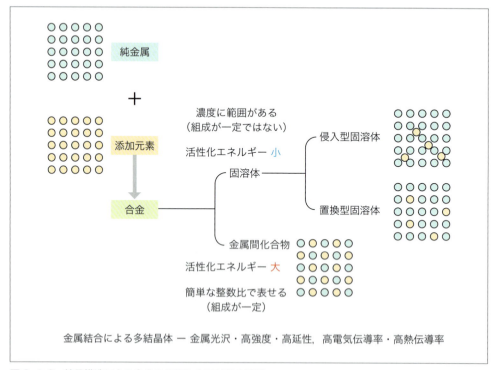

図3-4-3　結晶構造による合金の分類と金属材料の特徴
純金属に対して添加元素を混合し，合金を製造する．反応しにくい元素同士では固溶体が形成され，反応しやすい元素同士では金属間化合物が形成される．固溶体には侵入型と置換型がある．

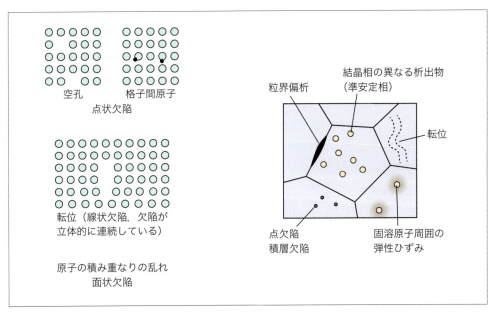

図 3-4-4　金属結晶における欠陥と析出物（準安定相）
金属結晶中には必ず欠陥が存在するが，欠陥の他にも粒界での偏析，準安定相が存在し，これらが機械的性質を支配している．

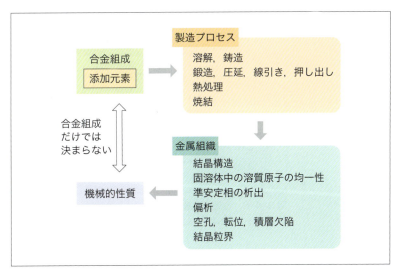

図 3-4-5　金属材料の製造プロセスが機械的性質を支配する金属組織に与える影響
金属材料の機械的性質は，合金組成だけでは決まらず，製造プロセスによって変化する欠陥や準安定相などを含む，金属組織によって支配される．金属組織が転位の移動しやすさを支配するためである．

による準安定相の析出，結晶粒微細化による粒界での転位の集積は，いずれも転位の移動を妨げ金属を強化する．一般に金属は強化されると延性が低下，つまり脆くなる傾向がある．金属材料では同一の組成の合金であっても，加工熱処理によって無数の異なる性質の材料を製造することが可能である（**図 3-4-5**）．

6 耐食性と組織適合性を担う表面構造

　腐食とは，金属が化学的あるいは電気化学的反応により劣化損傷する現象で，金属イオンを溶出するとともに，表面になんらかの反応皮膜（腐食生成物）を形成する反応である．金属元素が自然界において金属単体で存在することはまれで，金などを除けば，通常は酸化物，水酸化物，硫化物の形で鉱石として採掘され，製錬という還元反応によって金属となる．金属材料は自然の形で放置すれば，いずれは腐食によって溶解あるいは酸化が進行して元の酸化物の状態に戻り，土に還る（図3-4-6）．各金属の標準電極電位（温度，イオン濃度が一定の場合には酸化還元電位と同一）は，金属の熱力学的に安定な度合いを示し，その序列はイオン化傾向として知られている．金，白金，パラジウム，イリジウムなどではこの値が大きく酸化が自然に進行しにくい．このような金属を貴金属とよび，それ以外の金属を非貴金属という．金属材料表面には，大気中あるいは水溶液中で必ずなんらかの酸化物皮膜が形成される．水溶液中で生成した皮膜の溶解度がきわめて小さく，孔がなく，密着性がよい場合には耐食皮膜（不動態皮膜）になる（図3-4-7）．不動態皮膜は1

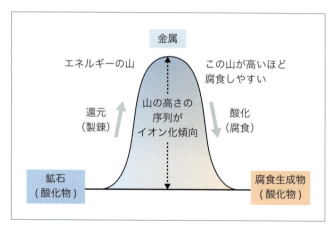

図3-4-6　金属の腐食の原理
鉱石からつくられた金属は腐食して酸化物に戻る．

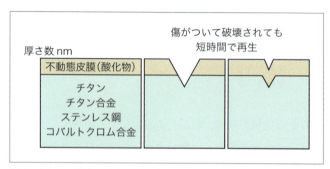

図3-4-7　金属上に生成する不動態皮膜
再生できるかどうかはpHが影響する．

～5 nm ときわめて薄く非結晶である．ステンレス鋼，コバルト・クロム・モリブデン合金，純チタン，チタン合金といった材料の特徴は，通常の生体中においてその表面が不動態皮膜に覆われており，皮膜はなんらかの原因で破壊されても生体環境ではただちに自己修復されることである．そのため，これらの材料の耐食性は高い．他に，ジルコニウム，タンタル，白金合金などが不動態皮膜によって耐食性を発揮する．このように不動態皮膜によって耐食性が維持されている状態を不動態という．医療用，歯科用に使用される金属材料は，貴金属を主成分として安定性が高いものか，不動態化するもののいずれかであり，高い耐食性を発揮する．

不動態皮膜は見かけ上安定であるが，微視的には部分的溶解と再析出が繰り返され，生体環境に応じて時間とともにその組成が変化していく．チタン製歯科インプラントではヒト顎骨に埋入している間に，カルシウム，リンおよび硫黄が表面酸化物皮膜内に取り込まれる[7]．また，ハンクス溶液にチタンおよびチタン合金を浸漬するとリン酸カルシウムが析出し[8]，細胞培養下ではリン酸カルシウムに加えて亜硫酸塩または硫化物も生成する[9]．このリン酸カルシウム形成はチタンが良好な生体適合性，特に硬組織に対する適合性を示す一因である．

7 金属の内部構造に支配される性質

1 非破壊・耐久性

十分な疲労強度と耐食性を示す金属材料は，破壊に対して安全であると考えられている．しかし，チタン合金は破断伸びが比較的小さいため，チタン合金製の脊椎ロッドや顎顔面補綴プレートなど，手術室で術者が変形させる部材での破壊が報告されるようになった．破断伸び以上に変形させて亀裂を発生させるか，成形に失敗して再度変形をやり直した場合に起こると考えられる（図 3-4-8）．金属が足場材料として使用される際にも，同様の操作を行う可能性があり，金属材料を変形させる際に起こる現象について知る必要がある．

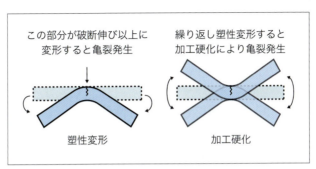

図 3-4-8 人的因子による金属材料破壊の可能性

第3章　歯科再生医学のためのバイオマテリアル学

2 弾性率・ストレスシールディング

　金属製器具による骨折固定では金属のヤング率が皮質骨よりもはるかに大きく，荷重を金属が受け止めてしまい骨に荷重が伝わらないために，力学的刺激の不足（ストレスシールディング（応力遮蔽）による骨吸収が報告されている．これを防止するために，低弾性率のβ型チタン合金の開発が行われている[1,2]．また，低弾性率の合金は，歯科インプラントのインプラント体として使用したとき，咬合圧力を吸収し顎骨に咬合圧が直接伝わらない効果が期待できる．足場材料として使用するときも，荷重がかかる箇所に使用する際には，周辺組織と材料の弾性率の相違にも注意する必要がある．

3 超弾性・形状記憶

　ニッケル・チタン合金は，形状記憶，超弾性，衝撃吸収性を示す合金系であり，実用上，生体用としては唯一の形状記憶・超弾性合金であり，ガイドワイヤー，ステント，歯科矯正線，歯科根管治療器具などに使用されている．およそ等原子比のチタンとニッケル（49〜51 mol% Ni）から構成されるニッケル・チタン合金は，チタン合金の中でもきわめてユニークな力学的特性，すなわち，形状記憶，超弾性，衝撃吸収などを示す．この合金は，ステントグラフトとして使用したとき激しい隙間腐食，孔食が報告されている[10]．そのため，ニッケルフリー形状記憶・超弾性合金に対する要求は強い．

4 MRIアーチファクト

　現在，医療用に使用されている金属材料は，磁気共鳴画像診断装置（MRI）などの強磁場環境下において磁化されやすく，アーチファクトが生じ，造影を妨げるという問題がある．MRI造影に支障をきたす金属磁化によるアーチファクトを防止するためには，低磁化率あるいは反磁性の金属材料の創出が必要である．また，オープンMRI造影下での手術が一般的になりつつあるため，手術，治療用器械，器具にも同様の性質が求められる．再生医療の足場材料として使用する際には，MRIアーチファクトへの影響についてもあらかじめ考える必要がある．

　ジルコニウムは細胞毒性が低く，低い磁化率を示す．さらにジルコニウムは合金化することで力学的特性を向上させることができ，ジルコニウム・ニオブ合金およびジルコニウム・モリブデン合金は十分な力学的特性を有し，チタン合金の約1/3の磁化率を示すことが明らかになっている[11-13]．

8 金属材料の表面に起因する性質

1 骨形成・骨接合

　チタンのオッセオインテグレーションの性質をさらに向上させ，骨形成を促進し，骨結合を強固にするための表面処理法は，化学的接着か機械的嵌合のいずれか，あるいは両方の効果を狙ったものである．しかし，化学的接着を狙った表面処理を行った場合でも，そ

の粗さは変化することが多く，機械的嵌合の効果が含まれていることは否定できない．骨形成に関与する生体分子を材料表面に固定化すれば，材料表面の骨形成を促進し骨組織との結合を強固にできるとの発想は自然であり，そのために多くの研究が行われている．しかし，現在，実用化されているのは，ほとんどが表面構造を制御したものである．

表面形態制御の進化形と目されるのが，表面微細構造による組織適合性向上であり，TiO_2 ナノチューブの形成などがさかんに研究され，骨形成促進の状況証拠は得られている[14] ものの，科学的原理の説明はなされていない．一方，表面の周期的ナノ構造が骨形成促進に働くことが示されている[15,16]．さらに，周期的ナノ構造が幹細胞の接着のみならず分化に影響を与え，骨芽細胞や軟骨細胞への分化の促進が確認されている[17]．

2 軟組織接着

金属と軟組織との接着は，歯科インプラント，歯科矯正用アンカースクリュー，経皮デバイス，創外固定器のスクリューで重要である．これらの部材は，生体組織内から外部に貫通しており，軟組織の接着が不完全だと，細菌が侵入し炎症を起こして，緩み，動揺，脱落につながる．その他の完全に体内に埋入される部材でも，軟組織適合性が十分でないと，線維組織が周囲を覆ってしまう．チタンは軟組織適合性にも優れていることが知られているが，これは完全に体内に埋入された場合であり，上述のような生体組織と体外を突き抜ける場合の軟組織とチタンの化学的接着は確認されていない．特に，歯科インプラントにおいては，結合上皮とチタンとの結合が重要であり，インプラント周囲炎の主因であるにもかかわらず，未解決の問題として残っている．

3 抗菌性

バイオフィルム形成は，歯科インプラントではインプラント周囲炎の原因となり，整形外科においては感染症の原因となるにもかかわらず，医療用材料上のバイオフィルムの形成を評価し，防止する方法は確立されていない．タンパク質吸着を抑制する機能分子であるポリエチレングリコール（PEG）をチタン表面に電着することで，バイオフィルム形成が抑制できる[18]．今後は，バイオフィルムの形成しやすさやバイオフィルムの剝がれやすさ，また人体内でのバイオフィルム形成を直接観察できる造影法の開発が必要である．

9 生分解性金属

足場材料は幹細胞による組織再生に伴って消失することが望ましい．そのために考案されたのが生分解性金属で，現在ではマグネシウム合金の医療応用が研究されている．マグネシウムは純金属のままでは強度が小さく構造材料としては使用できないので，アルミニウム，亜鉛，マンガン，ジルコニウム，希土類元素などを1つ以上加えて合金としている[19]．マグネシウムはきわめて活性が高く，体内での分解（腐食）速度の適正な調整が困難で，しかも分解の際に水素ガスを発生する．人体に安全な範囲で分解速度を制御するこ

とが重要であり，このための研究が続けられている[20, 21]．純鉄も生分解性の金属として研究が行われているが，溶解速度が遅く，まだ実用化レベルには達していない．これらの問題が解決すれば，再生医療の足場材料としての使用が可能となる．

10 おわりに

　金属材料を組織再生の足場材料として有効かつ安全に使用するためには，その性質を知り，取り扱い方を理解する必要がある．特に生体組織との相違が大きい強度，弾性率には十分に注意すべきであるし，延性を無視した大きな変形は破壊に直結する．これらに注意したうえで，適切な表面形態や表面性状を選択することで，再生医療における金属材料の適用範囲は拡大する．

■ 金属材料

課題	● 金属表面での幹細胞の接着と分化を支配する因子の解明 ● 組織再生における感染症の防止
実施項目	● 細胞接着分子の固定化と表面ナノ構造の形成による普遍的原理の構築 ● 骨形成と抗菌性，軟組織接着と抗菌性など 2 つ以上の機能を発揮する表面技術の開発
実現化	● 金属表面での幹細胞の接着と分化の制御と幹細胞を被覆したインプラントおよび大きい組織の再生実現 ● デュアルファンクション表面の実現

（塙　隆夫）

参考文献

1）成島尚之：骨適合性向上を目的としたチタン材料の表面処理．軽金属，**58**：577〜582，2008．

2）成島尚之：補綴歯科治療における材料と生体組織とのインターフェイス．金属，**77**：122〜127，2007．

3）Bothe RT, Beaton LE, Davenport HA：Reaction of Bone to Multiple Metallic Implants. *Surg Gynec Obsbtet*, **71**：598〜602, 1940.

4）Williams DF：Titanium and titanium alloys. *In*：Biocompatibility of clinical implant materials（Williams DF ed.）. Vol. I.：CRC Press, Boca Raton, Florida, 1981, 9〜44.

5）Tengvall P, Textor M, Thomsen P：Titanium in Medicine. Springer-Verlag, Berlin, 2001.

6）塙　隆夫：材料と生体組織との接合．表面技術，**63**：733〜738，2012．

7）Sundgren JE, Bodo P, Lundstrom I：Auger Electron Spectroscopic Studies of the Interface between Human Tissue and Implants of Titanium and Stainless Steel. *J Colloid Interface Sci*, **110**：9〜20, 1986.

8）Hanawa T, Ota M：Calcium phosphate naturally formed on titanium in electrolyte solution. *Biomaterials*, **12**：767〜774, 1991.

9）Hiromoto S, Hanawa T, Asami K：Composition of surface oxide film of titanium with culturing murine fibroblasts L929. *Biomaterials*, **25**：979〜986, 2004.

10）Heintz C et al.：Corroded Nitinol wires in explanted aortic endografts：An important mechanism of failure? *J Endovasc Ther*, **8**：248〜253, 2001.

11）Nomura N et al.：Effects of phase constitution of Zr-Nb alloys on their magnetic susceptibilies. *Mater Trans*, **50**：2466〜2472, 2009.

12）Suyalatu et al.：Microstructure and magnetic susceptibility of as-cast Zr-Mo alloys. *Act Biomater*, **6**：1033〜1038, 2010.

13）Ashida M et al.：Microstructure and mechanical properties of large-scale ingots of the Zr-1Mo alloy. *Mater Trans*, **56**：1544〜1548, 2015.

14）Brammer KS, Frandsen CJ, Jin S：TiO$_2$ nanotubes for bone regeneration. *Trend Biotechnol*, **30**：315〜322, 2012.

15）Shinonaga T et al.：Cell spreading on titanium dioxide film formed and modified with aerosol beam and femtosecond laser. *Appl Surf Sci*, **288**：649〜653, 2014.

16）Matsugaki A et al.：Abnormal arrangement of a collagen/apatite extracellular matrix orthogonal to osteoblast alignment is constructed by a nanoscale periodic surface structure. *Biomaterials*, **37**：134〜143, 2015.

17）Chen P et al.：Micron/Submicron Hybrid Topography of Titanium Surfaces Influences Adhesion and Differentiation Behaviors of the Mesenchymal Stem Cells. *J Biomed Nanotechnol*, **13**：324〜336, 2017.

18）Tanaka Y et al.：Effects of electrodeposited poly（ethylene glycol）on biofilm adherence to titanium. *J Biomed Mater Res*, **95A**：1105〜1113, 2010.

19）小島　陽，井藤忠男編：マグネシウム合金の製造と応用．シーエムシー，東京，2006．

20）山本玲子：マグネシウム合金の医療応用．軽金属，**58**：570〜576，2008．

21）山本玲子：生体内分解性材料としてのマグネシウム合金の医療応用．表面技術，**62**：204〜210，2011．

| 第3章 | 歯科再生医学のためのバイオマテリアル学 |

5 マイクロエンジニアリング技術を用いた生体模倣デバイス

1 はじめに

マイクロエンジニアリング技術[1,2]を細胞培養・組織工学技術に応用することでOrgan-on-a-chipとよばれる新規の生体模倣デバイス技術が近年開発されている[3-6]．これは，生体内環境を模倣し，組織の立体的構造や化学的・力学的な環境を忠実に再現することで，臓器レベルの細胞機能の保持を行う技術である．従来の細胞培養技術では再現できなかった細胞機能が生体外で保持可能となり，動物実験では評価が困難なヒト体内の応答評価や個々の臓器の機能を個別にかつ詳細に評価可能であり，新規なプラットフォームとして，再生医療や病気のモデル化，創薬などへの応用が期待されている．

細胞の機能は，その周囲の微小環境により制御されており，細胞機能を維持するうえで生体内環境の再現が非常に重要となる[7]．細胞のサイズがマイクロメートルオーダーであることから，このような微小環境の再構築にマイクロ流体デバイスが有効なツールとなっている[8]．本稿では，マイクロ流体デバイスを用いた生体内環境の模倣技術に関して紹介し，歯の再生への応用，および骨髄を含む骨の機能再現を目指した生体模倣デバイスに関して紹介する．

2 マイクロデバイス（Organ-on-a-chip）

Organ-on-a-chipは，体内の微小環境の模倣に特徴があり，細胞周囲の環境を忠実に模倣することで臓器レベルの細胞機能の再現を目指す技術である．ソフトリソグラフィー技術を用い，USBメモリー程度の大きさのデバイス上に作製した髪の毛ほどの小さな管の中で細胞の培養を行う（**図3-5-1**）[6]．デバイスは主にポリジメチルシロキサン polydimethylsiloxane（PDMS）で作製され，細胞外基質でコートされた多孔性の薄膜の両面に上皮細胞と血管内皮細胞をシート状に配置して培養を行う．このようなマイクロ流体デバイスは，微小量の流体が制御でき，生体内に近い微小な液量での細胞培養を可能とし，さらに力学的な環境の再現を可能とする特徴を有している．生体内では，細胞は高密度に凝集しており，通常のディッシュなどを用いた培養法と比べて，細胞に対する溶液の量が格段に小さい．そのため，通常のディッシュによる培養法では，局所的なシグナルの維持が困難であ

194

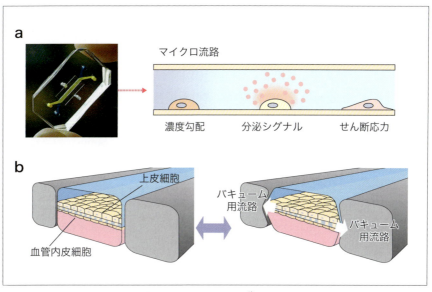

図 3-5-1　マイクロデバイス（Organ-on-a-chip）[6]
a：デバイスおよびマイクロ流路内での細胞培養の模式図．局所的な濃度勾配や細胞の分泌シグナルが保持でき，溶液の流れによるせん断応力刺激が負荷可能である．
b：デバイスの概略図．上皮細胞と血管内皮細胞を薄膜の両面にシート状に配置して培養を行う．空気圧を利用して流路を変形させることで，張力刺激の負荷が可能となる．

り，細胞の分泌するシグナルを介した相互作用の維持がむずかしい．一方，マイクロ流体デバイスでは，液量が生体内に近く，局所的な濃度勾配の形成および維持が可能となるため，細胞間の相互作用が再現可能となる[8]．マイクロ流体デバイスを用いることで，血管内皮細胞のネットワークの形成が促進される事実が報告されている[9]．これは，酸素濃度勾配の形成，および分泌シグナルの保持による効果であり，生体内に近い微小な液量での培養の重要性が示唆された．さらに，マイクロ流体デバイスの利用により，溶液の流れが制御できるため，体内に近いせん断応力や間質流が再現可能となっている[10]．また，デバイスがポリジメチルシロキサン（PDMS）などの軟らかい材料でできているため，デバイス内の薄膜を伸縮することで細胞に張力刺激の負荷が可能であり，呼吸や蠕動運動などの動的環境を再現可能となっている[3,4]．このように，マイクロ流体デバイスを用いて，組織の構造，化学的な因子，力学的な環境の模倣を行うことで，臓器レベルの細胞機能の維持が可能となっている．マイクロ流体デバイスを用いることでさまざまな Organ-on-a-chip が開発されている[3-6]．また，複数の臓器モデルを1枚のチップ上に配列することで，臓器間の相互作用を反映したデバイスも開発されており，体内の薬理動態のモデル化を目的に検討が進められている[11]．

3　マイクロデバイスの歯の再生研究への応用

　歯を含む多くの臓器の形成において，間葉組織の凝縮 mesenchymal condensation は細

胞分化の重要なプロセスである．この間葉組織凝集のメカニズムがマイクロデバイスを利用して研究されており，人工的に間葉組織凝集を模倣する取り組みも検討されている．口腔上皮組織と間葉組織の相互作用により生じる間葉組織凝縮のメカニズムを研究するために，マウス胚より採取した口腔上皮組織と口腔間葉組織を用いたモデルが開発されている[12]．上皮組織を間葉細胞に重層した場合にのみ間葉細胞の凝集が認められることから，上皮細胞が凝集を誘導していることがわかる．マウスの歯の発生における化学的因子の濃度分布を評価した結果，Fgf8の緩やかな濃度勾配とSema3fの急な濃度勾配が観察された．したがって，上皮組織により生じるFgf8とSema3fの濃度勾配が間葉組織凝縮を誘導していることが示唆された．そこで，マイクロデバイスを用いた濃度勾配の形成技術により，口腔間葉細胞の遊走を評価した結果，Fgf8の濃度の高い領域への遊走，およびSema3fの濃度の低い方向への遊走が認められ，Fgf8が誘引物質として，Sema3fが忌避物質として機能していることが示唆された．そこで，Fgf8の濃度勾配と同時にSema3fの急な濃度勾配を形成した環境下で口腔間葉細胞の培養を行った結果，これらの濃度勾配領域の間に細胞の凝集が認められた．このことから，Fgf8とSema3fの濃度勾配に起因して間葉組織凝縮が生じていることが示唆された．

　次に，凝集した間葉細胞のサイズが通常のサイズよりも25％程度小さいことから，細胞形状のパターニング技術[13]により，凝集した細胞のサイズと同等の小さいパターン上で培養を行った結果，化学的な刺激なしに，細胞サイズの減少のみで歯の形成に特異的なマーカーの誘導が認められた．さらに，ポリジメチルシロキサンデバイスを用いて口腔間葉組織に1kPa程度の圧力を加えることで，間葉組織凝縮における力学的な環境の模倣を行った結果，歯の形成に特異的なマーカーの誘起が認められた．これらのことから，上皮組織による化学的な因子により間葉細胞の遊走が誘導され，その結果生じる細胞凝集による力学的なシグナルが臓器形成に重要であることが示唆され，上皮細胞の存在なしに，力学的なシグナルを加えることで，細胞の分化を誘導できる可能性が示された．

　そこで，材料を用いた間葉組織凝縮の力学的な環境の模倣が検討された[14]．温度応答性のポリマーを足場として用いることで，人工的に細胞凝集を引き起こし，口腔間葉細胞の分化誘導が検討された．34℃から37℃に加温することで45％程度収縮する材料内にマウスの口腔間葉細胞を培養し，37℃で2日間程度の培養を行った結果，歯の形成に特異的なマーカーの誘起が認められた．したがって，足場を用いて力学的な環境を模倣することで人工的に間葉組織凝集が再現可能であることが示唆された．

　次に，より汎用性の高いモデルの構築のために，骨髄の間葉系細胞を用いて同様の検討が行われた[15]．同様の温度応答性ポリマーを用い，マウス骨髄の間葉系細胞を圧縮による力学的なシグナルを印加した環境下で培養を行った結果，歯の形成に特異的なマーカーの誘起が認められた．さらに，間葉系細胞を含むこの材料をマウス腎被膜下に移植した結果，象牙質様組織の形成が認められた．

　このように，力学的な環境の模倣により，間葉組織凝集を再現することで，骨髄などの間葉系細胞からでも歯が形成できる可能性が示唆された．以上のように，歯の再生研究に

4 マイクロデバイスによる骨髄の作製と培養システム

上述のように，間葉系細胞は歯科領域の再生医療実現における細胞ソースとして非常に重要であり，効率よく獲得，維持するためのアプローチとして，人工的に骨髄を形成する手法が有効となりうる．生体内では，ティッシュエンジニアリング技術により骨の再生を誘導することで，骨髄組織の作製が可能となっている．骨を細かく砕き，ミネラルを取り除いた骨粉 demineralized bone powder（DBP）を生体内に埋め込むことで，骨髄を含む骨の組織が作製可能である．そこで，この技術を応用し，デバイス内にDBPをコラーゲンゲルに包埋することで固定化し，マウスの皮下に埋め込むことでデバイス内への骨髄の作製を検討した[16]．デバイスはポリジメチルシロキサンで作製した片側が閉じたウェル状の構造物を用い，皮下の筋肉組織上に固定化を行った（**図3-5-2**）．そのため，骨形成の材料はマウスの筋肉組織にのみ接している．皮下に移植後，材料内にマウスの細胞が入り込み，筋肉側から徐々に骨の形成が認められ，8週間後には材料の全体に骨髄を含む骨組織の形成が確認できる．デバイス内には骨形成の材料のみを埋め込んでいるため，形成した組織はマウス体内の細胞が，組織の再生を誘導した結果生じた新たな臓器組織である．デバイス内に形成した骨髄組織をマウスの大腿骨と比較すると，組織構造，血液細胞，お

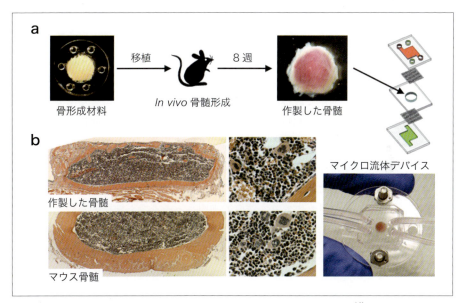

図3-5-2　骨髄組織の作製と培養システム（Bone marrow-on-a-chip）[16]
a：骨の形成を誘導する材料をデバイス内に固定化し，マウス皮下に埋め込むことで，デバイス内に骨髄組織を作製する．8週間後，作製した骨髄組織を皮下から取り出し，マイクロ流体デバイス内で培溶液を灌流しながら培養を行うことで，体外で骨髄組織の維持を行う．
b：デバイス内に作製した骨髄組織（上）とマウス大腿骨（下）の組織像．8週間後のデバイス内に形成した骨髄組織はマウス骨髄と酷似している．

および間質細胞の分布は非常に類似しており，マウス骨髄とほぼ同等な骨髄組織が作製可能であった．また，デバイスの片側を閉じずにリング状のデバイスを用いて同様の検討を行った場合，骨髄内の多くを脂肪に占有される結果となり，マウス骨髄とは異なり骨髄細胞が少ない組織の形成が認められた．したがって，片側が閉じたウェル構造のデバイスを用いることで骨髄の形成が促進し，マウス骨髄と同等な骨髄組織が作製可能となった．これまでの報告でも同様に脂肪に占有された骨髄組織の形成が認められ，デバイスを用いることで初めてマウスの骨髄組織と同等な組織が作製可能となった．このように，デバイスと骨形成の材料を用いることで，生体内では新たな骨髄組織を異所に形成可能である．

このような，デバイス内への組織の形成により，生体外に組織を取り出して，そのままの状態で培養することが可能となる．マウス皮下に移植してから8週間後のデバイスを皮下から取り出し，マイクロ流体デバイス内で培養液を灌流しながら培養を行うことで，骨髄機能の維持が可能となっている（**図3-5-2**）．デバイスを用いて骨髄の作製を行うことで，形成する骨髄組織のサイズと形状を任意に制御可能であり，比較的薄い1mm程度の厚さの骨髄組織を作製することで，生体外での機能維持が可能となった．一方で，マウスの大腿骨などを取り出して骨髄の維持を行った場合，細胞の機能維持は困難であった．これは，骨髄組織の大きさと細胞数の多さ，骨の厚さのために，栄養供給が困難であることが原因であると示唆される．マイクロ流体デバイス内の灌流培養により，作製した骨髄内の細胞を2週間程度維持が可能であり，流出液中への継続的な血液細胞の生成が認められた[17]．そこで，一般的な培養手法である骨髄の間質細胞をフィーダー細胞として利用するディッシュによる培養法を用い，比較を行うことで作製した骨髄デバイスの評価を行った．その結果，ディッシュによるフィーダー上での培養では，培養開始後数日で造血前駆細胞の著しい増加が認められ，同時に造血幹細胞の割合の減少が認められた．したがって，フィーダー上での培養では，造血幹細胞が分化を開始しており，幹細胞としての機能を維持することは困難であった．一方で，マイクロデバイスによる培養では，造血幹細胞，前駆細胞ともにほとんど割合に変化は認められず，生体内と同様な状態を維持していた．さらに，マイクロデバイス内で培養後の骨髄から採取した血液細胞を放射線照射したマウスに移植した結果，マウスに生着して成熟した血液細胞を形成し，その生着率は通常のマウス骨髄を移植した場合とほぼ同等であった．したがって，マイクロデバイス内で造血幹細胞の機能が維持されており，造血幹細胞ニッチを含む機能的な骨髄環境がそのまま維持できていることが示唆された．また，灌流によるデバイスからの流出液に含まれる血液細胞の数は，時間の経過とともに増加しており，デバイス内の骨髄が血液細胞の生成を続けていることがわかる．したがって，デバイス内の骨髄内では生体内に類似した血液成分を維持し，生成した血液細胞がデバイスの外へと流れ出していることが示唆される．通常のディッシュによる培養では，培養空間が限られており，細胞が増殖を続けることはできず，細胞密度や微小環境は絶えず変化し続けているのに対し，マイクロ流体デバイスによる培養では，生成した細胞は外へと流出することができ，デバイス内は一定の環境を保つことが可能となる．この点からもマイクロ流体デバイスを用いた培養によって，より生体内に近

い環境が再現可能となる.

このような生体環境を再現可能なシステムの開発は，薬剤や毒性試験のプラットフォームとしての利用が期待されている．生体内を模倣したモデルの構築により，病気のモデル化や新規治療法の開発，薬剤評価などへの応用が期待できる．そこで，生体内の環境を *in vitro* で維持することが，実際に薬剤評価や毒性試験に有効であるのか評価を行うために作製した骨髄デバイス Bone marrow-on-a-chip を用いて放射線の毒性評価および薬剤評価を行った．放射線毒性の対抗手段となる薬剤などの開発が急務である一方で，その毒性を評価できるシステムに欠けている．現状では動物モデルしか存在せず，放射線の効果がヒトとは大きく異なるため，ヒト体内の応答を評価することは困難であり，ヒトの応答を再現可能な放射線毒性モデルの開発が切望されている．そこで，*in vitro* で放射線の毒性評価が可能であるのか検討を行った結果，骨髄環境の存在しない通常のディッシュによる培養法では，放射線の効果および薬剤の効果が生体内とは大きく異なり，評価が困難であった．一方で，骨髄デバイスを用いた評価においては，*in vivo* による結果と非常に近い結果が得られた[16, 17]．放射線照射後のデバイス内の骨髄における造血幹細胞および前駆細胞の割合は，マウスの骨髄内の割合と非常に近く，生体内の放射線の効果が評価可能であった．また，放射線照射後に薬剤を投与することで，骨髄内の造血前駆細胞の増加および生成する血液細胞の増加が認められ，薬剤の効果を評価可能であった．デバイスからの流出液中に生成する血液細胞を継続的に評価することで，放射線毒性の効果および薬剤の効果を経時的に評価することも可能であった[17]．このように，骨髄の毒性評価および薬剤評価においても，骨髄環境の保持が非常に重要となることが示唆された．以上のように，生体内の環境を保持することで，*in vitro* においても生体内に類似した細胞応答が評価可能であることが示唆され，Organ-on-a-chip デバイスの開発により，ヒト体内の応答を再現した *in vitro* 放射線毒性モデルおよび薬剤評価システムの開発が期待できる．

5 マイクロデバイスによる濃度勾配の制御

創傷治癒や免疫応答，また発生や細胞分化において，濃度勾配が生体内のさまざまな機能制御に関与しており，濃度勾配を形成・制御することは，基礎生物学的研究のみならず再生医療などへの応用に向けて非常に重要となる[18, 19]．通常の培養手法では，対流や拡散により安定した濃度勾配を形成することが難しく，局所的に濃度勾配を維持することはきわめて困難であるのに対し，マイクロ流体デバイスでは，そのサイズの小ささゆえに形成する層流を利用することで，濃度勾配を形成・維持可能となる（**図3-5-3**）[20]．マイクロ流体デバイス内で多相の層流を形成し，その組み合わせにより勾配を任意に制御することができる[21]．このような濃度勾配を形成可能なマイクロデバイスは，好中球などの走化性の研究[22]や癌の転移の研究[23]などに利用されており，近年は幹細胞の走化性研究や分化誘導にも利用されている．ES細胞の神経細胞への分化誘導に濃度勾配形成のマイクロデバイスが利用されている．成長因子やサイトカインの濃度に依存した細胞増殖および分化のパ

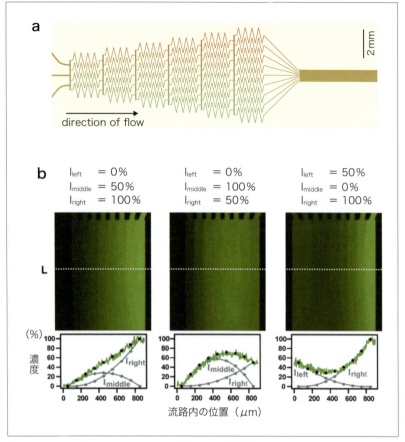

図 3-5-3 マイクロデバイスによる濃度勾配の作製[21)]
a：マイクロ流体デバイスの概略図．赤色と緑色の色素を用いた濃度勾配の形成．
b：蛍光試薬（FITC）の濃度勾配を作製したデバイスの蛍光写真．濃度勾配を任意に制御可能である．

ターンが認められ，デバイスの利用により分化誘導における各因子の影響を詳細に検討可能となっている[24)]．また，神経管の発生を再現したマイクロデバイス，Development-on-a-chip が開発されている[25)]．発生過程における生体内の化学的な環境をデバイスにより再現することで，ES 細胞から生体内の神経管に類似した細胞パターンが再現可能となっている．間葉系幹細胞の走化性研究にもマイクロデバイスが利用されている．細胞治療において，目的の場所に幹細胞を効率よく誘導することは重要であり，幹細胞の遊走挙動を理解することが非常に重要となる．マイクロデバイスを利用することで，幹細胞の走化性が *in vitro* において評価可能となり，効率よく幹細胞を局所に誘導可能となっている[26, 27)]．

　マイクロ流体デバイス内で細胞の配置を制御して共培養を行うことで濃度勾配を形成し，微小環境を再構築する試みが検討されている．デバイス内に CXCL-12 を分泌する細胞（ソース）とそのレセプターである CXCR-7 を発現した CXCL-12 を取り込む細胞（シンク）を配列することで，CXCL-12 の濃度勾配を形成し，癌の微小環境が再現されてい

る[28]．癌細胞をこれらソースとなる細胞とシンクとなる細胞の間にパターニングを行うことで，癌のソース側への走化性が認められ，CXCL-12 の濃度勾配に依存した走化性が認められた．また，細胞の分泌により形成した濃度勾配の値は，試薬により作製した濃度勾配に比べて非常に小さく，より生体内に類似した濃度勾配で細胞の走化性を再現可能であった．このような細胞の分泌シグナルによる濃度勾配の形成は，通常のディッシュなどによる培養では形成・維持が困難であるために再現できず，マイクロデバイスの有効性が示唆されている．さらに，ゲルを用いて三次元的に細胞の培養を行うことで，管腔構造を有する灌流可能な血管網がマイクロデバイスにより作製可能となっている[29]．血管新生を誘導することが知られている間質細胞（線維芽細胞や間葉系細胞など）をデバイス内に血管内皮細胞とともに培養を行うことで，間質細胞の分泌シグナルにより，血管内皮細胞が間質細胞に向かって血管新生を開始し，ゲルの中に管腔構造を有する血管網を形成する．形成した血管網は，デバイス内の流路とつながっており，流路内に試薬や細胞を流すことで，血管網内に灌流が可能となる．このシステムを用いて，ハイドロキシアパタイト内への血管網の導入や[30]，三次元の細胞凝集塊への血管網の導入が報告されている[31,32]．さまざまな細胞や組織の構築において，血管網の導入は必要不可欠であり，オルガノイドのような三次元の細胞組織への血管網の導入が今後重要となる[33]．このように，マイクロ流体デバイスにより，局所的な濃度勾配の制御および維持が可能であり，細胞機能の評価や分化誘導において有効なツールとなる．

6 マイクロデバイスによる力学的な環境の制御

1 Lung-on-a-chip

生体内では細胞は常に力学的な刺激に晒されており，生体内環境を再現するうえで，力学的な環境の模倣が非常に重要となる[34]．たとえば肺は，呼吸により常に伸縮を繰り返しており，動的な環境下に存在している．このような肺の環境を模倣したデバイス Lung-on-a-chip が 2010 年に最初の Organ-on-a-chip デバイスとして報告された[35]．肺胞の構造を忠実に再現し，呼吸による力学的な環境を模倣することで，マイクロ流体デバイス内で肺胞の機能が再現された（**図 3-5-4**）．デバイスはポリジメチルシロキサンのみでできており，細胞外基質でコートされた多孔性のポリジメチルシロキサン薄膜の両面に肺胞上皮細胞と血管内皮細胞をシート状に配置し，気液界面で培養を行うことで肺胞の構造が忠実に再現されている．呼吸の動きは，空気圧を利用してデバイス内のポリジメチルシロキサン薄膜を伸縮することで再現された．このデバイスにより，免疫応答が生体外で再現されている．さらに，力学的なシグナルがナノ粒子の細胞内への取り込みを増強し，細胞毒性を示すことが本デバイスにより明らかとなった．従来の静止系での培養では，このような毒性効果は認められず，呼吸による力学的な環境を再現することで初めて明らかとなった．また，このデバイスを応用することで，肺水腫のモデル化が可能となっている[36]．インターロイキン-2 を血管側の流路に流すことで，肺胞上皮側への液漏れが認められ，呼吸による

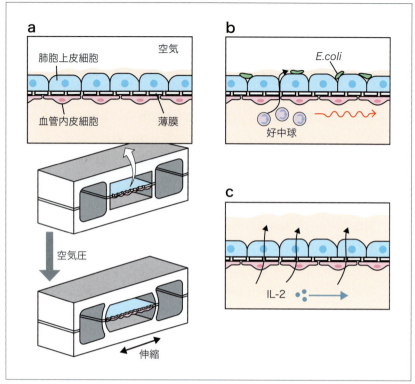

図 3-5-4　肺胞の模倣デバイス (Lung-on-a-chip)[35]
a：デバイスの概略図．肺胞上皮細胞と血管内皮細胞を薄膜の両面に層状に配置し，気液界面で培養を行う．空気圧を利用して左右の流路を変形させることで薄膜を伸縮させ，呼吸の動きを模倣する．
b：免疫応答の模倣．血管側の流路内を流れている好中球が，血管内皮細胞に接着し，薄膜を通り抜け肺胞側に遊走して細菌を除去する．
c：肺水腫のモデル化．インターロイキン-2 (IL-2) の刺激により，血管側の溶液が肺胞側に漏れ出す．

力学的な刺激が液漏れを増大させることが明らかとなった．このデバイスによって，力学的なシグナルに起因する薬剤の評価が可能となり，肺水腫に対する薬剤の効果が評価可能となった．このような力学的な刺激負荷による影響は，マウスの肺を用いた *ex vivo* モデルによる結果と良好に一致しており，*in vitro* の評価システムにおける力学的な環境の再現の重要性が示唆された．

2 Gut-on-a-chip

　同様なマイクロ流体デバイスを用いて，腸の蠕動運動を模倣することで細胞機能を再現したGut-on-a-chipが開発されている[37]．デバイス内の多孔性薄膜の両面に腸管上皮細胞と血管内皮細胞を配置し，薄膜を伸縮することで腸の蠕動運動を模倣し，さらに溶液の流れによる力学的な環境を模倣して培養を行うことで，腸の構造を再現するとともに細菌との共培養が達成されている．デバイス内で腸管上皮の癌細胞 (Caco-2) が三次元の腸絨毛

5. マイクロエンジニアリング技術を用いた生体模倣デバイス

に似た構造を形成し，腸のバリア機能の維持に加え，通常の培養法では困難な腸内細菌との共培養が可能となっている．これにより，病原性の細菌に対する薬剤評価など，これまでには困難であったさまざまなモデルが実現可能となっている[38]．本システムは癌細胞を利用している点に課題を有しているが，最近，ヒトの腸組織より回収した細胞を用いて作製したデバイス Small intestine-on-a-chip が開発された[39]．ヒトの腸陰窩を用いて腸の絨毛構造を再現しているため，ヒト体内の小腸機能を再現できる可能性を有しており，薬剤評価などへの今後の応用が期待される．本システムにおいても，血管内皮細胞との共培養による組織構造の模倣に加え，力学的な環境の模倣により腸絨毛構造が再現可能であることが示された．このように，腸においても力学的な環境の模倣により臓器レベルの細胞機能が保持可能となっている．

3 その他の Organ-on-a-chip

その他にも，マイクロ流体デバイスを用いて，近位尿細管の機能を再現した Kidney proximal tubule-on-a-chip[40] や iPS 細胞より誘導した蛸足細胞を用いて糸球体の機能を再現した Kidney glomerulus-on-a-chip[41] などが開発されており，さまざまな組織において力学的な環境の重要性が明らかとなってきている．このように，Organ-on-a-chip 技術を用いて細胞の立体構造や化学的な因子の模倣に加えて，力学的な環境の模倣を行うことで，より体内に近い臓器レベルの細胞機能が再現可能となっており，さまざまな病気のモデル化も可能となっている[42]．

7 おわりに

生体内の環境を忠実に再現することで，臓器レベルの細胞機能の保持を可能とする Organ-on-a-chip 技術は，新規なプラットフォームとしてさまざまな分野での利用が期待されている．iPS 細胞技術の利用により，さまざまな臓器由来の細胞が利用可能となり，各臓器の機能を再現可能なチップの開発が期待できる．通常では利用が困難な細胞や疾患細胞などが利用可能となり，これまでは再現が困難であった臓器や病気のモデル化が実現可能となり，基礎研究から創薬や再生医療などへの幅広い応用が期待できる．また，デバイスの利用により細胞の分化効率の向上が期待でき，生体内の環境を模倣した分化誘導デバイスの開発により，高効率な分化誘導が実現できる可能性がある．顎顔面領域に特化した Organ-on-a-chip は現状では存在しないが，NIH などでもモデルの構築が求められており，生体内環境を模倣したデバイスの開発により，新規な評価手法やモデルシステムの構築が期待されている．このような Organ-on-a-chip デバイスは，ヒトの細胞を用いることでヒト体内の挙動を評価・予測できる可能性を有しており，動物実験に替わる新規な評価手法となることが期待される．今後，細胞培養技術や材料技術の進歩により，Organ-on-a-chip が動物実験の代替法となることが切望される．

第3章 歯科再生医学のためのバイオマテリアル学

■ 生体模倣デバイスの開発

課題
- 免疫細胞や間質細胞などの非実質細胞との共培養による，より体内を模倣したデバイスの構築
- 臓器間の相互作用を評価するための共通の培養液や代替血液などの開発

実施項目
- iPS細胞などのヒト幹細胞を用いた各種細胞の作製およびデバイス内での分化・成熟化の誘導
- オルガノイドなどの三次元の細胞塊や血管などを組み込んだ三次元培養デバイスの構築

実現化
- ヒト体内の応答や薬物動態の評価および創薬や毒性試験における動物代替法としての利用
- 疾患iPS細胞の利用や病気の環境の再現による病気のモデル化の構築および創薬応用

（鳥澤勇介）

参考文献

1) Folch A, Toner M：Microengineering of cellular interactions. *Ann Rev Biomed Eng*, **2**：227〜256, 2000.
2) El-Ali J et al.：Cells on chips. *Nature*, **442**：403〜411, 2006.
3) Huh D et al.：Microengineered physiological biomimicry：Organs-on-chips. *Lab Chip*, **12**：2156〜2164, 2012.
4) Bhatia SN, Ingber DE：Microfluidic organs-on-chips. *Nat Biotechnol*, **32**：760〜772, 2014.
5) Esch EW et al.：Organs-on-chips at the frontiers of drug discovery. *Nat Rev Drug Discov*, **14**：248〜260, 2015.
6) Ingber DE：Developmentally inspired human 'organs on chips'. *Development*, **145**：dev156125, 2018.
7) Pampaloni F et al.：The third dimension bridge the gap between cell culture and live tissue. *Nat Rev Mol Cell Biol*, **8**：839〜845, 2007.
8) Paguirigan AL, Beebe DJ：From the cellular perspective：exploring differences in the cellular baseline in macroscale and microfluidic culture. *Integr Biol*, **1**：182〜195, 2009.
9) Helmlinger G et al.：Formation of endothelial cell networks. *Nature*, **405**：139〜141, 2000.
10) Shemesh J et al.：Flow-induced stress on adherent cells in microfluidic devices. *Lab Chip*, **15**：4114〜4127, 2015.
11) Esch MB et al.：How multi-organ microdevices can help foster drug development. *Adv Drug Deliv Rev*, **69**, **70**：158〜169, 2014.
12) Mammoto T et al.：Mechanochemical control of mesenchymal condensation and embryonic tooth organ formation. *Dev Cell*, **21**：758〜769, 2011.

5. マイクロエンジニアリング技術を用いた生体模倣デバイス

13) Chen CS et al.：Geometric control of cell life and death. *Science*, **276**：1425〜1428, 1997.
14) Hashmi B et al.：Developmentally-inspired shrink-wrap polymers for mechanical induction of tissue differentiation. *Adv Mater*, **26**：3253〜3257, 2014.
15) Hashmi B et al.：Mechanical induction of dentin-like differentiation by adult mouse bone marrow stromal cells using compressive scaffolds. *Stem Cell Res*, **24**：55〜60, 2017.
16) Torisawa Y et al.：Bone marrow-on-a-chip replicates hematopoietic niche physiology *in vitro*. *Nat Methods*, **11**：663〜669, 2014.
17) Torisawa Y et al.：Modeling hematopoiesis and responses to radiation countermeasures in a bone marrow-on-a-chip. *Tissue Eng C*, **22**：509〜515, 2016.
18) Gurdon JB, Bourillot P-Y：Morphogen gradient interpretation. *Nature*, **413**：797〜803, 2001.
19) Keenan TM, Folch A：Biomolecular gradients in cell culture systems. *Lab Chip*, **8**：34〜57, 2008.
20) Kim S et al.：Biological applications of microfluidic gradient devices. *Integr Biol*, **2**：584〜603, 2010.
21) Dertinger SKW et al.：Generation of gradients having complex shapes using microfluidic networks. *Anal Chem*, **73**：1240〜1246, 2001.
22) Jeon NL et al.：Neutrophil chemotaxis in linear and complex gradients of interleukin-8 formed in a microfabricated device. *Nat Biotechnol*, **20**：826〜830, 2002.
23) Wang SJ et al.：Differential effects of EGF gradient profiles on MDA-MB-231 breast cancer cell chemotaxis. *Exp Cell Res*, **300**：180〜189, 2004.
24) Park JY et al.：Differentiation of neural progenitor cells in a microfluidic chip-generated cytokine gradient. *Stem Cells*, **27**：2646〜2654, 2009.
25) Demers CJ et al.：Development-on-chip：*in vitro* neural tube patterning with a microfluidic device. *Development*, **143**：1884〜1892, 2016.
26) Tatarova Z et al.：Microfluidic co-culture platform to quantify chemotaxis of primary stem cells. *Lab Chip*, **16**：1934〜1945, 2016.
27) Wadhawan N et al.：Growth and positioning of adipose-derived stem cells in microfluidic devices. *Lab Chip*, **12**：4829〜4834, 2012.
28) Torisawa Y et al.：Microfluidic platform for chemotaxis in gradients formed by CXCL12 source-sink cells. *Integr Biol*, **2**：680〜686, 2010.
29) Kim S et al.：Engineering of functional, perfusable 3D microvascular networks on a chip. *Lab Chip*, **13**：1489〜1500, 2013.
30) Jusoh N et al.：Microfluidic vascularized bone tissue model with hydroxyapatite-incorporated extracellular matrix. *Lab Chip*, **15**：3984〜3988, 2015.
31) Nashimoto Y et al.：Integrating perfusable vascular networks with a three-dimensional tissue in a microfluidic device. *Integr Biol*, **9**：506〜518, 2017.
32) Sano E et al：Engineering of vascularized 3D cell constructs to model cellular interactions through a vascular network. *Biomicrofluidics*, **12**：042204, 2018.
33) Takebe T et al.：Synergistic engineering：Organoids meet organs-on-a-chip. *Cell Stem Cell*, **21**：297〜300, 2017.
34) Polacheck WJ et al.：Microfluidic platforms for mechanobiology. *Lab Chip*, **13**：2252〜2267, 2013.
35) Huh D et al.：Reconstituting organ-level lung functions on a chip. *Science*, **328**：1662〜1668, 2010.
36) Huh D et al.：A human disease model of drug toxicity-induced pulmonary edema in a lung-on-a-chip microdevice. *Sci Transl Med*, **4**：159ra147, 2012.
37) Kim HJ et al.：Human gut-on-a-chip inhabited by microbial flora that experiences intestinal peristalsis-like motions and flow. *Lab Chip*, **12**：2165〜2174, 2012.
38) Kim HJ et al.：Contributions of microbiome and mechanical deformation to intestinal bacterial overgrowth and inflammation in a human gut-on-a-chip. *Proc Natl Acad Sci USA*, **113**：E7〜E15, 2016.
39) Kasendra M et al.：Development of a primary human Small Intestine-on-a-Chip using biopsy-derived organoids. *Sci Rep*, **8**：2871, 2018.
40) Jang KJ et al.：Human kidney proximal tubule-on-a-chip for drug transport and nephrotoxicity assessment. *Integr Biol*, **5**：1119〜1129, 2013.
41) Musah S et al.：Mature induced-pluripotent-stem-cell-derived human podocytes reconstitute kidney glomerular-capillary-wall function on a chip. *Nat Biomed Eng*, **1**：0069, 2017.
42) Benam KH et al.：Engineered *in vitro* disease models. *Annu Rev Pathol*, **10**：195〜262, 2015.

205

第3章　歯科再生医学のためのバイオマテリアル学

6 三次元オルガノイド形成

1 はじめに

　ドナー臓器の供給が不足していることから，疾病や事故により失われた臓器や組織の治療において，再生医療，特に細胞を用いた細胞治療に大きな期待がもたれている．細胞治療において，主に胚性幹細胞（ES細胞）や人工多能性幹細胞（iPS細胞）のような多能性幹細胞と，これらよりも分化が限定される体性幹細胞を用いた臨床応用研究が進められている．生体外で幹細胞の挙動や分化を制御するために培養培地中に添加する薬剤や成長因子などの生化学的因子，機械的刺激や硬さなどの物理因子，細胞外基質や合成高分子など細胞の足場となるバイオマテリアルに関する研究が世界中で精力的に進められている．化学，物理因子を厳密にコントロールすることによって，人為的に臓器構造や機能を部分的に再現した三次元細胞構造体（オルガノイド）を形成する過程はオルガノジェネシスとよばれており，本稿ではこれらを統合した新しい取り組みとして注目されているオルガノイド研究を中心に解説する．

2 三次元オルガノジェネシス

1 三次元オルガノイドとは

　わが国発の革新的細胞移植法の1つとして，細胞シート技術が開発され[1]，臨床応用によりさまざまな臓器において治療効果があることが示されている[2]．二次元の細胞シートを積層することで三次元化し移植する技術も開発されている．さらに，幹細胞生物学の発展とともにさまざまな三次元細胞培養法が提案され，二次元培養よりも生体内環境に近い状態での培養や，組織や器官モデルが *in vitro* で構築されている．このような三次元的な *in vitro* 構築物は，三次元オルガノイドとよばれている．生物の発生期において複数種の細胞が物理化学的因子や成長因子によって時空間的に制御され，複雑な器官構造が形成される．三次元オルガノイドはこのような発生期をモデルとする人為的な組織工学的アプローチによって構築される．三次元オルガノイドは，生体外で臓器，器官の形態や機能を部分的に再現できるためミニ臓器ともよばれ，細胞分化制御を可能とする幹細胞生物学の進展に伴い，その研究が急速に発展してきている．

笹井らのグループは三次元自己組織化技術を用いて ES 細胞から細胞凝集体をつくり，分化誘導することで網膜原基である眼杯に類似した立体組織作製に成功している[3]．武部らのグループは，発生期の肝臓形成過程を模倣し，内胚葉細胞，間葉系細胞，血管内皮細胞の共培養により，三次元肝芽が自律的に形成されることを見出している[4]．この肝オルガノイドは，生体内へ移植することでホスト血管とつながり，早期の血液灌流と肝機能発現が起こることが示されている．Helmrath らは，ヒト ES 細胞や iPS 細胞から腸オルガノイドを作製し，マウスに移植することで機能的な腸構造が形成されることを示した[5]．Gage らのグループは，ヒト脳オルガノイドを作製し，マウス脳に移植することでオルガノイドがホスト血管網と接続し，機能的なシナプス形成が起こることを示した[6]．Paşca らは，腹側前脳領域と背側前脳領域の球状細胞凝集塊を別々に作製し，これらを生体外で融合することで発生段階を模倣した介在ニューロンの皮質への移動が起こり，皮質グルタミン酸作動性ニューロンおよびシナプスが形成されることを報告している[7]．このように，さまざまな三次元オルガノイドが現在作製されており，二次元培養では困難であった「生体外で機能する」または「生体内へ移植後すぐに機能する」細胞組織体の構築が可能となってきている．

2 三次元オルガノイドの構築

三次元オルガノイド構築には，細胞内の情報伝達経路を明らかにし，サイトカインや阻害剤などを用いて細胞分化を制御する細胞生物学的技術に加えて，細胞の三次元化を促す培養デバイス，細胞接着や分化を促進する足場材料，細胞を望みの二次元，三次元配列に組み上げるバイオファブリケーション，組織工学技術などの融合が重要である．近年数十〜数百マイクロメートルオーダーの細胞や自己組織化により形成した細胞凝集塊をバイオファブリケーション技術によってミリからセンチメートルオーダーに集積化，高度化することが可能となってきている．付加製造 additive manufacturing は，三次元構造体のデジタルデータを元に 3D プリンティングにより造形を行う手法である．最近，バイオマテリアル，細胞を用いた 3D バイオプリンティング技術が発展し，大きなサイズの細胞組織体形成に有効であると期待されている[8]．

3 三次元オルガノイドの応用

微細加工技術を応用したマイクロ流体デバイスやバイオリアクターは，オルガノイド形成，オルガノイドを用いた病態解明や創薬への応用が期待されている．Song, Ming らのグループが開発したバイオリアクターは前脳オルガノイドを作製でき，この前脳オルガノイドに Zika virus を曝露することでウイルス感染が引き起こす脳への影響を調べることができることを示している[9]．分化誘導した細胞をマイクロ流体デバイス上に播種し，生体内の微小環境を再現する Organ-on-a-chip は，チップ上で臓器の機能や生体反応を再現する試みが進められており，Lang-on-a-chip[10]，Bone marrow-on-a-chip[11] などが報告されている．さらに，種々の臓器モデルとなるオルガノイドを 1 つのマイクロチップ上で培養

第3章　歯科再生医学のためのバイオマテリアル学

し，薬物代謝などにおける臓器間相互作用を解析することが可能な Body-on-a-chip も提案されている[12]．

3 顎顔面領域のオルガノジェネシス

1 歯の発生

歯は歯原性上皮細胞と歯原性間葉細胞が相互作用することにより発生する．歯原性上皮細胞は，蕾状期，帽状期，鐘状期を経て前エナメル芽細胞へと分化する．さらに，分泌前期，分泌期，成熟期の過程を通じてエナメル芽細胞へ分化する．基底膜基質はエナメル芽細胞を調節する基底膜となり，エナメル芽細胞が分泌期においてエナメルマトリックスタンパク質を産生する．エナメル芽細胞が分泌する主なタンパク質は，アメロゲニンタンパク質と非アメロゲニンタンパク質の大きく2つに分類される．非アメロゲニンタンパク質としてアメロブラスチン ameloblastin やエナメリンがある．アメロブラスチンは歯特異的な糖タンパク質であり，分泌期で発現が高まり，成熟期で減少する．アメロブラスチンは，エナメル芽細胞の分化を維持する働きがある．一方，アメロゲニン amelogenin は，エナメル質形成に寄与するエナメルマトリックスの主成分である．

2 歯の再生

Hu らのグループは，臼歯歯胚から調製した上皮，間葉細胞ペレットを共培養することで歯の発生段階を *in vitro* で模倣し，それを皮下に移植することで歯様構造体が得られることを報告した[13]．辻らのグループは，細胞凝集塊を用いて歯胚形成をモデルとした上皮間葉相互作用を *in vitro* で再現することで機能的な歯の再生の可能性を示している[14]．同グループは同様の手法で，唾液腺[15]の再生についても報告している．口腔内細胞のオルガノイドとして味幹細胞による味蕾オルガノイドについても報告がある[16]．

3 スフェロイド培養

歯の再生における三次元オルガノイド作製の基盤技術として歯関連細胞のスフェロイド培養が行われている．スフェロイド培養とは，球状に高密度で細胞を凝集させて培養する方法である．ラット切歯から樹立された歯原性上皮細胞株 SF2 細胞[17]は，成長因子などによりエナメルマトリックスタンパク質を産生し，エナメル芽細胞へと分化する．また，SF2 細胞と iPS 細胞の共培養により，iPS 細胞の歯原性上皮細胞分化を誘導することが見出されており[18]，iPS 細胞によるエナメル質再生を可能とする技術として期待されている．

三次元培養環境下においてエナメル芽細胞の分化制御や解明を目的としてエナメル芽細胞前駆細胞を三次元培養器により培養された例を示す[19]．培養器を用いることで SF2 細胞は，播種1日以内にほぼ均一な大きさのスフェロイドを形成した．スフェロイド直径の培養日数による大きな変化はみられなかった．リアルタイム PCR により SF2 細胞の平面培養と三次元培養におけるエナメルマトリックスタンパク質の発現が比較された．三次元培

208

養ではエナメルマトリックスタンパク質であるアメロブラスチン，アメロゲニンのいずれにおいても平面培養に比べて有意に高い発現を認めた．三次元培養ではアメロブラスチン，アメロゲニンの発現が平面培養に比べそれぞれ23倍，400倍と著しい発現上昇が認められた．三次元培養はエナメル芽細胞の分化促進に効果的であることが示唆された．

さらに，三次元培養がエナメル芽細胞の成熟期における石灰化へ与える影響についてVon Kossa染色により検討された．その結果，培養5日目で三次元培養においてスフェロイドの石灰化が観察され，三次元培養はエナメル芽細胞分化を促進し，石灰化を誘導することが示された．エナメル芽細胞は分化の過程でアポトーシスを起こすことが知られているため，スフェロイド化SF2細胞のアポトーシスについて検討された．その結果，石灰化誘導培地中のスフェロイドでは非分化誘導培地中と比較してアポトーシス細胞が多いことが明らかとなった．以上より，三次元培養はエナメル芽細胞の最終分化を誘導することでアポトーシスによる細胞死を誘導することが示唆された．

細胞間接着はエナメル芽細胞の分化に重要であり，三次元培養は二次元培養よりも細胞間接着がより密になるため，歯原性上皮細胞のエナメル芽細胞分化を促進する可能性が考えられた．この研究においては，平面培養では必須であった成長因子の添加を必要とせず，従来法より簡便，短期間で分化期，基質形成期，移行期の一連のエナメル芽細胞分化を解析するのに適したモデルであることが示された．SF2細胞はiPS細胞と共培養することでiPS細胞のエナメル芽細胞への分化を誘導する[18]ことから，三次元培養がiPS細胞の分化誘導をより効率的にでき，歯の再生医療への応用が期待できる．

4 三次元オルガノジェネシスのためのスフェロイド培養

上述したような生体外で器官原基を構築する方法において，三次元細胞培養技術が重要である．三次元培養には，細胞の足場となる担体材料（スキャフォールド）を三次元的に作製し，ここに細胞を播種することで三次元培養する三次元担体培養と，担体材料を用いずに細胞だけで三次元構造を作製するスキャフォールドフリー三次元培養がある．さまざまな三次元培養法が提案されているが，スフェロイド培養は大きな三次元オルガノイド形成におけるビルディングブロックとして利用できるため，三次元培養の基盤技術の1つとして注目されている[20,21]．ここではスキャフォールドフリー三次元培養の1つであるスフェロイド培養について概説する（**図3-6-1**）．

1 スフェロイド培養法

簡便に均一なサイズのスフェロイドを一度に大量に作製する技術は，スフェロイドの再生医療や薬剤スクリーニング応用，オルガノイド形成のためにニーズが高く，これまでに多くの手法が提案されている．

スフェロイド形成法として古くから行われている手法としてハンギングドロップ法がある．これは，細胞懸濁液を平板に少量滴下し，それを下向きに置くと重力によって液滴が

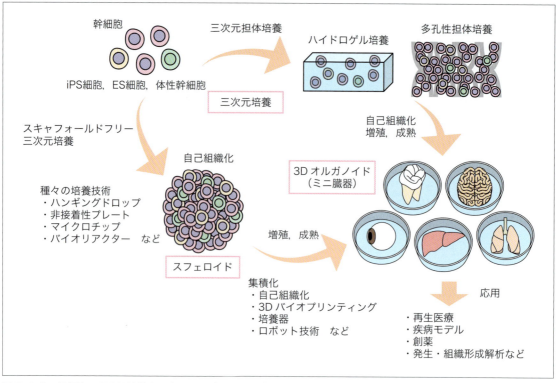

図 3-6-1　幹細胞の三次元培養と三次元オルガノイド形成
本稿では特に 3D オルガノイド形成におけるビルディングブロックとなるスフェロイドの培養技術について概説している．

半球状になることを利用して細胞を一点に集め，スフェロイドを形成させる．大量のスフェロイドを形成させるには手間と作業の習熟が必要であることが問題であったが，これを解決するハンギングドロップアレイ法が報告されている[22]．

簡便に一度に大量のスフェロイドが得られる方法の1つとしてスピナーフラスコ法がある．この手法では撹拌によって底面への細胞接着を抑制し，細胞同士の凝集を促すことでスフェロイドを形成させる．撹拌速度や細胞密度などで形成するスフェロイドサイズを制御することがある程度可能であるが，撹拌によるせん断応力による細胞へのダメージが懸念される．

最近では超親水性加工やナノパターン加工樹脂によって細胞接着を抑制することができるさまざまなスフェロイド培養用プレートが市販されており，簡便にスフェロイドを調製できるようになっている．

また，微細加工技術を用いることで多数のスフェロイド形成のための孔を作製し，大量のスフェロイドを一度に形成することができるマイクロチップによるスフェロイド形成法が提案されている[23]．

さらに，スフェロイドをインクジェットプリンタのインクのようにして用いるバイオプリンタやロボットによってスフェロイドを自動積層する装置も開発されており，比較的大きな三次元組織体構築がスフェロイドを利用することで可能であることも示されている[24]．

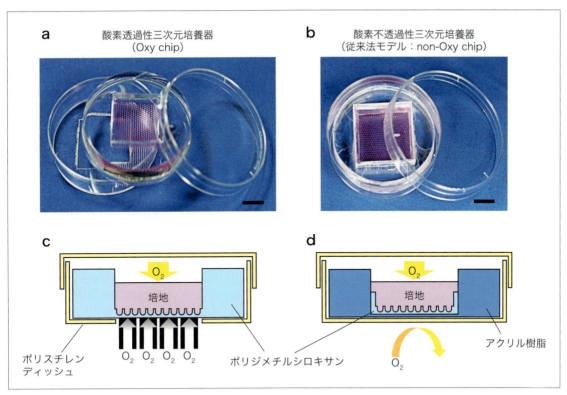

図 3-6-2　酸素透過性三次元培養器（Oxy chip）（a, c）および従来法モデルである酸素不透過性三次元培養器（non-Oxy chip）（b, d）の写真と断面の模式図[25]

2 スフェロイドの内部壊死

　多くのスフェロイド作製法が報告されているが，スフェロイドを再生医療へ応用するために解決するべき課題として，酸素欠乏による中心部の壊死がある．三次元細胞培養では局所的に細胞密度が高くなり，二次元培養に比べて酸素濃度の影響を受けやすい．スフェロイドへの酸素供給は，その表面からの拡散に依存し，サイズが大きくなると内部への供給量が低下するためサイズ制御が重要である．肝細胞をスフェロイド化した場合，直径が 150 μm 以上になると中心部への酸素供給が不足し，低酸素による壊死が起こる．このような内部壊死は固形癌モデルとして創薬分野で有用である．

3 Oxy chip によるスフェロイド内部壊死の抑制

　スフェロイドを再生医療応用する場合には，内部壊死を抑制することが望ましいが，これまでスフェロイドサイズを制御でき，かつ内部低酸素化を抑制する手法はほとんどなかった．この問題点を解決するため，スフェロイドへ安定に酸素供給可能な三次元細胞培養器 Oxy chip が開発された[25]．図 3-6-2 にこのスフェロイド培養器を示す．この培養器は酸素透過性高分子であるポリジメチルシロキサン（PDMS）を基材として作製されている．培養器表面には約 500 個のスフェロイド形成部位（直径 1.0 mm，深さ 1.0 mm）が設けら

第3章 歯科再生医学のためのバイオマテリアル学

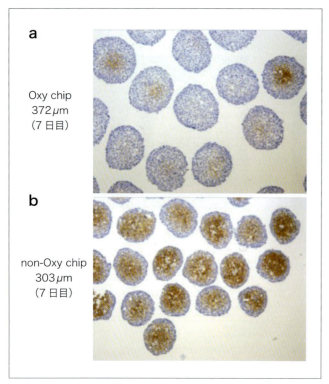

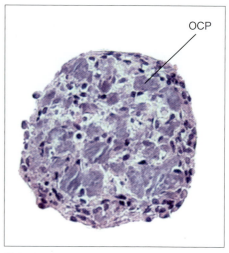

図3-6-4 Oxy chip 上で形成した間葉系幹細胞/OCP ハイブリッドスフェロイドの組織切片（HE 染色）[30]

図3-6-3 Oxy chip（a）および non-Oxy chip（b）で培養した肝癌細胞株 HepG2 スフェロイドの低酸素プローブ染色（低酸素領域が茶色く染色）[25]
Oxy chip は従来法に比べてスフェロイド内部の低酸素化を大幅に低減し，酸素欠乏による壊死を抑制する．

れ，細胞懸濁液を細胞培養部位に入れるだけで，自己組織化的にサイズの均一なスフェロイドが形成されるように設計されている．スフェロイド形成部位表面への細胞接着を抑制するため，作製した培養器表面に両親媒性高分子であるプルロニックを吸着させることにより，スフェロイド形成を促進することができる．この培養器を用いることで肝癌細胞株 HepG2 のスフェロイドの内部低酸素状態とそれに続く内部壊死を大幅に低減できることが示された（図3-6-3）．また，酸素供給を行うことでアルブミン産生のような肝細胞機能の向上と長期維持が可能になることが示された．

4 Oxy chip の骨再生治療への応用

さらに Oxy chip の骨再生治療への応用を目的として，間葉系幹細胞の骨芽細胞分化に与える影響について検討が行われた[26]．間葉系幹細胞株 D1 細胞を Oxy chip と従来のスフェロイド培養モデルである酸素不透過性培養器，ポリスチレン製培養プレート（平面培養）に播種し，骨分化培地を用いて培養し，骨芽細胞分化への影響が比較された．骨芽細胞分化マーカーであるアルカリホスファターゼ alkaline phosphatase（ALP）活性が Oxy chip

212

で有意に上昇した．また，DNAアレイを用いた解析により，オステオネクチン，オステオポンチンのような他の骨芽細胞マーカーについても，Oxy chipで培養することにより有意に発現が上昇した．一方，従来の酸素供給がないスフェロイド培養器では軟骨細胞，脂肪細胞のマーカー遺伝子の発現が上昇した．これらの結果から，間葉系幹細胞の三次元培養において酸素濃度が分化に影響を与え，酸素濃度によって間葉系幹細胞の分化制御が可能であることが示唆された．

5 細胞-リン酸カルシウムのハイブリッドスフェロイド形成

自家骨に変わる人工骨補塡材としてハイドロキシアパタイトやβ型リン酸三カルシウム（β-TCP）がすでに臨床で広く利用されている．β-TCPと同様に生体内で吸収され，骨再生を促進する骨再生担体としてリン酸カルシウムの一種であるリン酸八カルシウム（OCP）がある[27]．OCPはハイドロキシアパタイトの前駆物質であり，生理的環境下において徐々にハイドロキシアパタイトへと結晶転換を起こす．この転換において周囲からのカルシウムイオンの取り込み，リン酸イオンの放出が起こり，この過程が間質細胞の骨芽細胞分化を促進することが報告されている[28,29]．OCP粒子をスフェロイド形成過程に共存させ，骨芽細胞分化と骨再生を促進する足場材料と骨芽細胞によるハイブリッドスフェロイドを形成させる三次元培養が試みられた[30]．Oxy chipに間葉系幹細胞とおよそ50 μm以下に整粒したOCP粒子を入れることにより培養器内で細胞はOCP粒子を取り囲むようにスフェロイドを形成し，細胞-リン酸カルシウムのハイブリッドスフェロイドが形成された（**図3-6-4**）．比較として用いたハイドロキシアパタイトやβ-TCPにおいても同様にハイブリッドスフェロイドが形成された．骨芽細胞への分化は，ALP活性測定によって比較された．その結果，リン酸カルシウムがない場合に比べて，リン酸カルシウム存在下でALP活性が上昇し，OCPとの複合体が最も高いALP活性を示した（リン酸カルシウムがない場合の20倍のALP活性）．この結果から，間葉系幹細胞スフェロイド化による三次元培養の効果とOxy chipからの酸素供給の効果に加えて，リン酸カルシウムとの複合化，特にOCPとの複合化が骨芽細胞分化を大幅に促進することが見出された．酸素供給下における細胞-リン酸カルシウムのハイブリッドスフェロイド形成は迅速な移植用細胞の調製と骨再生に有効であることが示唆された．

5 おわりに

三次元オルガノイド培養の最近の展開とその基盤技術の1つであるスフェロイド培養法についてまとめた．*in vitro*培養において，三次元細胞組織体は酸素不足による壊死が問題となる．本稿で紹介した酸素透過性培養器はスフェロイドサイズ制御と細胞生存率，機能を向上，維持することができるため，従来法では困難であった「活きのよいスフェロイド」を簡便に大量調製することができる．また，細胞とリン酸カルシウム材料とのハイブリッド化は細胞分化の促進と*in vivo*へ移植した際の足場としての機能も期待できる．今

後，このデバイスを用いた硬組織再生医療への応用が期待できる．また，良質な三次元細胞組織体は，次世代の創薬分野における臓器モデルプラットフォームとしての期待も高い．三次元オルガノイドは硬組織を含めさまざまな組織の再生医療や創薬への応用が期待されている．

■ 三次元オルガノイド形成

課題
- 三次元オルガノイド研究は生体模倣をめざした挑戦段階であり，オルガノイド形成は煩雑で複雑な操作が必要
- 低コストで再現性の高い三次元培養技術の開発とオルガノイド大量製造技術開発

実施項目
- 簡便で低コストの三次元培養法開発，血管などを含む複数細胞種を高い再現性で組織化する技術の開発，製品の品質保証
- 移植可能な三次元オルガノイドの大量製造自動技術の開発

実現化
- 不足する置換用臓器の代替となりうる三次元オルガノイドの作製
- 動物試験の代替となる患者由来 iPS 細胞のオルガノイドの創薬分野への応用

（穴田貴久，鈴木　治）

参考文献

1) Yamada N et al.：Thermo-responsive polymeric surfaces；control of attachment and detachment of cultured cells. *Die Makromolekulare Chemie, Rapid Commun*, **11**(11)：571〜576, 2003.

2) Nishida K et al.：Corneal reconstruction with tissue-engineered cell sheets composed of autologous oral mucosal epithelium. *N Engl J Med*, **351**(12)：1187〜1196, 2004.

3) Nakano T et al.：Self-formation of optic cups and storable stratified neural retina from human ESCs. *Cell Stem Cell*, **10**(6)：771〜785, 2012.

4) Takebe T et al.：Vascularized and functional human liver from an iPSC-derived organ bud transplant. *Nature*, **499**(7459)：481〜484, 2013.

5) Watson CL et al.：An in vivo model of human small intestine using pluripotent stem cells. *Nature Med*, **20**(11)：

1310〜1314, 2014.

6) Mansour AA et al：An in vivo model of functional and vascularized human brain organoids. *Nature Biotech*, **36** (5)：432〜441, 2018.

7) Birey F et al.：Assembly of functionally integrated human forebrain spheroids. *Nature*, **545**(7652)：54〜59, 2017.

8) Murphy SV et al.：3D bioprinting of tissues and organs. *Nature Biotech*, **32**(8)：773〜785, 2014.

9) Qian X et al.：Brain-region-specific organoids using mini-bioreactors for modeling ZIKV exposure. *Cell*, **165**(5)：1238〜1254, 2016.

10) Huh D et al.：Reconstituting organ-level lung functions on a chip. *Science*, **328**(5986)：1662〜1668, 2010.

11) Torisawa YS et al.：Bone marrow-on-a-chip replicates hematopoietic niche physiology in vitro. *Nature Methods*, **11**(6)：663〜669, 2014.

12) Edington CD et al.：Interconnected microphysiological systems for quantitative biology and pharmacology studies. *Sci Rep*, **8**(1)：4530, 2018.

13) Hu B et al.：Tissue engineering of tooth crown, root, and periodontium. *Tissue Eng*, **12**(8)：2069〜2075, 2006.

14) Ikeda E et al.：Fully functional bioengineered tooth replacement as an organ replacement therapy. *Proc Nat Acad Sci U S A*, **106**(32)：13475〜13480, 2009.

15) Ogawa M et al.：Saliva secretion in engrafted mouse bioengineered salivary glands using taste stimulation. *J Prosthodont Res*, **58**(1)：17〜25, 2014.

16) Ren W et al.：Single Lgr5- or Lgr6-expressing taste stem/progenitor cells generate taste bud cells ex vivo. *Proc Nat Acad Sci U S A*, **111**(46)：16401〜16406, 2014.

17) Fukumoto S et al.：Ameloblastin is a cell adhesion molecule required for maintaining the differentiation state of ameloblasts. *J Cell Biol*, **167**(5)：973〜983, 2004.

18) Arakaki M et al.：Role of epithelial-stem cell interactions during dental cell differentiation. *J Biol Chem*, **287**(13)：10590〜10601, 2012.

19) Tadaki M et al.：A 3D culture model study monitoring differentiation of dental epithelial cells into ameloblast-like cells. *RSC Advances*, **6**(67)：62109〜62118, 2016.

20) Kelm JM et al.：Design of custom-shaped vascularized tissues using microtissue spheroids as minimal building units. *Tissue Eng*, **12**(8)：2151〜2160, 2006.

21) Mironov V et al.：Organ printing：tissue spheroids as building blocks. *Biomaterials*, **30**(12)：2164〜2174, 2009.

22) Tung YC et al.：High-throughput 3D spheroid culture and drug testing using a 384 hanging drop array. *Analyst*, **136**(3)：473〜478, 2011.

23) Sakai Y et al.：Technique for the control ofspheroid diameter using microfabricated chips. *Acta Biomater*, **3**：1033〜1040, 2007.

24) Itoh M et al.：Scaffold-Free Tubular Tissues Created by a Bio-3D Printer Undergo Remodeling and Endothelialization when Implanted in Rat Aortae. *PloS One*, **10**(9)：e0136681, 2015.

25) Anada T et al.：An oxygen-permeable spheroid culture system for the prevention of central hypoxia and necrosis of spheroids. *Biomaterials*, **33**(33)：8430〜8441, 2012.

26) Kamoya T et al.：An oxygen-permeable spheroid culture chip（Oxy chip）promotes osteoblastic differentiation of mesenchymal stem cells. *Sensors and Actuators B：Chemical*, **232**：75〜83, 2016.

27) Suzuki O et al.：Bone regeneration by synthetic octacalcium phosphate and its role in biological mineralization. *Curr Med Chem*, **15**(3)：305〜313, 2008.

28) Anada T et al.：Dose-dependent osteogenic effect of octacalcium phosphate on mouse bone marrow stromal cells. *Tissue Eng Part A*, **14**(6)：965〜978, 2008.

29) Suzuki O et al.：Bone formation enhanced by implanted octacalcium phosphate involving conversion into Ca-deficient hydroxyapatite. *Biomaterials*, **27**(13)：2671〜2681, 2006.

30) Anada T et al.：Evaluation of bioactivity of octacalcium phosphate using osteoblastic cell aggregates on a spheroid culture device. *Regenerative Therapy*, **3**：58〜62, 2016.

第4章 最先端歯科再生医療

第4章　最先端歯科再生医療

1 歯髄・象牙質再生医療

1 はじめに

　歯髄と象牙質はいずれも歯乳頭に由来する組織であり，発生学的には同一の起源をもつ．また，象牙質に加わる物理化学的刺激は，象牙細管を介して歯髄にさまざまな影響を与える．そのため，歯髄と象牙質はときに1つの生体組織としてとらえられ，「象牙質・歯髄複合体」とよばれることもある．しかし，再生医学の観点からは，歯髄と象牙質を再生させるアプローチは基本的に大きく異なる．

　歯髄の再生は，根管内に残存する一部の歯髄に成長因子を適用したり，歯髄が喪失した根管に細胞を移植するなどの方法によって達成される．

　一方，象牙質については，組織が欠損した部位の近傍の歯髄に成長因子などを作用させ，歯髄に存在する幹細胞の象牙芽細胞への分化を誘導して再生を行う．

　したがって，本稿では，歯髄と象牙質の再生を大別して取り扱い，それぞれの再生医療の実現に向けた基礎研究と臨床研究について解説する．

2 歯髄再生医療

1 歯髄再生医療の背景

　歯髄は，象牙質という硬組織に囲まれた特殊な環境下に存在する結合組織を主とする器官であり，歯の感覚の維持や象牙質の修復などさまざまな役割を担っている．しかし，歯髄が細菌感染などによって不可逆性の炎症に陥った場合には，生活歯髄切断法あるいは抜髄処置によって，その一部あるいは全部が取り除かれる．こういった歯髄除去療法は，近年の器材や薬剤の発展により一定の成功率を示しているが，抜髄処置が施された歯では，齲蝕や根尖性歯周炎の発症リスクが増加し，最終的に抜歯に至るケースもみられる．無髄歯の喪失リスクを有髄歯と比較した場合，前歯と小臼歯では1.8倍に，大臼歯においては7.4倍にも増加するという報告があり，歯髄の有無は歯の寿命に大きくかかわっているといえる．

　上記のような観点から，従来の根管充塡材を用いた処置にとって代わる画期的な手法として，歯髄再生療法が注目されている．残念ながら，現時点では，臨床応用にまで至った

ものは存在しないが，歯髄再生に関する研究は年々さかんになっている．ここでは，無髄になった失活歯に歯髄を再生させる試みに関して，昨今報告された興味深い基礎研究および臨床研究を取り上げ，解説する．

2 歯髄再生の目的

失活歯に歯髄を再生させる主な目的としては，
①歯髄感覚（痛覚）の回復
②象牙質形成能の回復
③免疫機能の発現
がある．

1）歯髄感覚（痛覚）の回復

歯は口腔内においてさまざまな物理化学的刺激を受けるが，歯髄が存在することによって，固有感覚としての痛覚を保持することができる．したがって，歯髄を再生させることは，歯に発生する疾患を早期に感知し，また予防するうえできわめて重要な意義をもつ．

2）象牙質形成能の回復

生理的刺激に対する第二象牙質，病的刺激に対する第三象牙質の形成が歯の内部で誘導されるためには，歯髄が必要である．また，根未完成歯においては，歯髄を再生させることで生理的な歯根形成や根尖孔の完成が期待できる．

3）免疫機能の発現

細菌感染に対する歯髄の防御機構は，炎症反応を主体とした自然免疫である．細菌が感染すると各種サイトカインが遊離し，最終的には好中球やマクロファージによって貪食されるが，歯髄を再生することで，こういった免疫機能も回復させることができる．

3 細胞治療による歯髄再生のアプローチ

1）手 法

無髄歯根管内における歯髄の再生については，未だゴールドスタンダードとよばれる手法はなく，研究開発の途上である．しかし，これまでに，動物モデルなどを用いて歯髄再生を達成したという研究が数多く報告されている．これらに用いられている歯髄再生に向けた細胞治療としてのアプローチは，細胞移植，細胞誘導，あるいはそれらを組み合わせた手法に大別される．

（1）細胞移植

組織工学の概念を元に，培養細胞とバイオマテリアル〔足場材料（スキャフォールド）〕や成長因子を組み合わせた複合体を無髄歯根管内に充塡し，移植した細胞が象牙芽細胞や血管系細胞などの歯髄を構成する細胞に分化することで歯髄再生を図る．細胞移植のアプローチは，採取した細胞をそのまま足場とともに根管内に充塡して歯髄再生を試みる手法（図4-1-1a）と，あらかじめ細胞と足場を生体外で培養し，歯髄様組織として構築した複合体を根管内に充塡することで歯髄再生を図る手法（図4-1-1b）に分けることができる．

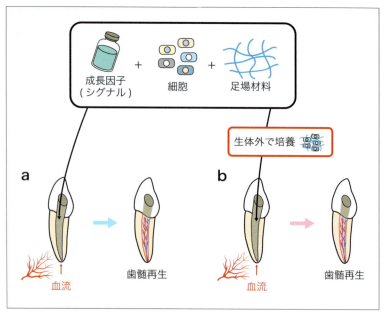

図 4-1-1　細胞移植による歯髄再生のアプローチ

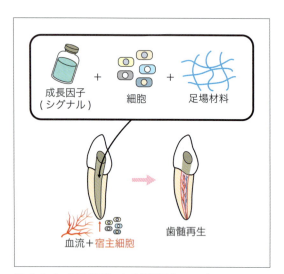

図 4-1-2　細胞誘導による歯髄再生のアプローチ

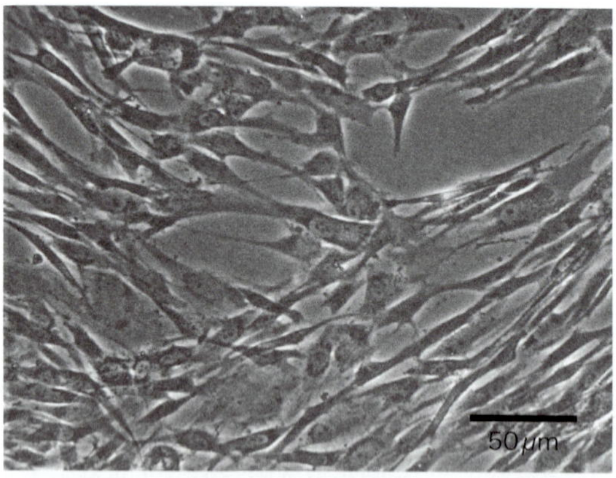

図 4-1-3　ヒト第三大臼歯から採取された歯髄幹細胞

(2) 細胞誘導

バイオマテリアルとともに移植した細胞や薬剤が根尖部周囲組織の細胞を無髄歯根管内に誘導することで，それらの細胞が根管内で歯髄様組織を形成することを期待した手法である（**図 4-1-2**）．後述する臨床研究では，この手法で抜髄根管に歯髄を再生させることに成功している．

2）用いられる細胞

（1）歯髄幹細胞

歯髄幹細胞 dental pulp stem cell（DPSC；**図4-1-3**）は，歯髄組織から採取できる体性幹細胞の1つであり，ヒト第三大臼歯から採取したものが歯髄再生医療の実現を目的とした研究で使用されている．歯髄幹細胞は多分化能を有しており，脂肪細胞，軟骨細胞，骨芽細胞などの間葉系組織細胞や，神経，象牙芽細胞，さらには血管内皮細胞といった象牙質・歯髄複合体の再生に必要な細胞種にも分化できることが知られている[1]．

（2）分画・分取した歯髄幹細胞

一般的な分離手法で得られる歯髄幹細胞は均一な細胞群とはいいがたく，間葉系幹細胞や線維芽細胞を含む不均質（ヘテロ）な細胞群と考えられている．そこで，これらの細胞群から歯髄再生に有効な細胞だけを分離し，応用するという試みがなされている．その中で，細胞表面マーカーであるCD105を発現している細胞（CD105陽性細胞）が血管新生能と神経誘導能に優れていることが報告された[2]．当初，CD105陽性細胞を分画・分取するために細胞に傷害をもたらす処理が必要であったため，臨床応用には適していなかったが，その後，膜分取法*という新たな細胞の分取技術が開発され，これを用いた臨床研究が実施されている．

（3）脱落乳歯幹細胞

自然に脱落したヒト乳歯に残存するわずかな歯髄組織中の幹細胞を単離したものを（ヒト）脱落乳歯幹細胞 stem cells from human exfoliated deciduous teeth（SHED）とよび，2003年にその特徴が初めて報告された[3]．脱落乳歯幹細胞は，歯髄幹細胞と同様に *in vitro* において，象牙芽細胞，骨芽細胞，脂肪細胞，神経細胞，血管内皮細胞などに分化できることが知られている．他の体性幹細胞と異なり，この細胞の採取には大きな侵襲を伴わないという特徴があり，また，骨髄由来間葉系幹細胞や歯髄幹細胞に比べて高い細胞増殖能を有していることから，骨や歯周組織の再生医療にも有用な細胞として注目を浴びている．

（4）iPS細胞

歯髄は発生学的にみると頭部神経堤由来の外胚葉性間葉組織であり，神経堤細胞が歯原性上皮細胞と相互作用することによって形成される．したがって，この神経堤細胞を簡便に作製することができれば，歯髄再生のための有用な細胞ソースになりうる．ES（胚性幹）細胞で確立されていた神経堤細胞への分化誘導法を応用し，iPS（人工多能性幹）細胞からも神経堤様細胞を樹立できたとする報告がある[4]．ただし，その歯髄再生医療への応用については，腫瘍形成など，iPS細胞特有の解決すべき多くの課題が残されている．

（5）その他の幹細胞

根未完成歯の根尖部組織においても，象牙芽細胞を含む間葉系組織細胞への多分化能を有する体性幹細胞が存在することがわかっている．歯の発生段階で形成される歯乳頭から採取できる歯乳頭幹細胞 stem cells from root apical papilla（SCAP）[5]，根未完成歯周囲を

---

*膜分取法：細胞が透過できる分離膜を用いて，不均一な細胞群から目的とする細胞を分取する手法

覆う歯小嚢からは歯小嚢幹細胞 dental follicle stem cells（DFSC）[6] が樹立されている．これらの細胞を用いて象牙質・歯髄複合体の形成を試みた研究報告はあるものの，歯髄再生のみに焦点を当てた研究は少ない．

骨髄および脂肪由来の幹細胞も歯髄幹細胞と同様の分化プロファイルをもっていることがわかっており，歯髄の再生にも有効であると考えられる．骨髄由来と脂肪から採取した幹細胞は，歯髄由来の細胞に比べて血管新生能や神経誘導能が低いことが指摘されているものの，歯以外を由来とする，比較的入手が容易な細胞を用いた歯髄再生医療の可能性も残されている[7]．

（6）炎症歯髄から採取した細胞

感染や炎症を起こした歯髄は，無菌的環境をつくるために根管内から完全に除去される．しかし，この抜髄処置においては，部分的に健全な歯髄細胞が残存していたとしても，炎症組織とともに除去，廃棄されてしまう．そこで近年では，炎症を起こした歯髄組織から健全な歯髄細胞を抽出する試みもなされている[8,9]．こうして採取された細胞の増殖能や分化能については，健全な歯髄から採取した歯髄幹細胞と同等であったとする報告がある一方，それと相反する報告もあり，さらなる検討が待たれるところである．

④ 歯髄再生に向けた最先端研究

これまで歯髄再生に向けた研究がさまざまな手法を用いて行われており，歯根内に細胞を基材とするバイオマテリアルを充填することで歯髄様の組織を生体内外で構築できたという報告がある．その中でも，分取した細胞を用いる技術は最も進展しており，わが国でも歯髄再生の臨床研究が行われている．

以下，これらの基礎研究および臨床研究の概要を紹介する．

1）基礎研究

（1）細胞移植による歯髄再生

歯髄幹細胞を移植用細胞として用いた研究については，イヌから採取した歯髄幹細胞とゼラチンスポンジを組み合わせた複合体を根未完成歯に自家移植することで，歯根の成長と，血管網を有する歯髄組織を歯根内部に構築できたという報告がある（**図4-1-4**）[10]．この研究成果は，身体への影響が完全に明らかでない成長因子を使用しない点で優れているが，あくまでも根未完成歯で歯髄再生を達成した例である．また，ミシガン大学の Nör らのグループは，生分解性高分子であるポリ乳酸，あるいはペプチドハイドロゲルと脱落乳歯幹細胞（SHED）を組み合わせた複合体をマウスの背部皮下に移植することにより，歯髄様の組織を構築することに成功している（**図4-1-5**）[11]．これまでに，脱落乳歯幹細胞を用いて無髄歯に歯髄を再生できたという報告はなく，今後の研究展開が期待される．

一方，著者らの研究グループは，歯髄幹細胞の凝集体に血管系の細胞を加えて血管網をもった歯髄様組織を *ex vivo*（*in vitro*）で構築し，無髄の根管に移植することに取り組んでいる（**図4-1-6**）[12]．この治療法では，組織再生を妨げることもあるとされる足場を用いない点と，再生組織が機能できるように，ある程度完成された大きな組織体を移植する点

1. 歯髄・象牙質再生医療

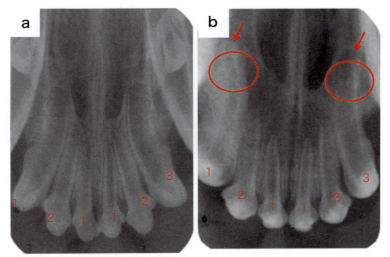

図 4-1-4　歯髄幹細胞とゼラチンスポンジによる自家移植[10]
a：術前のイヌ根未完成歯．b：歯髄幹細胞とゼラチンスポンジを移植することで矢印部に歯根の成長が観察できる．

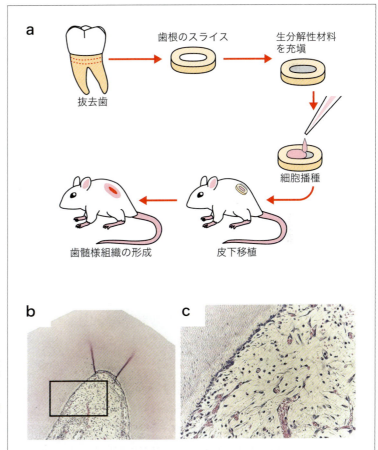

図 4-1-5　脱落乳歯幹細胞による歯髄再生（文献[11]より改変）
a：免疫不全マウスを用いた歯髄再生モデル．
b：形成された歯髄様組織．
c：b の枠線部拡大像．

223

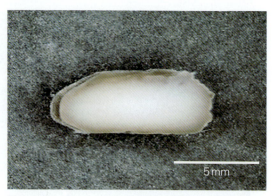

図4-1-6　足場を用いない歯髄再生用三次元細胞集合体

が特色である．今後，より臨床に近い条件での検討を進める予定である．

(2) 細胞誘導による歯髄再生

　ブタの骨髄または脂肪からCD31（血小板内皮細胞接着分子1）という細胞表面マーカーを発現していない細胞（CD31陰性細胞）を分画・分取し，コラーゲンと組み合わせることで歯髄様組織を形成できるかを検討した研究が報告されている[7]．この手法では，移植した細胞が血管や神経に分化して機能したのではなく，宿主の細胞が根管内に誘導されることによって歯髄様組織が形成したとされている．すなわち，コラーゲンとともに無髄歯根管内に充填したCD31陰性細胞が血管内皮細胞増殖因子（VEGF）などを産生することで，宿主の細胞が根管内に誘導され，血管や神経を含む歯髄様組織を異所性に構築したというものである．

　さらに，イヌの前歯を抜髄後，根管内にCD105陽性細胞と液性因子である間質細胞由来因子 stromal cell derived factor 1（SDF1），ならびに足場としてのコラーゲンを移植することで，根尖孔から誘導してきた宿主の細胞が歯髄様組織を形成することが報告された[2]．この研究は，顎骨内に植立している無髄歯の根管に歯髄様組織を再生できた世界で初めての手法として非常に画期的な成果である．さらに近年，好中球減少症に用いられる顆粒球コロニー刺激因子 granulocyte-colony stimulating factor（G-CSF）によって遊走，膜分取された歯髄幹細胞 mobilized DPSC（MDPSC）も高い細胞誘導能，すなわち歯髄再生能を有していることが見出された[13,14]（**図4-1-7**）．MDPSCを用いても，CD105陽性細胞と同様，イヌ抜髄根管内における歯髄再生が達成できることが示されており，このプロトコルを用いて後述する臨床研究が行われた．

2) 臨床研究

　2013年に開始された臨床研究では，不可逆性歯髄炎で抜髄した歯に対して，あらかじめ採取しておいた健全歯髄から膜分取法によって分画した歯髄幹細胞（MDPSC）をコラーゲンとともに自家移植している．同グループの2017年の報告[15]では，被験者5名のうち4名で，電気歯髄診に反応する神経支配をもった歯髄様組織が移植後4週間以内に再生したと

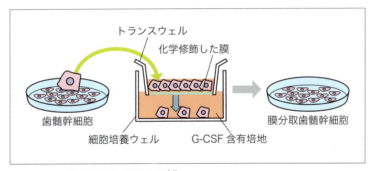

図 4-1-7　歯髄幹細胞の膜分取法[14]

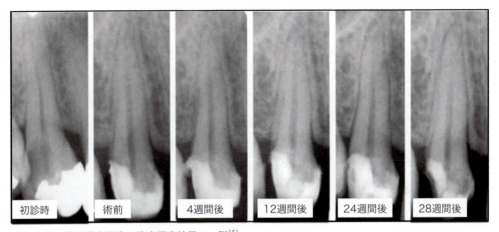

図 4-1-8　歯髄再生医療の臨床研究結果の一例[15]
本症例では，術後6日後に電気歯髄診に対する生活反応があった．

ある（図 4-1-8）．この臨床研究は，医薬品などの品質管理の基準である good manufacturing practice（GMP）に適合した標準作業手順書 standard operating procedures（SOP）に則って実施されており，今後のランダム化比較試験を見据えた研究であると位置づけられる．本報告では，この臨床研究はあくまでも MDPSC をヒトに移植した際の安全性を確認するものとされているが，歯髄再生医療を現実のものへと導く有力な知見である．

5 歯髄細胞バンク

　歯髄再生医療を安全かつ効率的に行うためには適切な細胞種を選択する必要があることはいうまでもないが，倫理的問題や移植免疫の観点から，患者自身に由来する細胞を用いることは明らかに有利である．ただし，歯由来の細胞をソースとする場合，必ずしも移植の機会に応じて容易に採取できるわけではないことや，採取可能な細胞数に限りがあるといった問題がある．そのため，現在，みずからの細胞をあらかじめ増殖させ，凍結して保存しておく歯髄細胞バンクの取り組みもさかんになりつつある．一方，保存された細胞を

再生医療に用いるためには GMP に準拠する必要があるが，これに適合する細胞を提供できる施設は世界的にみてもまだ多くないのが現状である[16]．

6 Regenerative endodontics

歯髄が壊死した根未完成歯において，抜髄後に意図的に根尖部に出血を引き起こすことで線維性組織が根管内に侵入するという事実が，1961 年に初めて症例報告として発表された[17]．そして，2004 年には，ノースカロライナ大学の研究者らが，同処置をすることで根未完成歯の歯根の成長，さらには歯髄の生活反応が確認できたとの症例報告を行った（**図 4-1-9**）[18]．Revascularization を誘導するこのプロトコールは，現在，「Regenerative endodontics（再生歯内療法）」とよばれており，2011 年には米国歯科医師会で根未完成永久歯の歯髄壊死に対する治療法として承認されている．

本術式は，ヒトを含む動物から採取した細胞などを用いないため，いわゆる再生医療という枠組みに当てはまるかどうかについては議論の余地があるが，損傷した歯髄を生物学的に健全な状態に置換する方法の1つと考えられている．ただし，歯根が完成した永久歯での効果については，出血の誘発によって根管内へ間葉系幹細胞を誘導できる可能性が報告されてはいる[19]ものの，歯髄再生が可能かどうかまではわかっていない．現在では，成長因子や足場などを組み合わせる試みも実施されており，今後の基礎研究や臨床研究の進展が期待されるところである．

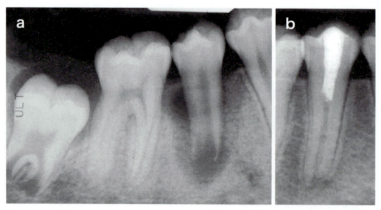

図 4-1-9　Regenerative endodontics（再生歯内療法）による根未完成歯の歯根成長（文献[18]より改変）
a：術前の下顎右側第二小臼歯．b：術後 24 か月．

1. 歯髄・象牙質再生医療

3 象牙質再生医療

1 象牙質再生医療の背景

歯の硬組織の大部分を占める象牙質は，歯髄を取り囲むように存在している．この象牙質を介して，咬耗・摩耗や，齲蝕，歯の切削などによる侵害刺激が歯髄に伝達されると生体反応が起こり，歯髄側に新たな象牙質が形成される．

後天的に形成される象牙質は，侵害刺激がなくとも生涯にわたって緩徐に形成され続ける（生理的）第二象牙質と，侵害刺激に反応して局所に形成される第三象牙質に分類される．さらに，第三象牙質は，既存の象牙芽細胞によって形成される反応象牙質と，外来刺激によって象牙芽細胞が喪失した場合に，歯髄幹細胞から象牙芽細胞が新たに分化して形成される修復象牙質に分けられる．

いずれにしても，これらの新生象牙質は，内部にある歯髄を保護するための硬組織である．すなわち，病的に象牙質を喪失した部位に硬組織を再生させることは，歯髄を守り，ひいては歯の寿命を延ばすことにつながる．こうしたことを背景に，昨今，従来の材料を用いた歯科治療とは異なるアプローチとして，成長因子やバイオマテリアルを用いて積極的に象牙質の再生を誘導する技術の開発が行われている．

2 これまでの象牙質再生を促す歯科治療

齲蝕の除去などによって薄くなった窩底象牙質の下部に象牙質を誘導する間接覆髄や，露髄部に象牙質を誘導して封鎖することを目的とした直接覆髄処置が長年にわたって行われてきた．現在，直接覆髄には水酸化カルシウム製剤やmineral trioxide aggregate（MTA）がもっぱら用いられている．ただし，これらの材料が特異的に硬組織誘導能に優れるというわけではなく，あくまでも歯髄の治癒に有利な材料であるという程度である．

1）水酸化カルシウム製剤

水酸化カルシウムは強アルカリ性であり，ペースト状の水酸化カルシウム製剤で直接覆髄を行うと，歯髄表層に0.5 mm程度の壊死層が形成される．その後，壊死層に歯髄幹細胞が遊走して象牙芽細胞へと分化し，最終的に歯髄を被蓋する硬組織（デンチンブリッジ）が形成される．一方，ハードセットタイプの水酸化カルシウムセメントでは，壊死層は形成されずに歯髄表層に炎症が惹起され，その治癒過程において硬組織が誘導される．

2）MTA

MTAは，アルミン酸三カルシウム，ケイ酸二カルシウム，ケイ酸三カルシウムといった酸化カルシウムを75％程度含んでおり，工業用セメントとして用いられるポルトランドセメントと類似した組成のケイ酸カルシウムセメントである．日本では2007年に直接覆髄剤として販売が開始された．水酸化カルシウム製剤と比べて機械的強度や封鎖性に優れているが，MTAも練和後に強アルカリ性を示し，また硬化体から水酸化カルシウムが溶出することから，そのデンチンブリッジ形成能は水酸化カルシウム製剤と同様のメカニズムによると考えられている．

3 成長因子などを用いた象牙質再生の試み

従来から行われてきた覆髄処置ではなく，成長因子や細胞外基質，酵素などを用いて象牙質を再生しようという新しい再生技術の検討が行われている．いずれも実用化には至っておらず，臨床試験まで進んでいるものもないが，以下に紹介するようないくつかの試みが行われている．

1）塩基性線維芽細胞増殖因子を用いた象牙質再生

塩基性線維芽細胞増殖因子 basic fibroblast growth factor（FGF2）は，多くの未分化間葉系細胞の増殖を促進し，血管内皮細胞に対して増殖と管腔形成の促進作用を有する成長因子である．2001年から医科分野において難治性皮膚潰瘍などの治療薬として使用されており，歯科領域では，2016年に歯周組織再生剤として製造販売承認された．象牙質再生については，FGF2をゼラチン粒子に染み込ませ，コラーゲンスポンジとともにラット臼歯断髄面に移植したところ，新生血管と修復象牙質の形成が促進したことが示されている（図4-1-10）[20]．FGF2は，すでに医科や歯科分野での臨床応用で安全性が裏づけられていることから，象牙質再生用薬剤としても期待されている．

2）骨形成タンパク質を用いた象牙質再生

骨形成タンパク質 bone morphogenetic protein（BMP）は，さまざまな臓器の発生，および骨や象牙質の形成に関与する成長因子で，強力な異所性骨形成能を有している．BMPには約20種類のサブファミリーが存在し，中でもBMP2とBMP7（osteogenic protein-1：OP1）は強い硬組織誘導能をもつことがわかっている．これらのヒト組換えタンパク質は，コラーゲンなどと組み合わせて骨再生用材料として用いることが米国食品医薬品局で認められている．BMPを直接的に象牙質再生に応用したという研究はないが，イヌから採取した歯髄幹細胞の凝集塊をBMP2存在下で培養して切歯の断髄面に自家移植したところ，修復象牙質の形成が促進したと報告されている[21]．これは，BMP2で培養することで，コラーゲンなどの細胞外基質が細胞凝集塊に沈着し，象牙質再生に有利に働いた結果と考えられている．

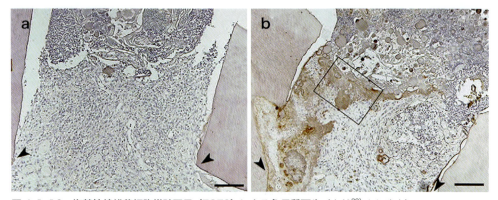

図 4-1-10　塩基性線維芽細胞増殖因子（FGF2）による象牙質再生（文献[20]より改変）
a：0 mg/mL，b：0.5 mg/mLのFGF2を含んだゼラチンハイドロゲルで覆髄（術後3週目）．
b：硬組織の形成が明瞭に認められる．矢尻は露髄部，Scale bar：100 μm．

3) dentin matrix protein 1 を用いた象牙質再生

象牙質基質タンパク質 1 dentin matrix protein 1（DMP1）は象牙質や骨組織に存在する細胞外基質の 1 つであり，象牙質の石灰化に関与しているだけでなく，象牙芽細胞内でシグナル因子として機能するタンパク質である．DMP1 の分解産物をアガロースゲルに染み込ませてラット臼歯の露髄面に適用すると，その周囲に象牙質シアロタンパク質を産生する象牙芽細胞を伴う修復象牙質の形成が促進したことが示されている[22]．また，DMP1 由来の合成ペプチドを歯質接着剤の象牙質プライマーに加えて直接覆髄に応用する試みも行われており，歯髄の創傷治療や修復象牙質の形成が促進されたと報告されている[23]．低分子量のペプチドを用いた再生医療は，成長因子などに比べて安全性が高いという点で注目を浴びており，高い活性をもつペプチドを人工的に合成できれば象牙質再生用薬剤として応用できるものと考えられる．

4) マトリックスメタロプロテアーゼを用いた象牙質再生

マトリックスメタロプロテアーゼ matrix metalloproteinase（MMP）は，コラーゲンなどの細胞外基質を特異的に分解する酵素の総称である．ヒトの MMP 遺伝子ファミリーは，現在わかっているだけでも少なくとも 24 種類以上存在し，生体組織の発生や種々の疾患などに関与している．これまでの研究で，MMP ファミリーのうちの MMP3 がヒト血管内皮細胞の増殖や遊走を促進し，歯髄の創傷治癒を促進することが示されている．さらに，MMP3 を添加したゼラチンスポンジをラット切歯の断髄面に適用すると，修復象牙質の形成が促進したことが報告されている[24]．MMP3 は歯髄の炎症を抑えることも知られており，歯髄炎治療薬や覆髄剤として有望であると考えられている．

4 象牙質再生に向けた遺伝子治療

遺伝子治療とは患者の細胞に特定の遺伝子を導入し，疾病の原因となった異常な遺伝子の機能を回復，補助，あるいは抑制することで，疾患を治療しようとする医療技術のことである．再生医療分野における遺伝子治療では，組織再生に関与する成長因子，転写因子，あるいは細胞外基質の塩基配列を標的組織の細胞に導入することで，組織再生を促進させることを目的とする．

象牙質再生における遺伝子治療に関する取り組みは少ないが，歯髄幹細胞に成長因子をコードする遺伝子を導入した研究がある．遺伝子導入ベクターとしてアデノウイルスを用いて歯髄幹細胞に BMP2 を導入すると，非導入細胞と比較して象牙質形成能が向上することが報告されている[25]．遺伝子治療は未だ発展途上にあり，遺伝子導入効率，遺伝子発現，細胞ターゲティング，遺伝子ターゲティングなどの遺伝子導入技術について改良が必要とされている．また，安全性や有効性が十分に検証される必要があり，象牙質再生への臨床応用はまだ先のことではあるが，将来的に期待される治療の 1 つである．

第4章 最先端歯科再生医療

4 おわりに

　無髄歯根管内に歯髄を再生することは，他の器官や臓器の再生と比較してむずかしい．それは，口腔という特殊な環境に「歯」が存在し，歯髄は，その歯のエナメル質や象牙質といった硬組織に囲まれた組織であることに由来する．たとえば，歯髄の再生では，根管内の無菌状態を常に確保することが前提であり，再生を促している間も根管上部を封鎖して口腔内からの細菌感染を防御することがきわめて重要となる．また，歯髄は側副循環が欠如した組織であり，再生した歯髄を永続的に栄養できる血液供給路が根尖のわずかな部位のみに限定されていることも，歯髄再生医療の実現をむずかしくしている．

　本稿では，歯髄や象牙質再生にかかわる最新のトピックに触れ，現在までに報告されている最先端の研究について解説した．歯髄や象牙質を再生することの最終的な目標は，歯を健全な状態に戻し，その歯の寿命を延ばすことにある．歯髄・象牙質の再生医療が予知性の高い手法として広く臨床の場に提供されるためには，解決すべき課題は未だ多く，そのための基礎研究，そして臨床研究が多くなされるべきである．

■ 歯髄の再生

課題
- 歯髄再生に有効な細胞の探索
- 再生する歯髄に血管網や神経網を効率よく形成させる技術の確立
- 無髄歯根管内を無菌化する手法の確立

実施項目
- iPS細胞を歯髄再生に有効な細胞に分化させる技術の確立
- 歯髄幹細胞や他の幹細胞から歯髄再生に有効な細胞を抽出する技術の確立
- 歯髄幹細胞の血管内皮細胞や神経細胞への分化メカニズムの解明
- 根管内を安全に無菌化する薬剤の探索や医療機器の開発，さらに，その無菌状態を維持する手法の確立

実現化
- 一般的な歯科医院で安全かつ簡便に提供できる，従来の根管治療にとってかわる新規技術としての歯髄再生医療の実現

■ 象牙質の再生

| 課題 | ● 象牙質再生に有効なバイオマテリアルや薬剤の探索
● 象牙質・歯髄複合体の創傷治癒のメカニズムの解明 |

| 実施項目 | ● 歯髄幹細胞から象牙芽細胞に効率よく分化させる技術の確立
● 象牙質・歯髄複合体の創傷治癒に関与するタンパク質の機能の分子生物学的アプローチによる解析 |

| 実現化 | ● 象牙質再生医療の予知性の高い覆髄法としての実施
● 歯髄再生医療の確実性の高い技術への昇華 |

（佐々木淳一，今里　聡）

参考文献

1）Gronthos S et al.：Postnatal human dental pulp stem cells（DPSCs）*in vitro* and *in vivo. Proc Natl Acad Sci USA*, **97**(25)：13625〜13630, 2000.

2）Iohara K et al.：Complete pulp regeneration after pulpectomy by transplantation of CD105[+] stem cells with stromal cell-derived factor-1. *Tissue Eng Part A*, **17**(15, 16)：1911〜1920, 2011.

3）Miura M et al.：SHED：stem cells from human exfoliated deciduous teeth. *Proc Natl Acad Sci USA*, **100**(10)：5807〜5812, 2003.

4）Otsu K et al.：Differentiation of induced pluripotent stem cells into dental mesenchymal cells. *Stem Cells Dev*, **21**(7)：1156〜1164, 2012.

5）Sonoyama W et al.：Mesenchymal stem cell-mediated functional tooth regeneration in swine. *PLoS One*, **1**：e79, 2006.

6）Morsczeck C et al.：Isolation of precursor cells（PCs）from human dental follicle of wisdom teeth. *Matrix Biol*, **24**(2)：155〜165, 2005.

7）Ishizaka R et al.：Regeneration of dental pulp following pulpectomy by fractionated stem/progenitor cells from bone marrow and adipose tissue. *Biomaterials*, **33**(7)：2109〜2118, 2012.

8）Pereira LO et al.：Comparison of stem cell properties of cells isolated from normal and inflamed dental pulps. *Int Endod J*, **45**(12)：1080〜1090, 2012.

第 4 章　最先端歯科再生医療

9) Yazid FB et al. : Comparison of immunodulatory properties of dental pulp stem cells derived from healthy and inflamed teeth. *Clin Oral Investig*, **18**(9) : 2103～2112, 2014.

10) Wang Y et al. : Preliminary study on dental pulp stem cell-mediated pulp regeneration in canine immature permanent teeth. *J Endod*, **39**(2) : 195～201, 2013.

11) Cordeiro MM et al. : Dental pulp tissue engineering with stem cells from exfoliated deciduous teeth. *J Endod*, **34**(8) : 962～969, 2008.

12) Itoh Y et al. : Pulp regeneration by three-dimensional dental pulp stem cell constructs. *J Dent Res*, **97**(10) : 1137～1143, 2018.

13) Iohara K et al. : A novel combinatorial therapy with pulp stem cells and granulocyte colony-stimulating factor for total pulp regeneration. *Stem Cells Transl Med*, **2**(7) : 521～533, 2013.

14) Nakashima M et al. : Mobilized dental pulp stem cells for pulp regeneration : initiation of clinical trial. *J Endod*, **40**(4 Suppl) : S26～S32, 2014.

15) Nakashima M et al : Pulp regeneration by transplantation of dental pulp stem cells in pulpitis : a pilot clinical study. *Stem Cell Res Ther*, **8**(1) : 61, 2017.

16) Huang GT et al. : Missing concepts in de novo pulp regeneration. *J Dent Res*, **93**(8) : 717～724, 2014.

17) Ostby BN : The role of the blood clot in endodontic therapy. An experimental histologic study. *Acta Odontol Scand*, **19** : 324～353, 1961.

18) Banchs F et al. : Revascularization of immature permanent teeth with apical periodontitis : new treatment protocol? *J Endod*, **30**(4) : 196～200, 2004.

19) Chrepa V et al. : Delivery of apical mesenchymal stem cells into root canals of mature teeth. *J Dent Res*, **94**(12) : 1653～1659, 2015.

20) Ishimatsu H et al : Formation of dentinal bridge on surface of regenerated dental pulp in dentin defects by controlled release of fibroblast growth factor-2 from gelatin hydrogels. *J Endod*, **35**(6) : 858～865, 2009.

21) Iohara K et al : Dentin regeneration by dental pulp stem cell therapy with recombinant human bone morphogenetic protein 2. *J Dent Res*, **83**(8) : 590～595, 2004.

22) Chaussain C et al. : MMP2-cleavage of DMP1 generates a bioactive peptide promoting differentiation of dental pulp stem/progenitor cell. *Eur Cell Mater*, **18** : 84～95, 2009.

23) Suzuki M et al. : Histological evaluation of direct pulp capping of rat pulp with experimentally developed low-viscosity adhesives containing reparative dentin-promoting agents. *J Dent*, **44** : 27～36, 2016.

24) Zheng L et al. : Matrix metalloproteinase-3 accelerates wound healing following dental pulp injury. *Am J Pathol*, **175**(5) : 1905～1914, 2009.

25) Yang X et al. : Mineralized tissue formation by BMP2-transfected pulp stem cells. *J Dent Res*, **88**(11) : 1020～1025, 2009.

第4章　最先端歯科再生医療

2 歯周組織再生医療

1 はじめに

　歯周病は，デンタルプラークが原因となって，歯周組織が慢性炎症的に，かつ進行性に破壊されていく疾患である．歯周治療の基本は，スケーリング・ルートプレーニングによりデンタルプラークを機械的に除去すること（歯周基本治療）であり，同治療が適切に施されることにより，歯周組織の炎症は消失し，歯周病の進行は停止する．しかしながら，歯周病の進行により一度失われた歯周組織は，歯周基本治療のみで元通りになることはなく，歯周組織の破壊が顕著な場合には，残存する歯槽骨の形態を反映するように歯肉が退縮した状態で，歯周組織の治癒が完了することになる．

　超高齢社会をすでに迎えたわが国において，国民の「口が支える QOL」を生涯にわたって維持増進することはきわめて重要である．そのため，歯を喪失する最大の脅威となっている歯周病に対して予防・早期介入を達成することに加え，高い予知性をもって歯周組織再生を誘導できる治療法を開発することは，現在の喫緊の課題である．

2 「歯周組織再生」とは

　歯周組織が歯を支持する様式としては，上皮性付着と線維性（結合識性）付着の2つの様式が存在する．上皮性付着は，接合上皮がエナメル質，セメント質とヘミデスモゾーム結合により直接付着する様式をさす．一方，コラーゲン線維束が，セメント質や固有歯槽骨に埋入されることで歯が支持される強固な結合様式を線維性付着とよぶ．

　これ以外に付着に関する用語しては，再付着と新付着という用語が存在する．再付着とは，切開または外傷などにより健全な歯根面から離断された歯周組織が，再び歯根面に付着することをさす．これに対して，一度失われたセメント質が新生され，歯根膜が形成されることにより，線維性付着が再構築されることを新付着と定義している．通常の歯周外科治療の施術後には，セメント質や歯槽骨の新生はほとんど期待することはできず，そのため，歯根表面上には歯肉上皮に依存した治癒像，すなわち長い上皮性付着により治癒が達成されてしまうことが知られている．そのため，新付着を獲得するためには，歯周組織再生療法を施すことが必要になる．

233

すなわち歯周組織再生とは，歯周病の進行により一度失われたセメント質，歯槽骨，歯根膜が新生し，線維性付着が再構築される（新付着が獲得される）ことをさし，そのような生物学的イベントを誘導する治療法のことを歯周組織再生療法と定義することができる．

3 歯周組織再生医工学

1993年，米国のLangerとVacantiはTissue Engineering（組織工学，生体組織工学，再生医工学）という新しいコンセプトを発表した[1]．これはengineering（工学）とlife science（生命科学）の原理を融合することにより組織・臓器の再生を図ろうとする学際的学問領域と定義されている．Tissue Engineeringは，実際に組織を再生する幹細胞 stem cell，その幹細胞に再生すべき組織・臓器の大きさ・形態を教える足場 scaffold，幹細胞の増殖や求められる成熟細胞への分化を促すシグナル分子 signaling molecule の3つで構成される．そしてこれら3つの要素を適切に融合させることにより，期待される組織・臓器の再生が果たされると考えられている．このコンセプトを歯周組織再生医療に当てはめたものが，Periodontal Tissue Engineeringとなり，それを構成する3要素は同じく，幹細胞，足場，シグナル分子である．すなわち歯周組織再生療法は，これら3要素のうちのいずれかを医療として提供・付与することにより歯周組織再生を促す治療法であるといえる（図4-2-1）．

すでに臨床応用がなされている歯周組織再生療法においては，上記の幹細胞源として，患歯の歯周組織欠損部周囲の歯根膜および歯槽骨に存在する間葉系幹細胞や種々の前駆細胞を，いわゆる歯周組織幹細胞として用いている．とりわけ，歯根膜由来のこれら細胞は，歯周組織再生を誘導する重要な担い手として注目を集めてきた．

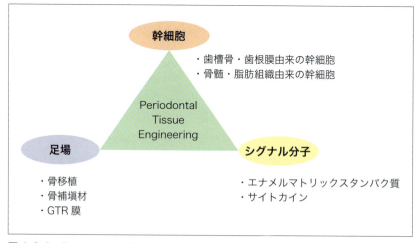

図4-2-1　Periodontal Tissue Engineering の構成要素

4 歯根膜の臨床的意義

1 歯根膜の生物学

　歯根膜はセメント質と歯槽骨の間に存在する厚さ $100～200\,\mu\mathrm{m}$ の線維性結合組織である．同組織を構成する主要な細胞成分は歯根膜線維芽細胞であるが，その他の細胞群としては，歯槽骨表面に存在する骨芽細胞や破骨細胞，歯根を覆うセメント質表面に存在するセメント芽細胞などが認められる．細動脈が吻合網をつくった血管系も発展しており，さらには三叉神経由来の歯槽神経が分布している．その神経終末として痛覚を伝える自由神経終末と触覚・圧覚を伝える機械受容器が分布しており，歯根膜の感覚受容器としての機能を担っている．歯根膜のスペースの大半を占めるのはコラーゲン線維であり，そのコラーゲン線維束（いわゆる歯根膜線維）が，固有歯槽骨およびセメント質内に埋入されることにより，いわゆる線維性結合が達成され，歯と歯槽骨を強固に連結している．そして歯周病の進行とは，この線維性結合が慢性炎症的に破壊されていくプロセスととらえることもできる．

　このように歯根膜は，歯と歯槽骨を線維性に強固に連結するとともに，軟組織としての特性を活かして歯を介して受ける咬合圧の干渉帯として，さらにはその圧刺激の情報を中枢神経へフィードバックするための感覚受容器として機能することが，その重要な機能として広く認知されてきた．また，矯正治療のために力学的負荷（メカニカルストレス）をかけられた歯は，牽引側の歯根膜において骨芽細胞を活性化して骨の添加を，圧迫側の歯根膜で破骨細胞を活性化し骨の吸収を促進することにより，歯槽骨内での歯の移動を可能としていることは臨床的にもよく知られている．すなわち，歯根膜は環境の変化に反応して，必要とされる歯槽骨のリモデリングを担う機能を有する結合組織と理解できる．

2 歯周組織幹細胞の保管庫としての歯根膜

　近年，急速に進んできた細胞および分子生物学の解析手法は，このような歯根膜の機能に，新たな科学の光を当てることになり，結合組織・靱帯組織としての機能を超えた歯根膜の特性を説明する科学的根拠が集積されるようになった．歯根膜中の多くの細胞が骨芽細胞やセメント芽細胞への分化マーカーになる *RUNX2* やアルカリホスファターゼを恒常的に高発現していることなどが見出されており，歯根膜がきわめて高い硬組織形成能を有する組織であることを強く示唆する結果が得られている[2]．さらに，歯根膜から，幹細胞マーカーの発現をもとに細胞の分取を試みたところ，同組織中には多分化能を有する未分化間葉系幹細胞（すなわち歯周組織幹細胞）が存在することが証明されている[3,4]．そして，このような細胞群の遊走・増殖・分化をなんらかの手段で活性化することにより，歯周組織再生を達成することができる．

5 歯周組織再生療法の変遷

1 はじめに

　先に記したように，歯根周囲の歯根膜の中に骨芽細胞やセメント芽細胞へ分化しうる間葉系幹細胞が成人になっても存在することが示され[3]，歯根膜に存在するこのような細胞の機能を十分に発揮させる工夫をすることにより，従来の歯周治療では不可能と考えられてきた歯周組織再生を人為的に誘導することが歯科医学的に可能であると考えられている（図4-2-2）．ここでいう歯周組織の再生というのは，①歯周組織欠損部に，歯槽骨および歯根膜に由来する細胞が遊走し，②これら細胞中に含まれる未分化間葉系幹細胞（歯周組織幹細胞）が分化能を保有したまま増殖し，硬組織形成細胞（骨芽細胞やセメント芽細胞）や歯根膜線維芽細胞として部位特異的な分化を遂げ，③歯根膜線維芽細胞によって産生されたコラーゲン線維束が骨芽細胞やセメント芽細胞により新生された骨組織，セメント質に埋入され，歯と歯槽骨間に線維性付着（いわゆる新付着）が再生されることを意味している．

2 歯周組織再生療法の現状

　歯周組織再生療法として最も歴史の古いものの1つとして骨移植があげられる．これは患者の顎骨などを一部採取・粉砕して得られた自家骨，ハイドロキシアパタイト，βリン酸三カルシウム β-tricalcium phosphate（β-TCP）や，最近の事例では炭酸アパタイトのような人工骨を歯周組織欠損部に充塡することにより，同部の骨再生を促そうとするもの

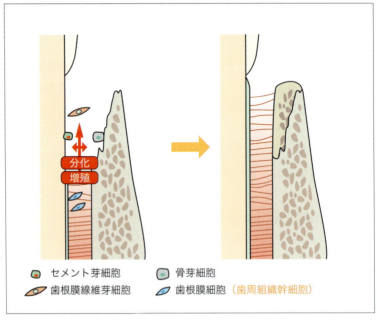

図4-2-2　歯周組織再生の再生および分子基盤

2. 歯周組織再生医療

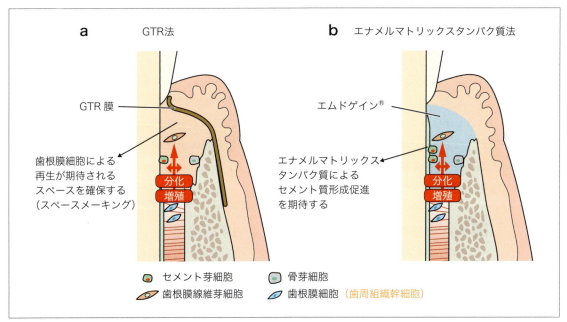

図 4-2-3　GTR 法 (a) とエナメルマトリックスタンパク質 (b) による歯周組織再生誘導の機序

である．この治療法は，移植された自己の骨組織あるいは骨補塡材が足場となり，骨伝導能（医療材料を生体内の自然骨内に埋入したとき，材料表面に沿って骨が形成され，材料と骨が結合して一体となる機能）を発揮して，歯槽骨の新生を促そうとするものである．歯周組織欠損部の大部分を占めるのは歯槽骨欠損であることから，有効な歯周組織再生誘導法の 1 つとして期待されてきた背景がある．

1980 年代に入り，guided tissue regeneration（GTR）法が臨床応用されるようになった（**図 4-2-3a**）[5]．これは，歯周組織欠損部を生体親和性の GTR 膜で覆うことにより，歯肉上皮由来および歯肉結合組織由来の細胞が同上欠損部へ侵入するのを防ぎ，歯槽骨および歯根膜に由来する細胞を同上欠損部へ到達させることにより，歯周組織再生を誘導しようとする治療法である．この治療法は，GTR 膜で歯周組織を構成する細胞の動きを制御することにより歯周組織再生を果たそうとするものであり，治療に使われる GTR 膜は，歯周組織欠損部周囲のさまざまな細胞の遊走を制御することで，スペースメイキングの機能を果たすということから，広義の足場として分類されることもある（**図 4-2-1**）．エックス線写真的に歯槽骨の新生が確認されるのが半年以上かかることが一般的であることを考えると，創傷治癒の初期過程をいかにコントロールするかが，その後の治癒形態（repair か regeneration か）を左右することをわれわれに知らしめた臨床的意義は大きい．

1990 年代に入り，エナメルマトリックスタンパク質（EMD）が臨床応用されるようになる（**図 4-2-3b**）[6]．このタンパク質は歯の発生期にヘルトウィッヒ上皮鞘 Hertwig's epithelial sheath から分泌されるタンパク質で，セメント質の形成を促す作用を有しているといわれている．6 か月齢ブタの下顎骨歯胚から生成されたエナメルマトリックスタンパク

質を含むタンパク質画分（エムドゲイン®）が歯周組織再生用材料として臨床応用されており，歯周外科時にエムドゲイン®を歯周組織欠損部へ投与することによりセメント質形成が，ひいては歯周組織再生が誘導されると説明されている．エムドゲイン®は，いわゆるヒト型リコンビナントタンパク質を用いたものではなく，同製品中には他のタンパク質なども多数存在することが示されている．そのため，現在に至るまで，歯周組織再生誘導におけるエナメルマトリックスタンパク質単独の作用が厳密に評価された報告は少ない．しかしながら，想定されている作用機序を考えた場合，エナメルマトリックスタンパク質はTissue Engineeringでいうところのシグナル分子に分類されるものと考えられる（**図4-2-1**）．

3 現状の歯周組織再生療法に関する科学的根拠

GTR法およびエナメルマトリックスタンパク質を用いた歯周組織再生療法に関しては，20年以上の使用実績がある．安全性に関して大きな問題となる報告はなされておらず，安全に使用することができる治療法としての評価が得られている．その有効性についても数多くの臨床研究の報告がなされており，それらの報告を総括するものの1つとしてコクランデータベースCochrane databaseの報告がある[7,8]．それによると，① GTRに関しては，フラップ手術単独と比較して，1.2 mmの付着の獲得，1.2 mmのポケット深さの減少が得られる．②エナメルマトリックスタンパク質に関しては，フラップ手術単独と比較して，1.1 mmの有意な付着の獲得，0.9 mmのポケット深さの減少が得られる．③ GTR法とエナメルマトリックスタンパク質法の間には臨床上重要な差異は認められない（同程度の有用性が認められる）と，記されている．しかしながら，このようにして得られる効果の臨床上のメリットは明確でないとされており，さらなる良質な研究が必要とされている．さらに，これら有効性に関する評価において，その指標として臨床的アタッチメントレベルclinical attachment level（CAL）が用いられている．CALは，前述した上皮性付着と線維性付着の2つの付着がどの程度新しく獲得されたかを評価する指標ととらえることができるが，この2つの付着様式を区別することはできないため，データの解釈にあたっては注意を要する．

6 サイトカイン療法による歯周組織再生誘導

1 サイトカインの医療応用

サイトカインとはわれわれの生体を構成している細胞が，周囲の細胞に増殖・分化などの制御に関する種々のシグナルを伝達するタンパク質である．サイトカインの種類・その作用は実に多様であり，その中には，炎症反応，創傷治癒，あるいは骨のリモデリングに深く関与するものも存在している．遺伝子工学の進歩により，これらヒト型のサイトカインを大量生産することが可能となってきた背景から，各種疾病に対する治療薬としてヒト型リコンビナントサイトカインが応用されてきている．

表4-2-1　歯周組織再生を目指したサイトカイン療法

PDGF＋IGF1
BMP2
TGFβ
OP1（BMP7）
GDF5
BDNF
PDGF＋β-TCP（GEM 21S®）
FGF2（リグロス®）

　歯周組織再生医療の分野においても，歯周組織欠損部への歯根膜細胞の遊走や，同欠損部における細胞増殖，および骨芽細胞やセメント芽細胞への分化の過程を，ある種のサイトカインを局所投与することにより活性化し，歯周組織再生を積極的に促進しようとする次世代型歯周組織再生療法の確立が試みられてきている（**表4-2-1**）．この表にあげられているサイトカインは，少なくとも動物実験においてその有効性（有意な歯周組織再生を誘導する能力を有すること）が報告されている．

　さらに歯周組織再生分野以外の歯科医療における事例として，BMP2とよばれるサイトカインの応用があげられる．BMP2は骨芽細胞への分化誘導活性を有するサイトカインで，整形外科領域に加えて，歯科用インプラント治療時の上顎洞底挙上術や歯槽堤増大術の際に応用することが米国にて承認されており，ヒト型リコンビナントBMP2とウシのⅠ型コラーゲンを組み合わせた剤型が医療機器として商品化（INFUSE®）されている．

2 血小板由来増殖因子（PDGF）を用いた歯周組織再生療法

　PDGFは，血小板中に存在し，主として間葉系細胞の遊走・増殖を促進するサイトカインとして，1979年にHeldinらによって生成された[9]．現在ではマクロファージ，平滑筋細胞，血管内皮細胞，線維芽細胞など，種々の細胞から分泌され，発生過程，創傷治癒過程，各種病態の発症，進展にかかわるサイトカインとして知られている．PDGFはA鎖，B鎖とよばれる2種類のタンパクが二量体を形成しており，その組み合わせにより3種のアイソフォーム（-AA，-AB，-BB）の存在が確認されている．このうち，PDGF-BBは，糖尿病性の足部潰瘍治療薬（REGRANEX®）として米国・欧州などにて臨床応用がなされている．

　2005年，PDGFを用いた歯周組織再生誘導効果と安全性を評価する臨床試験（治験）の結果として，PDGF-BBと骨伝導性の足場材であるβ-TCPの併用効果が報告された[10]．その結果，β-TCP＋0.3 mg/mL PDGF-BBを投与した群が，β-TCP単独群に比べ，統計学的に有意な差で歯槽骨再生を誘導することがエックス線写真解析により示される結果となった．また，PDGF-BBの培養ヒト歯根膜細胞（HPDL）に対する作用が *in vitro* にて検討されており，PDGF-BBはHPDLの増殖・コラーゲン産生を促進することが明らかにされている[11,12]．これらの結果をもとに，［β-TCP＋0.3 mg/mL PDGF-BB］製剤（GEM21S®）

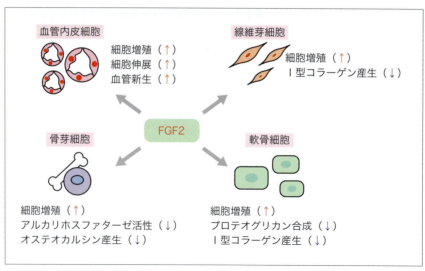

図 4-2-4　FGF2 の生物学的活性
代表的なものを図に記す.

は歯周組織再生材料として米国食品医薬局（Food and Drug Administration；FDA）の承認を受け，米国において販売されている．

3 塩基性線維芽細胞増殖因子（FGF2）を用いた歯周組織再生療法

　FGF は，脳および下垂体組織において見出された線維芽細胞の増殖を促進する活性を有するタンパク質であり，現在では FGF1〜23 からなるファミリーを形成している．FGF2 は，線維芽細胞のみならず血管内皮細胞，神経外胚葉系細胞，骨芽細胞，軟骨細胞，血管平滑筋細胞，上皮細胞などの多種類の細胞の増殖を誘導することが知られている（図 4-2-4）．とりわけ，①強力な血管新生促進作用を有すること，②未分化間葉系細胞の多分化能を保持させたまま，その細胞増殖を促進する活性を有していることから，FGF2 は再生医療の分野で注目を集めている．FGF2 の臨床応用例として，褥瘡性潰瘍などの難治性皮膚潰瘍の治療薬（フィブラストスプレー®）として製造承認が取得されている．

4 FGF2 の歯周組織再生誘導効果の検討

　FGF2 の歯周組織再生誘導に関する有効性および安全性を評価するために，種々の非臨床試験が実施された[13,14]．動物実験としては，ビーグル犬およびカニクイザルを用い，下顎臼歯部複根歯に実験的 2 級根分岐部病変を作製後，架橋ゼラチンを基剤とした 0.1〜0.4％ FGF2 を実験側の骨内欠損部に投与し，投与後それぞれ 6 週および 8 週後にコンピュータによる画像解析にて組織学的形態測定を行った．その結果，統計学的に有意な新生骨量，新生骨梁量，新生セメント質量を伴った線維性付着の再構築，すなわち歯周組織再生が，FGF2 の局所投与により誘導されることが明らかにされた[13]（図 4-2-5）．さらに，すべての動物実験の FGF2 投与側において，上皮の下方増殖，骨性癒着，歯根吸収などの異常な

2. 歯周組織再生医療

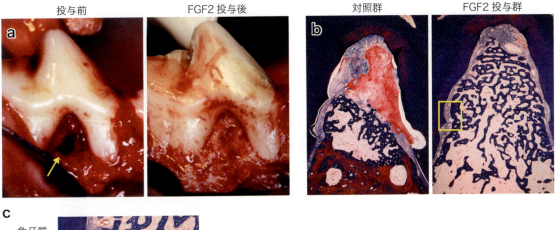

図 4-2-5　FGF2 の局所投与による歯周組織再生（ビーグル犬 2 級根分岐部モデル）
a：FGF2 投与 6 週後の歯槽骨新生を示す[28]．
b：FGF2 投与 6 週後における対照部位（基剤のみ投与）と FGF2 投与部位の組織像を示す．対照部位の歯周組織再生量は限定的であるが，FGF2 投与部位においては，顕著な歯周組織再生が観察される[29]．
c：上記（b）中の黄色枠部分を拡大したものを示す．生理的な幅を示すセメント質，歯根膜の新生が観察される[29]．

治癒所見は観察されなかった．

2001 年より FGF2 の歯周組織再生誘導効果ならびに安全性の検討を目的として，第Ⅱ相～第Ⅲ相臨床試験が展開された．これらの治験ではプラセボ〔基剤として用いられた 3% hydroxypropylcellulose（HPC）のみ〕と各種濃度の FGF2 を含有する治験薬を用いて歯周組織再生誘導薬としての有効性と安全性が検討された．その結果，ヒトの 2 壁性および 3 壁性歯槽骨欠損に対し，0.3% FGF2 の局所投与がエックス線写真上で統計学的に有意な歯槽骨新生を誘導しうることが確認された（図 4-2-6）[15,16]．さらに，0.3% FGF2 製剤の有効性に関する臨床的意義をさらに検証するために，先行して臨床応用されているエナメルマトリックスタンパク質との非劣性試験（第Ⅲ相臨床試験）が実施された．その結果，歯周組織再生誘導効果において 0.3% FGF2 製剤がエナメルマトリックスタンパク質に対して非劣性で，さらには優越性を示すことが明らかになった[17]．これらの結果をもとに，2016 年 9 月 28 日，成長因子を用いた世界で唯一の歯周組織再生剤として，0.3% FGF2 製剤（リグロス®）に製造販売承認が与えられ，2016 年 12 月より国内での販売が開始されている．

5 FGF2 による歯周組織再生誘導のメカニズム

FGF2 による歯周組織再生誘導のメカニズムを知る一助として，FGF2 の培養ヒト歯根膜細胞（HPDL）に対する作用が詳細に検討され，以下のような作用機序が考えられてい

第 4 章　最先端歯科再生医療

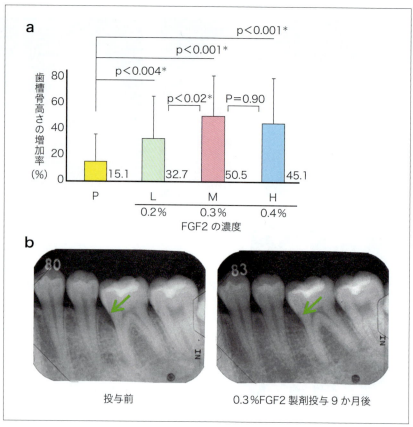

図 4-2-6　FGF2 製剤投与 9 か月後の歯槽骨高さの増加
a：この結果より，0.3％が歯周組織再生剤としての FGF2 の臨床推奨用量と決定された（文献[16]より改変）.
b：FGF2 投与 9 か月後の歯槽骨新生を示す（矢印は投与部位を示す）．本症例では，59.7％の新生歯槽骨増加率が観察された[30]．

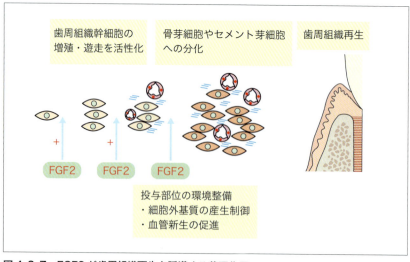

図 4-2-7　FGF2 が歯周組織再生を誘導する薬理作用

242

る（**図4-2-7**）．すなわち，創傷治癒の初期段階において，FGF2は歯根膜細胞を未分化な状態に保ちつつ増殖を促進することにより，治癒の場での歯根膜細胞の細胞密度を増加させ，かつ歯周組織欠損部への細胞遊走を促進し，歯周組織再生過程における初期過程を活性化する．一方，血管新生を促進し，ヒアルロン酸などの細胞外基質の産生を制御して歯周組織再生にふさわしい局所環境を整備する．そして，分解などの作用により，局所投与されたFGF2の影響が投与部位から排除された後には，その数を増大させた歯根膜細胞が至適な環境において硬組織形成細胞への分化を開始し，結果的に歯槽骨，セメント質の新生を含む歯周組織の再生が量的，時間的に促進されるものと考えられる[18]．

6 サイトカインを用いた歯周組織再生療法の将来展望

　先に記したように，リグロス®の基剤には3% HPCが用いられている．3% HPCは，リグロス®投与時の液垂れを可及的に防止し，かつ多様な骨欠損の形状に対応するために適度な粘稠性を付与することを目的として用いられているが，HPC自身には足場材としての機能はない．そのため，添付文書において，「術後に歯肉弁の著しい陥凹を生じるような歯周組織欠損部に対しては他の適切な治療法を考慮する」よう記されている．このような背景から，リグロス®を重度歯周組織欠損部に用いるためには，同基剤に足場材としての機能を付与することが必要となる．具体的には，歯周組織再生を期待する空間の保持（スペースメイキング）能力を有し，かつ，適度の賦形性を有する新規なFGF2の基剤の開発が期待される．また，基剤そのものが骨伝導能を有したり，drug delivery systemの機能を有していることも将来的には期待されるかもしれない．

　有効成分が明確で，その作用機序解明も容易なサイトカイン療法（Tissue Engineeringのシグナル分子に分類される）は，足場材や幹細胞移植（後述）と組み合わせることにより，その適応症は将来的にさらに拡大することが期待される．しかしながら，本稿作成時においては，まだ新規性の高い治療法である．その適応症，有効性，安全性などを真摯に評価することで，同療法が正しく育成することが強く望まれている．

7 細胞移植治療による歯周組織再生誘導

1 細胞移植による歯周組織再生療法の必要性

　先に述べたGTR膜，エナメルマトリックスタンパク質およびサイトカインを用いた歯周組織再生療法はすべて，歯周組織欠損部周囲の歯槽骨ならびに歯根膜に内在する組織幹細胞や前駆細胞の機能を活性化することにより同部の歯周組織再生を図る治療法である．しかしながら，歯根膜内の組織幹細胞数は加齢とともに減少することが知られており[19]，高齢者や重度歯周病患者の場合には内在性の歯根膜細胞の活用だけでは十分な歯周組織再生量が期待できないことが想定される．そこで，同一患者の他の組織より採取した間葉系幹細胞を歯周組織欠損部へ移植することにより，歯周組織再生を促す細胞移植療法の有効性と安全性の検証が進められてきた．わが国においては，再生医療の適切な推進に関する

第4章　最先端歯科再生医療

法整備が進められ，さまざまな分野において慎重かつ積極的に細胞治療の推進が図られている．

　多分化能を有する幹細胞源としては，ES細胞 embryonic stem cell や，iPS細胞 inducible pluripotent stem cell の使用が期待されているが，これらの細胞の歯科分野での臨床応用は，さまざまな非臨床試験に加え，これからヒトを対象とした有効性，安全性の評価を行わねばならない状況であることを鑑みると，まだ数年以上の時間が必要と判断される．一方，われわれの身体には成人になっても未分化間葉系幹細胞 mesenchymal stem cell（MSC）が存在していることがすでに明らかになっている．そこで，種々の組織から抽出された未分化間葉系幹細胞を至適な足場材とともに歯周組織欠損部に移植することにより歯周組織再生を促そうとする検討が，日本を中心に推進されている．

2 移植細胞の選択

　幹細胞移植により，組織の修復や再生を図ろうとする試みが，全世界的に注目され，幅広い分野でその臨床的有益性・安全性が検討されている．将来的には，ES細胞やiPS細胞の臨床応用も期待されているところであるが，現時点では組織幹細胞の自己移植が，歯科分野での応用の中心となっている．ここでは，動物実験を終え，臨床研究あるいは臨床応用にまで発展している事例を紹介する．

　組織幹細胞を口腔内の組織から採取している例として，以下のものがあげられる．まず，歯槽骨の再生に焦点を当て，顎骨より少量の骨膜を採取し，同骨膜より得られる細胞（骨膜由来細胞：骨形成能が高い細胞と期待される）をシート状に培養し，多血小板血漿 platelet rich plasma（PRP）とハイドロキシアパタイトとともに歯周組織欠損部へ移植することにより歯槽骨の新生を刺激し，歯周組織再生を促す検討がなされている[20]．次に，歯周組織の再生を考えた場合には歯根膜細胞が重要な役割を演じているとの考えをもとに，患者から抜歯した第三大臼歯などの歯根膜より得られた細胞をシート状に培養し，同患者の歯周組織欠損部に露出した歯根表面に移植するとともに，移植後に残存する骨欠損部にβ-TCPを移植することにより，歯周組織の再生を図ろうとする検討がなされている[21]．

　一方，口腔外の組織より未分化間葉系幹細胞を得ようとする試みもなされている．骨髄由来細胞を歯周組織再生に応用する例としては，腸骨などから採取された骨髄由来細胞とPRPを混和し，歯周組織欠損部に移植することにより，歯周組織再生誘導に有効であるとの報告がなされている[22]．また，得られた骨髄由来細胞を体外にてFGF2で刺激することによりその数を増殖させた後，コラーゲンゲルを足場材として混和し，歯周組織再生誘導を促す試みもなされている[23]．これらのケースは，骨髄中の未分化間葉系細胞および骨芽細胞前駆細胞を歯周組織再生時の幹細胞源として用いていることになる．また，採取に際しての患者への負担がより少なく安全性も高いと考えられる脂肪組織に着目し，同組織中に存在する未分化間葉系幹細胞を幹細胞源として用いることも検討されている．実際に，脂肪組織由来の間葉系幹細胞が，骨芽細胞，心筋細胞，肝細胞，インスリン産生細胞などへ分化することも確認されている[24-27]．われわれの研究室でも，ヒト脂肪組織より単離し

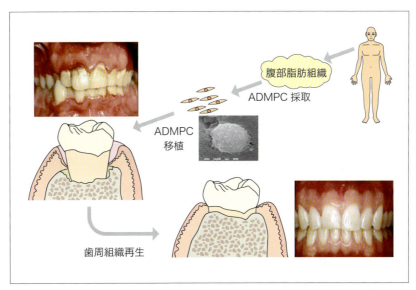

図 4-2-8　脂肪組織由来多系統前駆細胞（ADMPC）を用いた歯周組織再生誘導

た間葉系幹細胞〔脂肪組織由来多系統前駆細胞（ADMPC）とよんでいる〕が骨芽細胞，歯根膜細胞の lineage への分化能を有していることを *in vitro* にて確認するとともに，ビーグル犬を用いた動物実験においても自己 ADMPC 移植により実験的に作製した歯周組織欠損が再生することを確認している．現在，重度歯周炎患者を対象とした臨床研究が展開中であり，自己 ADMPC 移植（足場材としてフィブリンゲルを使用）の歯周組織再生誘導効果の有用性・安全性が検討されている（**図 4-2-8**）．

8 おわりに

歯周組織は，歯槽骨・セメント質・歯根膜・歯肉から構成される複雑な組織であり，歯周病の進行などにより一度失われたセメント質や歯槽骨の新生を伴う線維性付着を再構築することが，歯周組織再生療法の最終目標である．これまでに臨床応用されている GTR 法，エナメルマトリックスタンパク質，さらに FGF2 製剤はすべて，骨内欠損を対象とした歯周組織再生療法である．将来的には，重度歯周組織欠損部や水平性骨吸収にも対応できるような，新規歯周組織再生療法の開発が求められるであろう．すなわち，組織幹細胞の遊走・増殖，さらには骨芽細胞やセメント芽細胞への分化を支える歯周組織再生用にカスタマイズされた至適足場材を開発することにより，歯周組織再生療法の適応症はおおいに拡大するものと思われる．そして近未来には，サイトカイン・幹細胞・足場材の3要素を最適条件で融合させた，真のオーダーメイド歯周組織再生療法の確立が強く望まれている．

■ 歯周組織再生

課題	● サイトカイン療法や幹細胞移植療法の併用が可能で，歯周組織再生用に特化した足場材の開発 ● 水平性骨欠損にも対応できる歯周組織再生療法の開発

実施項目	● 歯周組織の特性を考慮した幹細胞，シグナル分子，足場材の選定と，これら3因子融合の最適化

実現化	● 実用化を念頭においた橋渡し研究の遂行 ● 個々の歯周組織再生療法に関する適応症例（全身的および局所的因子）の明確化

（村上伸也）

参考文献

1) Langer R, Vacanti JP：Tissue engineering. *Science*, **14**：920～926, 1993.
2) Bien SM：Hydrodynamic damping of tooth movement. *J Dent Res*, **72**：907～914, 1966.
3) Seo BM et al.：Investigation of multipotent postnatal stem cells from human periodontal ligament. *Lancet*, **364**：149～155, 2004.
4) Beertsen W et al.：The periodontal ligament：a unique, multifunctional connective tissue. *Periodontology 2000*, **13**：20～40, 1997.
5) Nyman S et al.：New attachment following surgical treatment of human periodontal disease. *J Clin Periodontol*, **9**：290～296, 1982.
6) Lindhe J（ed.）：Emdogain A biological approach to periodontal regeneration. *J Clin Periodontol*, **24**：658～714, 1997.
7) Needleman I et al.：Guided tissue regeneration for periodontal infra-bony defects. *Cochrane Database Syst Rev*, **19**：CD001724, 2006.
8) Esposito M et al.：Enamel matrix derivative（Emdogain）for periodontal tissue regeneration in intrabony defects. *Cochrane Database Sys Rev*, **4**：CD003875, 2009.
9) Heldin CH et al.：Platelet-derived growth factor：purification and partial characterization. *Proc Natl Acad Sci USA*, **76**：3722～3729, 1979.

10) Nevins M et al.：Platele-derived growth factor stimulates bone fill and rate of attachment level gain：Results of a large multicenter randomized controlled trial. *J Periodontol*, **76**：2205～2215, 2005.

11) Mumford JH et al.：The effects of pletelet-derived growth factor-BB on periodontal cells in an *in vitro* wound model. *J Periodontol*, **72**：331～340, 2001.

12) Ojima Y et al.：In vitro effect of platelet-derived growth factor-BB on collagen synthesis and proliferation of human periodontal ligament cells. *Oral Dis*, **9**：144～151, 2003.

13) Takayama S et al.：Periodontal regeneration by FGF-2(bFGF) in primate models. *J Dent Res*, **81**：2075～2079, 2001.

14) Murakami S et al.：Recombinant human basic fibroblast growth factor (bFGF) stimulates periodontal regeneration in class II furcation defects created in beagle dogs. *J Periodontal Res*, **38**：1～8, 2002.

15) Kitamura M et al.：Periodontal tissue regeneration using fibroblast growth factor-2 Periodontal tissue regeneration using fibroblast growth factor-2：Randomized Controlled Phase II clinical trial. *PLoS One*, **3**：e2611, 2008.

16) Kitamura M et al.：FGF-2 stimulates periodontal regeneration：Results of a multi-center randomized clinical trial. *J Dent Res*, **90**：35～40, 2011.

17) Kitamura M et al.：Randamized placebo-controlled non-inferiority Phase III trials comparing trafermin, a recombinant human fibroblast growth factor 2, and enamel matrix derivative in periodontal regeneration in intrabony defects. *J Bone Miner Res*, **31**：806～814, 2016.

18) Murakami S：Periodontal Tissue Regeneration by signalling molecule(s)：what role does basic fibroblast growth factor (FGF-2) have in periodontal therapy? *Periodontology 2000*, **56**：188～208, 2011.

19) Zheng W et al.：Loss of proliferation and differentiation capacity of aged human periodontal ligament stem cells and rejuvenation by exposure to the young extrinsic environment. *Tissue Eng Part A*, **15**：2363～2371, 2009.

20) Okuda K et al.：Treatment of human infrabony periodontal defects by grafting human cultured periosteum sheets combined with platelet-rich plasma and porous hydroxyapatite granules：case series. *J Int Acad Periodontol*, **11**：206～213, 2009.

21) Iwata T et al.：Periodontal regeneration with multi-layered periodontal ligament-derived cell sheets in a canine model. *Biomaterials*, **30**：2716～2723, 2009.

22) Yamada Y et al.：A novel approach to periodontal tissue regeneration with mesenchymal stem cells (MSCs) and platelet-rich plasma (PRP) using tissue engineering technology：A clinical case report. *Int J Periodont Rest*, **26**：363～369, 2006.

23) Kawaguchi H, Kurihara H.：Clinical trial of periodontal tissue regeneration. *Nippon Rinsho*, **66**：948～954, 2008.

24) Okura H et al.：Transdifferentiation of human adipose tissue-derived stromal cells into insulin-producing clusters. *J Artif Organs*, **12**：123～130, 2009.

25) Okura H et al.：Cardiomyoblast-like cells differentiated from human adipose tissue-derived mesenchymal stem cells improve left ventricular dysfunction and survival in a rat myocardial infarction model. *Tissue Eng Part C Methods*, **16**：417～425, 2010.

26) Okura H et al.：A Properties of hepatocyte-like cell clusters from human adipose tissue-derived mesenchymal stem cells. *Tissue Eng Part C Methods*, **16**：761～770, 2010.

27) Komoda H et al.：Reduction of N-glycolylneuraminic acid xenoantigen on human adipose tissue-derived stromal cells/mesenchymal stem cells leads to safer and more useful cell sources for various stem cell therapies. *Tissue Eng Part A*, **16**：1143～1155, 2010.

28) 天野敦雄ほか監修：ビジュアル 歯周病を科学する. クインテッセンス出版, 東京, 2012.

29) 吉江弘正ほか編：臨床歯周病学. 第2版. 医歯薬出版, 東京, 2013.

30) Murakami S et al.：FGF-2 stimulates periodontal regeneration. *Clin Adv Periodontics*, **1**：95～99, 2011.

第4章　最先端歯科再生医療

3 顎骨・歯槽骨の再生医療

1 はじめに

　顎骨・歯槽骨の再建・再生は，歯科，口腔外科領域において常に重要な課題である．歯槽骨は歯を支持する基盤であり，これを失うことは歯の喪失につながり，ひいては咀嚼をはじめとする口腔機能の低下を引き起こす．また顎骨は歯槽骨を保持し咀嚼筋群と連結することによって咀嚼機能を支持しているばかりでなく，顔面形態を形づくることによって個人の独自性を形成している．したがって，これらが喪失することによって咀嚼・発音といった口腔機能とともに，個人の尊厳にかかわる審美性の障害にもつながる．したがって，歯周病や外傷あるいは腫瘍などによって歯槽骨や顎骨が喪失した際に，これらを再建・再生することによって口腔機能，審美性の回復が期待できる．

2 現在の歯槽骨造成法

　歯周病によって失われた歯槽骨は，歯槽骨のみならず歯に付随するセメント質，歯根膜とあわせて歯周組織として再生されるが，本稿では歯を失った後の，特に口腔インプラント治療に伴う歯槽骨造成*の現状について述べる．

　口腔インプラント治療は，その予知性が向上することによって欠損補綴の治療法として広く普及するに至っているが，いわゆる補綴主導型治療の観点から歯槽骨造成の必要性が増している．歯槽骨に限らず骨組織の再建には，古くから自家骨移植が用いられ，現在でもゴールドスタンダードとされている．歯槽骨造成には粉砕あるいはブロック骨移植のほか，後述する guided bone regeneration（GBR）法，スプリットクレスト法，仮骨延長法，上顎洞底挙上術などの方法が用いられているが，仮骨延長法を除き，いずれの手技も基本的には骨移植を必要とする．しかしゴールドスタンダードである自家骨移植は，採取量に限界があるばかりでなく，二次的外科侵襲を要し，骨移植部位よりも骨採取部への侵襲のほうが大きくなることも少なくない．そこで自家骨に代わるものとして同種骨 allogenic bone，異種骨 xenogenic bone や人工代用骨 artificial bone substitute などの骨補塡材が用

---

*口腔インプラント治療においては，顎骨・歯槽骨の再建を一般に「骨造成」とよぶ．

いられている．本稿では骨補塡材の種類とその特徴，さらにすでに広く臨床応用されている再生療法としてのGBR法ならびに多血小板血漿 platelet rich plasma（PRP）の応用について概説する．

1 骨補塡材の種類と特徴

骨補塡材の性質として，生体親和性があることはもちろん，骨形成を促進あるいは支持することが求められる．すなわち移植骨が母床骨に生着し必要な骨組織を形成するためには，みずからが骨芽細胞を含み骨組織をつくりだす骨形成能，周囲の間葉系細胞に作用することによって骨芽細胞を誘導し骨形成を促進する骨誘導能，あるいは母床骨からの骨芽細胞あるいはその前駆細胞の侵入を促進する骨伝導能の，いずれかの能力を備えている必要がある．骨造成部位やその必要量に応じて骨補塡材を選択する必要がある．日常の歯科臨床で用いられる移植骨の種類としては，自家骨，同種骨，異種骨，人工代用骨，その他に分類できるが，以下に自家骨以外の材料がもつ性質，特徴について述べる．

1）同種骨

整形外科領域では，手術時に余剰となった骨を凍結保存し集めた骨銀行 bone bank から供給される同種凍結骨を用いられることもあるが，一般的に歯科領域では遺体から採取され骨組織を処理した凍結乾燥同種骨 freeze dried bone allograft（FDBA）と脱灰凍結乾燥同種骨 demineralized freeze dried bone allograft（DFDBA）が欧米では市販され広く用いられている．これらは，ヒト由来の組織であることから抗原性が低く，自家骨同様，骨リモデリングに有効なタンパク質が保存されており，骨伝導能，骨誘導能を有すると考えられている．これらの同種骨はブロック状のものもあるが，細粒状のものが広く用いられている．また皮質骨由来のものと海綿骨由来のものがあり，その硬度や吸収速度が異なる．DFDBAは脱灰処理を施しているため無機成分を含まず，優れた骨誘導能が期待できるが，FDBAが移植部に半年から1年以上にわたり残存するのに対し，数か月で吸収する．DFDBAとFDBAの骨形成能に関する比較では，新生骨量と残存移植骨量の総和では差がないという報告が多く[1]，たとえば，頰側面の骨造成のように移植骨が吸収しやすい部位にはFDBAの適応が適しており，DFDBAは歯周組織の小さな欠損や，ブロック骨移植の間隙の塡塞などに適している．米国では1980年代から歯科領域でも広く応用され，いずれも有効性が確認されており，現在まで重篤な有害事象は報告されていない．しかしわが国の厚生労働省からは医療機器としての認可は得られておらず，歯科医師の裁量権で用いられているのが現状である．

2）異種骨

動物由来の骨から調整されたもので，抗原性を排するために徐タンパクされ，天然の骨梁構造を残していることが特徴である．脊椎動物ではないが天然のサンゴの三次元構造を残したまま炭酸カルシウムをリン酸カルシウムに置換した骨補塡材もあるが，多くはウシ骨を原材料として用い，焼結によって徐タンパクされている．これらの材料の特徴は，無機成分であるリン酸カルシウムの組成がほぼヒト骨組織と同一であること，さらに後述す

る人工代用骨ではなかなかつくることのできない天然の気孔径をもった骨梁構造を有するところにある．特に海綿骨由来のものは完全な連通孔構造であり，優れた骨伝導能を有している．

欧州では，ウシ骨を300～400℃で焼結した移植材料（Bio-Oss®）が広く用いられており，わが国でも歯周病治療に対して認可されている．この材料は焼結温度が低いため，移植後に数年から10年以上かけて緩徐に吸収置換が起きるとされている[2]．

3）人工代用骨

人工代用骨は，人工的に合成された骨補塡材であり，骨の無機成分と同一のリン酸カルシウムから合成されたものが数多く開発されている．リン酸カルシウム製材には非焼結のセメントタイプのものもあるが，ほとんどの骨補塡材は焼結したセラミックスである．シリカを含むバイオガラスも臨床応用されているが，主に結晶構造の違うハイドロキシアパタイト hydroxyapatite と β リン酸三カルシウム β tricalcium phosphate（β-TCP）が広く臨床応用されている．一般的に前者はほとんど吸収されず，後者は吸収されやすい．骨の無機成分はほとんどハイドロキシアパタイトによって構成されていると考えられていたが，近年，その一部はハイドロキシアパタイトのリン酸基が炭酸基に置換された炭酸アパタイト carbonate apatite であることが明らかになり，これを人工合成したものが骨補塡材として開発され上市された（Cytrans Granule®）．炭酸アパタイトは高い骨親和性を示し，骨組織に置換する吸収速度は，ハイドロキシアパタイトと β-TCP の中間であるという．歯科領域で用いられる骨補塡材の多くは，径1mm程度の顆粒状のものであるが，その気孔径，連通孔構造によって細胞あるいは血管の侵入のしやすさが異なり，吸収の程度も変わってくる．これらの材料は，その組成が生体硬組織と同一であるため，骨伝導能を有しているが，骨誘導能は有していない．一方，生体アパタイトの前駆物質である非焼結のリン酸八カルシウム octa-calcium phosphate（OCP）とコラーゲンとの複合体（OCP/Col）による骨補塡材が開発されており，骨誘導能を有するという[3]．他の補塡材が硬い顆粒状であるのに対し，OCP/Col は弾性のあるスポンジ状であることから，他とは異なった使用法が期待される．

2 GBR法

GBR法は，元来，歯周組織再生誘導法 guided tissue regeneration（GTR）を口腔インプラント治療に関連する骨造成法として発展させた方法であり，GTR法のように歯根膜を含む歯周組織全体の組織再生を目指すのではなく，骨組織の再生のみを目的とした方法である．この方法は遮蔽膜を用いることによって，線維芽細胞の侵入を阻害し，母床骨からの骨芽細胞による骨形成の場を与え，歯槽骨の再生を図る方法である．ここでは遮蔽膜が重要な役割を果たすが，元来，非吸収性の expanded polytetrafluoroethylene（ePTFE）膜が用いられていたが，吸収性のコラーゲンや有機ポリマーを原材料とした遮蔽膜も開発されている．また機械的強度を与えるためにチタン製のメッシュプレートが用いられることもある．

元々の GTR 法では 2，3 壁性の小さな骨欠損を対象にすることが多く，遮蔽膜のみが用いられていたが，GBR 法ではすでに水平的な吸収も進んだ 1〜2 壁性の歯槽骨欠損を対象にすることが多いため，骨補塡材の移植は必須である．骨補塡材は骨形成の足場として機能するばかりでなく，外圧を妨げ，幼若な骨組織が形成されるまでの場を維持する役割を果たす必要がある．したがって，欠損の状態に応じた骨補塡材の選択も重要である．また移植材料を強固な外套で保護するためにチタンメッシュプレートが用いられることがあり，この方法は TiMe 法とよばれている．

ePTFE 膜（Gore-Tex® membrane）が歯科市場から撤退したため，欧米では dense PTFE 膜（Cytoplast®）が広く用いられている．この dPTFE 膜は，ePTFE 膜が 5〜100 μm の気孔をもつのに対し，気孔径が 0.2 μm と小さく，細菌が通過できないため感染に対して抵抗性があるという．この性質を利用して，恣意的に骨膜に減張切開を加えず無理に粘膜の一次閉鎖を行わない open regeneration technique が開発されている[4]．残念ながらわが国では，この dPTFE 膜は承認されておらず，GTR 用メンブレンとして承認されている架橋コラーゲン膜（BioGuide® や BioMend®）が用いられており，早急な GBR 用メンブレンの開発が望まれる．

③ 多血小板血漿（PRP）

PRP は，末梢血を遠心し，血小板を多く含む画分を回収したもので，通常，血小板数は末梢血の 6〜10 倍程度に濃縮される．PRP は，古くから皮膚の創傷治癒促進に応用されていたが，これは血管が損傷すると，凝集した血小板が活性化し，血小板中に含まれる α 顆粒から PDGF，VEGF，TGFβ や IGF などの成長因子を放出することによって創傷治癒を促進する作用を応用したものである．現在では，皮膚陥凹の改善や腱損傷の治癒促進，さらには発毛の促進など，広く臨床応用されているが，フロリダ大学の Marx が顎骨再建に際し，自家骨に PRP を添加することによって骨形成が促進することを示して以来[5]，歯槽骨の再生に広く使われるようになった．2000 年以降，数々の PRP 回収キット，器具が開発され，PRGF，PRF，CGF などさまざまな名称がつけられているが，本質的には PRP と同等である．PRP を用いた歯槽骨再生に関して数多くの臨床研究が行われているが，骨形成の促進に働く，あるいは効果はみられないなど，未だに一定の見解が得られていない．しかしながら，少なくとも骨形成を阻害するという報告はない．さらに，通常，PRP は上述の骨補塡材と併用するが，PRP に含まれるフィブリンの作用によって顆粒状の補塡材がまとまり，操作性が著しく向上するという利点がある．わが国では，2015 年に施行された再生医療新法によって，PRP は第三種再生医療に位置づけられ，患者への提供は，認定再生医療等委員会の承認を経て厚生労働省への報告が義務づけられた．

3 分化成長因子を用いた歯槽骨再生

生体に移植した移植骨材料中で骨芽細胞の増殖あるいは分化を促すために重要な鍵を握

るのは，分化・成長因子である．歯槽骨の領域では，従来から骨形成タンパク質 bone morphogenetic protein（BMP）の応用が進められてきたが，足場材料とともに動物に移植すると，本来骨組織のない部位に異所性に骨を形成させる強い骨誘導能をもつ．また，骨欠損部においても BMP が骨組織を再生させることは数多くの動物実験モデルにて明らかにされ，臨床研究を経て欧米やオーストラリアでは，Ⅰ型アテロコラーゲンスポンジを担体とした rhBMP2 が，Infuse Bone Graft®（Medtronic 社）としてすでに販売され，臨床応用されている．また，rhBMP7 もウシ脱灰骨基質やメチルセルロースなどを担体とした商品（OP-1 Implant®，OP-1 Putty®）が難治性骨折治療材料として上市されている．歯科・口腔外科領域では，米国食品医薬品局（FDA）から rhBMP-2 が上顎洞底挙上術における自家骨に代わる移植術，あるいは抜歯窩保全用の移植材としての使用が認可されており，多施設ランダム化臨床試験の結果，上顎洞と抜歯窩のいずれにおいても自家骨移植と同等の治療成果が得られたと報告されている[6]．しかしながら，BMP については，動物実験の結果から劇的な骨組織の再生が期待されたものの，実際のところは期待されたほどの臨床成果が得られていないのが現状である．これは，より高等な動物では，BMP の作用に対するさまざまな負のフィードバック機構が強力に働くこと，さらに受容者の加齢に伴い BMP に応答する細胞が減少することによると考えられる．また BMP は腫脹を惹起させる強い副作用もあることから，適応の拡大については，効果が期待できる適切な用量を十分に検討する必要がある．

　その他では，難治性皮膚潰瘍治療薬として，わが国の薬事承認を受けている塩基性線維芽細胞増殖因子（FGF2）は，ラットの頭蓋骨欠損の治癒促進や，イヌを用いた上顎洞底挙上術の研究において，その有用性が示唆されており，わが国においてすでに歯周組織再生剤（リグロス®）として保険収載されている．また血小板由来増殖因子 platelet-derived growth factor（PDGF）のアイソフォームの 1 つである PDGF-BB は歯周組織に対する再生効果が臨床試験によって確認されたことから，人工代用骨 β-TCP と組み合わせた商品（GEM21S®）が，米国・カナダで薬事承認されている．両者ともに間葉系幹細胞を含む骨芽細胞の前駆細胞の遊走や増殖に対して促進的に働くことが示唆されている因子である．これらは口腔インプラント治療に伴う歯槽骨再生に対しても有効性があることが期待できる．

4　Tissue Engineering（組織工学）による骨組織再生

　組織の再生を担う主体は細胞であり，これを積極的に応用して組織，臓器の再生を図るのが，狭義の意味での再生医療であるが，この一手段として Tissue Engineering（組織工学）があり，骨組織を含めた実質組織欠損の再生医療に広く応用されている．これはハーバード大学の Vacanti とマサチューセッツ工科大学の Langer によって提唱された概念であり[7]，Tissue Engineering Triad（組織工学の三要素）といわれる「細胞」「基質/足場」「分化・成長因子」の 3 つを組み合わせて，組織の再生を図る方法であるが（**図4-3-1**），

3. 顎骨・歯槽骨の再生医療

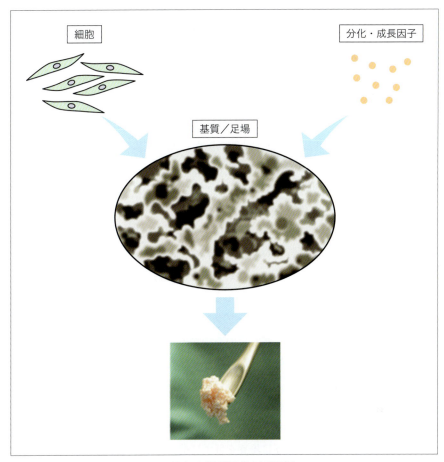

図 4-3-1 Tissue Engineering Triad（組織工学の三要素）
「細胞」・「基質／足場」・「分化・成長因子」の3つを組み合わせて，組織の再生を図る．

最近ではこれに酸素，栄養を供給する「血管」を加えて，Tissue Engineering Quad とよぶものもいる．血球系の細胞あるいは癌化した細胞以外，ほとんどの組織を構成する細胞は足場依存性に増殖し，基質（あるいは足場）がなければ増殖・分化することはできない．また細胞の増殖を促進したり，分化の方向性を決定したりするためには分化・成長因子の存在が必要であるが，基質はこれら分化・成長因子の徐放系としての機能も期待されている．組織工学では，基本的に，この基質を工学的手法で人工的に作成し，これに目的にあった細胞を播種し，分化・成長因子を作用させることによって目的とする組織の再生を図る方法である．そして骨組織の組織工学では基質としてコラーゲンやポリ乳酸などの有機材料を用いることもあるが，ほとんどの場合，前述した骨補塡材が用いられている．ここでは，歯槽骨の再生に用いられている代表的な細胞と分化・成長因子を紹介する．

1 間葉系幹細胞

細胞を用いた再生医療の鍵となるのは，幹細胞であるが，現在，歯科領域に限らず再生

253

医療で最も広く利用されているのは体性幹細胞の1つである間葉系幹細胞 mesenchymal stem cell（MSC）である．現在では，間葉系幹細胞は脂肪組織，歯髄，臍帯血などさまざまな組織中に存在することが知られているが，最も早くその存在が明らかになったのが骨髄である．骨髄は，そのほとんどが血球系細胞で占められているが，0.1％程度の頻度で培養皿に付着する細胞が存在する．1999年にPittingerらがこの骨髄中の培養皿に付着する細胞に，骨芽細胞，軟骨細胞，脂肪細胞など間葉系の細胞に分化できる幹細胞が存在することを見出し[8]，この間葉系幹細胞が組織再生に応用できる細胞として注目を集めるようになった．間葉系幹細胞は成体組織に存在し，患者自身の細胞を応用できることから免疫原性がなく，感染性物質伝播の可能性もほとんどないため，その応用が期待されているが，間葉系幹細胞が免疫寛容を誘導することが明らかになり，現在，わが国でも同種細胞を用いた移植片宿主病 graft versus host disease（GVHD）治療薬が保険適応になっている．

骨髄由来間葉系幹細胞を用いた骨再生に関する研究は，動物実験を中心に数多くなされており，一定の条件下で間葉系幹細胞を培養し，増殖・分化させた骨芽細胞様細胞を人工代用骨と組み合わせて移植すると，早期に安定した骨が形成されることが知られている．口腔外科領域では，口腔インプラント治療に伴う上顎洞底挙上術，歯槽堤増生術，あるいは二次的顎裂骨移植に対していくつかの臨床研究がなされており，いずれの報告も自家骨移植と同等程度の良好な骨形成を認め，安全性と有効性が確認されたとしている[9]．

骨髄組織の他にも多くの組織に間葉系幹細胞の存在が確認されているが，中でも脂肪組織は比較的大量に存在するばかりでなく，骨髄に比べ100～1000倍の間葉系幹細胞を含有するといわれ，間葉系幹細胞の供給組織として期待されており，多くの研究がなされている．また後述するように培養を経ずに酵素処理と遠心分離によって回収された脂肪由来間葉系幹細胞を含む画分を応用した再生医療は，すでに広く臨床応用されている．

その他，歯科領域では歯髄に含まれる間葉系幹細胞の応用が期待されている．歯髄はエナメル質，象牙質といった硬組織中に存在し，紫外線などの外来刺激を受けにくい環境にあるため，間葉系幹細胞が比較的健全な状態で保持されていると考えられている．特に乳歯歯髄由来の間葉系幹細胞は，採取量は少量であるものの増殖能が高く，脱落乳歯を用いることによって間葉系幹細胞採取のための侵襲がないことから注目されている．一方，自家間葉系幹細胞を用いることが困難なためホモHLA（ヒト白血球抗原）をもつドナーからの細胞を50種類ほど集めて，ほとんどの日本人をカバーする同種間葉系幹細胞をバンク化しようという構想も立ち上げられている．

Tissue Engineering による歯槽骨の再生医療に関しては上顎洞底挙上術を中心として，すでにいくつかの臨床研究によって良好な結果が報告されている．しかし上述したように用いられる幹細胞も多種にわたり，多様な人工材料が基質として用いられている．さらに，幹細胞を骨芽細胞に分化誘導するために，一般的にはデキサメタゾン，アスコルビン酸，βグリセロリン酸を含む骨誘導培地が用いられているが，より強力に骨芽細胞の分化を誘導するために，培養中にBMPやFGF2を作用させているものもある．すなわち標準となるTissue Engineering による歯槽骨再生法は未だ確立されていないのが現状である．

254

3. 顎骨・歯槽骨の再生医療

② 培養操作を経ない歯槽骨再生

　細胞培養には時間，労力ばかりでなく，細胞培養施設 cell processing center（CPC）を設置するための莫大な設備投資が必要である．そこで，これを避けるために，間葉系幹細胞を採取した後，培養を経ずに，直接，歯槽骨の再生に用いる方法が試みられている．すなわち，30〜60 mL の骨髄液を採取し，これを遠心操作によって間葉系幹細胞さらには血管内皮前駆細胞をも含む単核球成分を回収し，人工代用骨とともに骨欠損部への移植が試みられている．

　また前述のように，脂肪組織は間葉系幹細胞を多く含み，多量に存在する組織であることから，培養操作を経ずに酵素処理と遠心分離によって採取した幹細胞が，直接，移植され臨床応用されている．この脂肪からの幹細胞分離専用の遠心装置（Celusion system, Cytori therapeutics）が市販されており，わが国でも，主に形成外科領域で乳房再建における脂肪組織の再生，また整形外科領域で変形性関節症治療に応用されている．口腔外科領域でも，上顎洞底挙上術への応用での有効性が報告されており[10]今後の発展が期待される．

5 現在の顎骨再建法

　区域切除された顎骨，特に下顎骨の再建は，場合によっては再建用チタンプレートのみで行われることもあるが，ほとんどの場合は自家骨移植が行われる．およそ5 cm までの欠損であれば，十分な骨量が得られること，また採取部の機能障害が起きにくいことから，主に遊離腸骨移植が行われている．しかし欠損が5 cm 以上になると十分な血行が得られず生着しないこともある．そこで大きな顎骨欠損には，血管柄付き遊離腸骨，腓骨あるいは肩甲骨が用いられている．これは移植骨組織に血流を供給する動静脈と，受容側の，主に上甲状腺動脈や顔面動脈，外頸静脈や総顔面静脈をそれぞれ鏡視下で吻合することによって，移植骨の血流を保持する方法で，血管のトラブルが生じなければ生着は非常に良好である．しかし移植組織採取のための侵襲が非常に大きく，また顎骨の複雑な形態を再現するのがむずかしいといった問題点がある．

　一方，古くから骨髄には骨原性細胞が多く含まれていることが知られており，口腔外科領域では1980年代から骨髄海綿骨細片 particulate cancerous bone and marrow（PCBM）移植による顎裂閉鎖術が広く用いられている．さらに，区域切除された下顎骨欠損に対しPCBM 移植による再建も臨床応用されている．PCBM は細片状の骨片であることから，顎骨形態を形成するトレー状の枠組が必要である．古くは Dumbach のチタンメッシュトレーやポリ乳酸でつくられたダクロンメッシュトレーが用いられていたが，現在は製造されていない．近年，これに代わり患者の CT データから CAD/CAM 技術を応用したカスタムメイドチタンメッシュトレーの作成ができるようになり，より理想的な顎骨形態を再生することが可能になってきた．Marx は PCBM に PRP を添加することによってより確実に顎骨の再建が可能であることを示したが，一方で受容側の血流状態や患者の年齢などの

条件よっては，移植したPCBMが吸収されてしまった症例もあり，100％確実な方法とはいいがたく，より確実な方法の開発が望まれる．

6 顎骨の再生医療

ロマリンダ大学のHarfordとBoyneは，顎骨良性腫瘍や骨髄炎で区域切除を施した症例に対し，骨膜を温存したうえでアテロコラーゲンスポンジを担体としてrhBMP2を移植し，14症例すべての症例で年齢，性別の差なく，顎骨の連続性を再生することができたと報告している[11]．しかし一方で，トロント大学のCarterらは悪性腫瘍で骨膜を含めて区域切除を行った症例では，5症例中2症例で顎骨の連続性の再生はみられなかったと報告をしている[12]．したがって，顎骨区域切除のような大きな骨欠損に対しては，骨膜のような骨芽細胞の供給源がない限りは，応答する細胞とともに移植する必要があると思われる．

顎骨区域切除後に生じるような大きな骨欠損の再生には，血管の新生による酸素や栄養の供給は不可欠である．血管新生を促す戦略として，VEGFやHGFなど血管新生を促進する成長因子を足場に組み込む方法や，目的の組織を形成する細胞とともに，血管内皮細胞あるいはその前駆細胞を移植する方法が考えられるが，やはり厚みのある組織への血管新生は困難である．

そこで臨床でよく用いられている腹直筋や広背筋などの血管柄付き筋弁内に，目的とする形態をもった骨組織を異所性に誘導し，骨組織が形成された後，血管柄付き移植骨 pre-

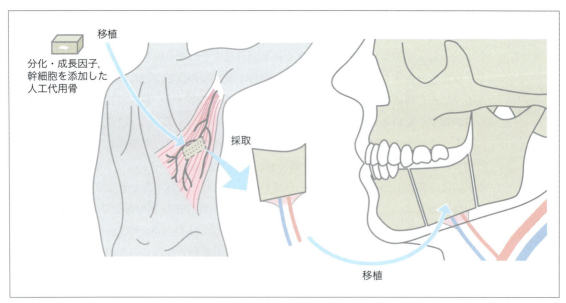

図4-3-2　prefabricated bone flap
広背筋のような筋肉内に，分化・成長因子や幹細胞を添加し顎骨欠損の形態をした人工代用骨を移植し，異所性の骨組織を形成する．形成された骨組織を筋肉分布する血管とともに採取し，血管柄付き移植骨として顎骨欠損に移植する．

fabricated vascularized bone graft（PFBG）として顎骨の再建に用いる方法が提案されている（**図 4-3-2**）．2004 年にキール大学のグループは，Bio-Oss® を基質にして PCBM を細胞源とし，骨組織を誘導する分化・成長因子として osteogenic protein 1（OP-1）（BMP7）を用いた Tissue Engineered 移植材料を広背筋内に移植し，異所性に形成した血管柄付き移植骨を用いて下顎骨の再建に成功したと報告した[13]．しかし引き続き同様の方法で行った数例は失敗に終わっている．

　一方，フィンランドのグループは，脂肪由来の間葉系幹細胞 adipose stem cell（ASC）を培養，増殖して，β-TCP に播種，BMP2 とともに腹直筋内に移植して PFBG を作成し，これを用い上顎骨欠損の再建を報告し，その後 20 例以上に成功しているという[14]．この方法は，第 1 回目の手術として脂肪の採取，そして ASC の分離と培養，第 2 回目の手術としてチタンケージに収めた ASC/β-TCP/BMP2 複合体の腹直筋内への移植，さらに 3 回目の手術として顎骨再建手術を要する．このように，これは手術侵襲を軽減しているとはいいがたいものの，新たな骨組織への侵襲を回避しうる点では評価できる方法である．

　最近，同じくフィンランドのグループが下顎骨欠損に直接，ASC/β-TCP/BMP2 複合体を移植し再建に成功した 3 例を報告した[15]．以前の症例が，放射線照射など条件のわるい移植床の再建であったのに対し，これらはエナメル上皮腫の切除後の条件のよい症例であっというが，適応症の選択基準など，今後さらなる検討が必要である．

7　おわりに

　歯科，口腔外科領域において顎骨・歯槽骨の再生は重要なテーマであり，二次的な外科侵襲を要し，採取量にも制限のある自家骨に代わるものとして，すでに数々の人工代用骨が開発され臨床応用されているものの，骨形成能，骨誘導能の観点から，完全に自家骨に取って代わるものは開発されていない．そこで，これらの人工代用骨に，分化・成長因子や幹細胞を添加することによって，骨形成能，骨誘導能を付与する再生療法の開発が期待され，前述のようにさまざまな方法が試みられている．ほとんどが未だ研究開発段階のものであるが，特に細胞を用いた再生療法の開発は，数年前には動物実験が中心であったものが臨床研究の段階へ発展してきており，ここ数年内に多くの研究結果が報告されることが期待できる．一方，分化・成長因子や幹細胞を用いた再生療法の普及に関しては，コスト/ベネフィットも重要な鍵となるが，分化・成長因子や幹細胞の調整法の技術革新，あるいは需要の拡大による生産コストの軽減が考えられる．そのためにも，誰がどこで施術しても再現性が高い確実な骨再生療法の開発が望まれる．

第 4 章　最先端歯科再生医療

■ 顎骨・歯槽骨の再生医療

課題
- 幹細胞生物学，移植免疫学を含めた骨組織再生の分子メカニズムの解明

実施項目
- 骨再生部位に応じた代用骨あるいは幹細胞の選択による骨再生法の最適化

実現化
- 臨床研究を通じコスト／ベネフィットを勘案した標準治療法の確立

（朝比奈　泉）

参考文献

1) Wood RA, Mealey BL：Histologic comparison of healing after tooth extraction with ridge preservation using mineralized versus demineralized freeze-dried bone allograft. *J Periodontol*, **83**(3)：329〜336, 2012.

2) Sartori S et al.：Ten-year follow-up in a maxillary sinus augmentation using anorganic bovine bone（Bio-Oss）. A case report with histomorphometric evaluation. *Clin Oral Implants Res*, **14**(3)：369〜372, 2003.

3) Kawai T et al.：Octacalcium phosphate collagen composite facilitates bone regeneration of large mandibular bone defect in humans. *J Tissue Eng Regen Med*, **11**(5)：1641〜1647, 2017.

4) Barber HD et al.：Using a dense PTFE membrane without primary closure to achieve bone and tissue regeneration. *J Oral Maxillofac Surg*, **65**(4)：748〜752, 2007.

5) Marx RE et al.：Platelet-rich plasma：Growth factor enhancement for bone grafts. *Oral Surg Oral Med Oral Pathol Oral Radiol Endod*, **85**(6)：638〜646, 1998.

6) Triplett RG et al.：Pivotal, randomized, parallel evaluation of recombinant human bone morphogenetic protein-2/absorbable collagen sponge and autogenous bone graft for maxillary sinus floor augmentation. *J Oral Maxillofac Surg*, **67**(9)：1947〜1960, 2009.

7) Langer R, Vacanti JP：Tissue engineering. *Science*, **260**(5110)：920〜926, 1993.

8) Pittenger MF et al.：Multilineage potential of adult human mesenchymal stem cells. *Science*, **284**(5411)：143〜147, 1999.

9) Kagami H et al.：The use of bone marrow stromal cells（bone marrow-derived multipotent mesenchymal stromal cells）for alveolar bone tissue engineering：basic science to clinical translation. *Tissue Eng Part B Rev*, **20**(3)：229〜232, 2014.

10) Kaigler D et al.：Bone Engineering of Maxillary Sinus Bone Deficiencies Using Enriched CD90＋ Stem Cell Therapy：A Randomized Clinical Trial. *J Bone Miner Res*, **30**(7)：1206〜1216, 2015.

11) Herford AS, Boyne PJ：Reconstruction of mandibular continuity defects with bone morphogenetic protein-2（rh-BMP-2）. *J Oral Maxillofac Surg*, **66**(4)：616〜624, 2008.

12) Carter TG et al.：Off-label use of recombinant human bone morphogenetic protein-2（rhBMP-2）for reconstruction of mandibular bone defects in humans. *J Oral Maxillofac Surg*, **66**(7)：1417〜1425, 2008.

13) Warnke PH et al.：Growth and transplantation of a custom vascularised bone graft in a man. *Lancet*, **364**(9436)：766〜770, 2004.

14) Mesimäki K et al.：Novel maxillary reconstruction with ectopic bone formation by GMP adipose stem cells. *Int J Oral Maxillofac Surg*, **38**(3)：201〜209, 2009.

15) Wolff J et al.：GMP-level adipose stem cells combined withcomputer-aided manufacturing to reconstructmandibular ameloblastoma resection defects：Experience with three cases. *Annals of Maxillofacial Surgery*, **3**(2)：114〜125, 2013.

第4章　最先端歯科再生医療

4 唾液腺組織再生医療

1 はじめに

　唾液は，消化作用，抗菌作用，粘膜保護作用，中和作用，修復作用などを有することから，口腔内だけでなく全身の機能維持に重要な役割を果たしている．頭頸部癌の放射線治療後や自己免疫疾患であるシェーグレン症候群にみられる重度の唾液分泌障害が生じると，齲蝕・歯周病，摂食嚥下障害，誤嚥性肺炎をはじめとする感染症を発症させることがある．QOL の低下だけでなく，生命にかかわる重篤な疾患を引き起こす可能性があり，慎重な対応が必要とされる．対処法として，人工唾液や残存する腺房細胞の唾液分泌を刺激するムスカリン性アセチルコリン受容体アゴニストなどがあり，臨床現場で用いられている[1]．しかしながら，腺組織が重度の障害を受けると，症状が重篤になり，これらの方法が奏効しない場合もある．そこで，より効果的な治療法として，失われた腺組織を体外から移入する細胞治療を目指した研究が進められている．細胞治療のために移植する細胞源として幹細胞が利用されている．その理由として，幹細胞は自己複製能と多分化能を有しており，長期にわたり生体内で娘細胞をつくりだし，組織の恒常性維持に貢献する可能性が期待されていることがあげられる．

　本稿では，胎生期の細胞を用いた組織工学的なアプローチから，幹細胞の利用，さらには，幹細胞が分泌するサイトカインなどの周囲環境因子を含めた最近の再生医療の知見についても述べてみたい．

2 唾液の分泌障害の原因

　口腔乾燥症をもたらす唾液分泌障害の原因として，最も多いのは全身疾患に対する治療薬の副作用である．そのような副作用をもつ薬剤には，睡眠薬，抗不安薬，抗うつ薬，降圧薬，抗ヒスタミン薬，頻尿改善薬などがある．また，全身疾患である糖尿病，尿崩症などでも脱水による唾液分泌障害がみられる．さらに頭頸部癌の放射線照射後やシェーグレン症候群では，唾液腺に器質的変化が認められ，重篤な唾液分泌障害を生じる．一方，加齢に伴う生理的な唾液腺萎縮に起因する割合は必ずしも高くないことが知られている．

　口腔乾燥症にみられる口腔内症状としては，粘膜の灼熱感をはじめ，舌乳頭の萎縮・溝

状舌などがあり，カンジダ症，齲蝕や歯周病などの口腔感染症の罹患率の上昇をもたらす．さらに，高齢者においては摂食嚥下障害や誤嚥性肺炎の誘因ともなりうる．以下に重篤な唾液分泌障害を伴う放射線照射とシェーグレン症候群について解説する．

1 放射線照射

　頭頸部癌に対する放射線治療により，唾液腺が30 Gy以上の放射線照射を受けると，実質組織に不可逆的な変化が生じて，唾液分泌量が恒常的に減少することが知られている．組織学的に観察すると，初期病変には腺房細胞の萎縮・消失，導管の拡張や間質への慢性炎症性細胞浸潤像が認められる．腺房では漿液腺における障害が顕著で，粘液腺の障害は比較的少ない．障害が持続した晩期病変では腺房細胞の萎縮・消失が進行し，間質の線維化や脂肪変性の進行が生じる[2]．

　放射線照射により分泌障害が生じるメカニズムとしては，大きく2つが考えられる．1つ目は，放射線照射により唾液腺実質細胞が損傷を受け，細胞の分泌機能の抑制や細胞死が誘導される場合である．遺伝子が直接的に，あるいは，産生された活性酸素により間接的に障害を受けることが原因である．2つ目は，放射線照射により，間質に存在する血管内皮細胞が損傷され，その結果，局所の血流量が減少し，分泌量が低下する場合である[3]．損傷の程度は，照射部位，照射量，照射方向，組織の感受性など，個体差はあるが，重篤な分泌障害を受けることが多い．

2 シェーグレン症候群

　シェーグレン症候群は，慢性唾液腺炎（口腔乾燥症）と乾燥性角結膜炎を主徴とする難治性の自己免疫疾患である．中高年の女性に好発し，外分泌腺の破壊により分泌液が減少し，種々の乾燥症状が出現する．シェーグレン症候群の病型は，関節リウマチや全身性エリテマトーデスなどの膠原病に合併する二次性（続発性）シェーグレン症候群と，これらの合併のない一次性（原発性）シェーグレン症候群に大別される．さらに，一次性シェーグレン症候群は涙腺，唾液腺などの腺症状のみの腺型と，腺以外の臓器に病変がみられる腺外型に分けられる[4]．

　病理組織学的には，リンパ球浸潤，腺房の萎縮と消失，筋上皮島*の形成が特徴的な所見である．リンパ球浸潤では，リンパ球が小葉内の導管周囲に始まり，次第に腺組織内にびまん性に広がり，腺房細胞を破壊する．導管周囲のリンパ球浸潤（50個以上）は本症の診断基準として，有用な所見とされる．この唾液腺組織の破壊によって唾液分泌量が減少する．さらに，腺外症状として関節炎，間質性肺炎，間質性腎炎，悪性リンパ腫などがみられる場合がある．血清学的には，抗SS-A/Ro抗体，抗SS-B/La抗体が特異的な抗体とされ，本症の診断に用いられる．障害が長期間持続すると，腺房細胞の萎縮・消失が進行し，

---

*筋上皮島：上皮細胞と筋上皮細胞からなる上皮細胞塊を表す．導管周囲のリンパ球浸潤，導管の変性と管腔の消失，次いで導管上皮の反応性増殖による肥大から生じるとされている．

第4章　最先端歯科再生医療

間質の線維化や脂肪変性が生じて，唾液分泌量が著しく減少する[5]．

3 唾液分泌障害に対する再生医療の試み

　現在のところ，重篤な唾液分泌障害に対する対処法としては，人工唾液の使用，残存する腺房細胞の唾液分泌を促進するムスカリン性アセチルコリン受容体アゴニストなどの服用があげられる．しかしながら，すでに唾液腺組織障害が高度になり，症状が重篤な症例に対しては，これらの治療法が奏効しない場合も想定される．神経科学的に受容体を刺激しても，組織そのものが障害を受けてしまうと，反応性や分泌能が低下してしまうからである．破壊された腺組織を新しく移植し，神経科学的にも制御できれば，再生に成功したといえるかもしれない．しかしながら，免疫不全や感染症の問題もあり，維持するのは容易ではない．より効果的な治療法を目指して，失われた腺細胞を体外から移入する細胞治療の応用が考えられている．

　細胞治療では，移植するための細胞源として幹細胞の応用が図られている．その理由として，幹細胞は自己複製能と多分化能を兼ね備えることにより，長期にわたり生体内で娘細胞をつくりだし，組織の恒常性維持に寄与する可能性が期待されるからである．幹細胞の種類には，造血幹細胞（HSC）や間葉系幹細胞（MSC）に代表されるような組織固有に存在する組織幹細胞，受精卵の胚細胞の内部細胞塊由来の胚性幹細胞（ES細胞），そしてES細胞同等の多分化能を有する人工多能性幹細胞（iPS細胞）がある．以下にそれぞれの幹細胞についてわかりやすく説明する．

1 組織幹細胞

　それぞれの組織の中に固有に存在する幹細胞を組織幹細胞 tissue stem cell という．組織の恒常性を維持するために，失われていく細胞をターンオーバーして，一生涯供給し続けると考えられている．また，組織幹細胞は外傷などにより組織が損傷を受けたときにも増殖を開始し，新たな細胞の供給源として機能していることが明らかにされている．最も早くから臨床応用されているのは，造血幹細胞と骨欠損部位の修復に多数の臨床応用がなされている間葉系幹細胞である．これらは代表的な組織幹細胞であり，機能的な解析が進められている．これらの細胞を治療に用いる利点は，患者自身から採取が可能であるため，移植後の拒絶反応の心配がないこと，また倫理面でも問題がないことがあげられる[6]．

　また，造血幹細胞や間葉系幹細胞は心筋梗塞をはじめとした虚血性疾患や炎症性疾患への細胞治療にも応用されており，幹細胞や歯髄細胞が分泌するサイトカインなどの液性因子の治療効果についても興味深い報告がなされている[7]．ヒト幹細胞を放射線照射後のマウス唾液腺に移植し，唾液分泌を回復させる研究も成功している[6]．しかしながら，皮膚，角膜を除く上皮系の組織で臨床応用がなされた成果は少なく，今後の発展が期待されている．

2 ES 細胞

ES 細胞は，1981 年にマウス胚盤胞の内部細胞塊より樹立された細胞である．個体を構成するすべての組織に分化する能力を有しており，神経，神経膠細胞などの外胚葉系の組織や心筋，骨格筋や造血組織などの中胚葉系の組織を *in vitro* で誘導することが可能であると報告されている．また，ES 細胞は染色体構成に異常をきたすことなく，長期間にわたり継代維持することができるため，治療に必要な細胞を必要な数だけ供給することが可能である．そのため，人工臓器の開発や移植医療におけるドナー不足の解決には欠かせない存在となってきている．さらに，2001 年には，わが国においても京都大学を中心に，ヒト ES 細胞の作製が承認された．現在では理研細胞バンクや JCRB 細胞バンクなどから研究目的での供与が可能になっている．

最近，米国で ES 細胞を用いた細胞治療の臨床応用を開始したと報告があった．すなわち，ES 細胞から分化誘導した網膜色素上皮を用いた加齢黄斑変性症患者の治療や ES 細胞から分化誘導した神経膠細胞を用いた脊髄損傷患者の治療が開始されている．今後，これらの試みが成功すると，長期の治療効果に期待がかかるだけでなく，適用疾患のさらなる拡大が待望されるであろう．

3 iPS 細胞

iPS 細胞 induced pluripotent stem cell は，患者自身の細胞から樹立が可能であり，ES 細胞と同等の増殖能と多分化能を有することから，新たな幹細胞として注目されている．

iPS 細胞は当初，細胞に *Oct3/4*，*Sox2*，*Klf4*，*c-Myc* からなる 4 種類の遺伝子を導入する際にレトロウイルスが用いられていたため，移植後の発癌の可能性が指摘されていた．これは，2002 年にフランスで行われたレトロウイルスを用いた重症免疫不全症遺伝子治療において，治療後に白血病を発症することが報告され，レトロウイルスの危険性が指摘されていたからである．また，*c-Myc* が癌遺伝子であることからも，本法により作製された iPS 細胞を実際に臨床応用することは不可能であった．しかしその後，c-Myc を除いた 3 因子だけでも，iPS 細胞を誘導することが可能であるとの報告や，さらに，レトロウイルスを用いなくても iPS 細胞の樹立が可能なこと，導入遺伝子の一部を化合物に置き換えて iPS 細胞を樹立する研究も報告されている．現在では，臨床応用を目指してさまざまな方法で細胞に有害な修飾を与えず，iPS 化する技術の開発も進められている．また，ES 細胞では不可能であった，疾患特異的な iPS 細胞の樹立が可能である．すなわち，樹立された iPS 細胞から分化誘導した細胞の機能を解析することにより，直接的に再生を目指すだけでなく，病因の究明や新たな治療法・治療薬の開発に役立つ可能性があり，iPS 細胞を用いた研究が興味深く，発展が期待される点である[8]．

4 唾液分泌障害に対する再生医療の現状

唾液分泌障害に対する治療実験において，動物モデルに対しては細胞移入による分泌能

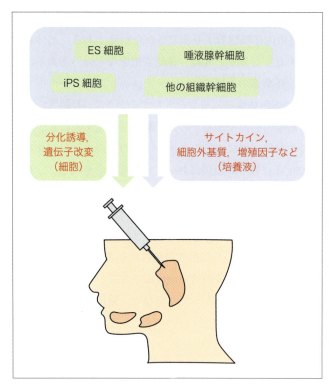

図 4-4-1 幹細胞や培養液を用いた唾液腺再生のアプローチ
移植するための細胞源として，ES細胞，iPS細胞，唾液腺幹細胞，他の組織幹細胞などがあげられる．これらの幹細胞から分化誘導，あるいは遺伝子改変した細胞を障害された唾液腺局所に移入し，再生を促す．最近では，細胞そのものより，サイトカインなどの細胞外基質，増殖因子などを中心とした周囲環境因子を含んだ培養液を注入する，あるいはその中から再生のカギとなる物質を同定する研究へ発展してきている．

の回復が報告されている．ヒト唾液分泌障害に対しても唾液腺幹細胞を用いた再生医療が新たな治療法として期待されている．たとえば，マウスから採取した唾液腺細胞を三次元培養 sphere culture することにより，唾液腺幹細胞を濃縮することが可能であることと，c-Kit 陽性細胞に腺組織構築能と唾液分泌障害に対する治療効果があることが報告された．一方，マウスおよびラットの唾液腺導管結紮モデルを用いて組織再生を誘発したところ，導管結紮後の唾液腺にみられる c-Kit$^+$ Sca-1$^+$ 細胞群に多分化能を有することが報告されている[9]．このように齧歯類の唾液腺組織には組織幹細胞様の細胞が存在するのは間違いないと思われるが，現在のところ，ヒト唾液腺組織においては同様の細胞が存在することは検証されておらず，今後新たな展開が期待されている．一方，ヒト唾液腺より採取された腺上皮細胞は，マトリジェル® Matrigel という細胞外基質の足場の上で培養することにより，三次元的構築形成が可能である[10]．したがって，ヒト唾液腺幹細胞の同定により，再生医療が重篤な唾液分泌障害の新たな治療法となりうると思われる．さらに，骨髄由来細胞にも唾液腺組織の再構築能があることが報告されている．本研究の中で骨髄由来細胞から分泌される液性因子が残存組織の保護や再生に関与していることが考察されており，細胞でなく液性因子に着目されている点が大変興味深い[11]．現在のところ，さまざまな幹細胞，あるいは，培養液を中心とした周囲環境因子の注入が再生医療の主軸であり，今後は周囲環境因子の中心となる分子の同定から，再生を目指した創薬研究へと発展することが期待される（**図 4-4-1**）．

4. 唾液腺組織再生医療

5 放射線照射により唾液分泌障害を呈するマウスを用いた治療実験

1 脂肪幹細胞を用いたアプローチ

放射線照射により障害を受けた唾液腺に対して脂肪幹細胞を移植することにより，唾液分泌を回復させる研究が報告された．C3H マウスに放射線を照射した直後に，1×10^6 個のヒト脂肪幹細胞を週に 1 回，3 週間連続で尾静脈に投与し，12 週間後に唾液腺を組織学的，機能的に評価した．非投与群と比較して，脂肪幹細胞投与群は，唾液腺細胞の損傷・萎縮が軽度であり，ムチンやアミラーゼ産生能が高い状態で保たれていた．4 週間後もヒト脂肪幹細胞は組織学的に検出され，唾液腺細胞に分化した細胞も確認された．実際のところ，ヒト脂肪幹細胞がどの程度の割合で唾液腺細胞に変化したかが明確でないため，培養モデルを用いて，ヒト脂肪幹細胞とマウス唾液腺細胞を共培養したところ，13〜18％の細胞分化が確認された．実際の移植群では明確ではないため，詳細には検討を重ねる必要があるが，ヒト脂肪幹細胞がすべて唾液腺細胞に置き換わったわけではない．幹細胞が分泌するサイトカインなどの周囲環境，いわゆるニッチ niche が損傷・萎縮を軽減している可能性も示唆される[12]．別のグループでは，ラット唾液腺に放射線を照射して，ヒト脂肪幹細胞を移植することにより，唾液腺の損傷・萎縮を抑制する分子機構を解析しようとしている．ヒト脂肪幹細胞移植後の唾液腺では，HGF，VEGFα，COX2，MMP2 の発現が上昇していた．考察ではヒト脂肪幹細胞が発現するサイトカインによるパラクライン効果により，ラット唾液腺の障害が抑制されたのではないかと結論づけられている[13]．これまで幹細胞の役割は直接臓器を形成する細胞ソースとして考えられていたが，細胞が発現するサイトカインなどの周囲を取り巻く環境，培養液などが有効ではないかと示唆されるようになっている．

2 SP 細胞を用いたアプローチ

造血幹細胞をはじめ，さまざまな組織幹細胞の単離・濃縮は特異的表面マーカーを用いて行われてきた．しかしながら，唾液腺幹細胞に特異的な表面マーカーは未だに明らかにされておらず，その単離が困難なため，SP 細胞 side population cell に注目した．SP 細胞は，幹細胞を多数含む分画として，骨髄で採取されて以来，さまざまな臓器においてその解析が行われている．放射線照射後の唾液分泌障害モデルマウスに SP 細胞を移入したところ，直接的に唾液腺の再生を誘導している可能性は低いが，SP 細胞が分泌した液性因子が残存する腺房細胞の分泌に関与していることが示唆されている．その中でもクラステリンが重要であり，分泌障害に直接関与している可能性が示された．SP 細胞あるいは SP 細胞特異的発現因子の 1 つであるクラステリンが，放射線照射による唾液分泌障害に有効であることは興味深く，臨床応用の可能性も進展が期待されている[14]．

3 薬剤としてラクトフェリンを用いたアプローチ

FGF や EGF を代表とする増殖因子を唾液腺に直接投与するのは，組織修復に対して有

第4章　最先端歯科再生医療

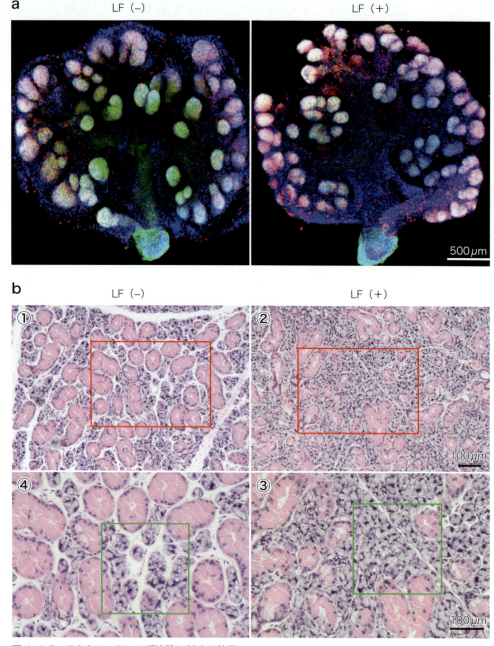

図4-4-2　ラクトフェリンの唾液腺に対する効果
a：ラクトフェリンは胎生期唾液腺の分枝形態形成を誘導する．胎生12.5日目の唾液腺を48時間培養した．
LF（−）：コントロール，LF（＋）：1.0 mg/mL ラクトフェリン添加．ラクトフェリンは放射線照射後（9 Gy）の唾液腺の障害を抑制している．
b：LF（−）：コントロール（①，③），LF（＋）：4.0 mg/animal ラクトフェリン腹腔内注射投与（②，④）．1週間後の唾液腺の切片をHE染色し，観察した．
中拡大（①，②），強拡大（③，④）．放射線照射後のラクトフェリン注射により，唾液腺の障害が抑制されている．

用であるが，治療のコストがかかるだけでなく，腫瘍形成のリスクもあり，臨床的に唾液腺の再生医療に利用するにはまだまだ障壁がある．近年，ドラッグリポジショニング drug repositioning（英語では drug repurposing という表現が正しいかもしれないが）という考え方が注目され，既存薬を他の目的で利用するという研究が進められている．

　放射線治療は頭頸部癌をはじめさまざまな癌に対する有効な治療法の1つであるが，照射後の口腔粘膜炎や唾液腺障害は患者に摂食嚥下障害をもたらすことが問題である．また，原発事故の被曝による障害の発症抑制も社会的に重要な課題である．放射線障害に対する保護効果については，国内外において数種の候補薬剤が報告されてきたが，臨床の現場まで実用化に成功した薬剤は存在せず，臨床応用は困難とされていたことが大きな契機となった．2006 年に放射線医学総合研究所が発見したラクトフェリンの放射線防護効果は，新たな放射線障害治療薬剤の開発に繋がるものと期待されていたために[15]，ラクトフェリンに注目した．

　ラクトフェリンは，母乳，特に出産後数日間に分泌される初乳に多く含まれており，授乳により免疫グロブリンやラクトペルオキシダーゼとともに母体から新生児に取り込まれる．ラクトフェリンは，これらの因子とともに新生児を外敵から防御していると考えられていた．健康食品としての抗酸化作用や骨誘導作用，さらに，脂質代謝や創傷治癒などにさまざまな効果が報告されているが，唾液腺臓器に対する作用は明らかにされていなかった．そこで，このラクトフェリンを胎生期唾液腺の器官培養に添加すると，分枝形態形成が誘導された．また，放射線照射後の唾液腺に腹腔内注射すると，唾液腺障害が抑制された[16]．ラクトフェリン添加後の胎仔唾液腺，放射線照射後にラクトフェリンを注射した成体唾液腺の写真を示す（**図 4-4-2**）．ラクトフェリンの作用は，ERK1/2 と AKT のシグナル伝達経路を介しており，CyclinD1 の発現を亢進していることから，細胞周期の活性化に関与している可能性が示唆された．このラクトフェリンの作用は，唾液腺だけでなく，他臓器にも効果を有することから，既存薬を用いた再生医療の補助的な手段として，臨床応用が期待されている．

6 おわりに

　これまで動物モデルを用いた治療実験において，唾液分泌障害に対して細胞移植が有効であることが示されてきた．これからは，唾液腺のマーカー分子・遺伝子，唾液腺発生・再生のカギとなるマスター遺伝子を同定することが重要である．さらにこれらの同定された因子を用いて ES/iPS 細胞から唾液腺細胞を誘導し，唾液分泌障害に対する新たな治療戦略を確立していきたいと考えている．

　唾液腺は口腔領域の臓器であるが，臓器研究の創世記に，腎臓とともに器官培養のモデルとして取り扱われてきた，発生学者にとっては親しみのある臓器の1つである．唾液腺の再生研究は，口腔だけにとどまらず，さまざまな臓器再生に応用が可能である．唾液腺障害に対する再生医療を成功させ，他臓器の再生医療に対しても貢献していきたい．

第 4 章　最先端歯科再生医療

■ 唾液腺組織再生

課題
- 唾液の分泌障害の原因となる代表的な疾患と治療法の開発

実施項目
- 唾液分泌障害に対する再生医療研究
- 再生能力を有する幹細胞の種類と特性の解明

実現化
- 唾液分泌障害に対する再生医療の実現
- 放射線照射により唾液分泌障害を呈するマウスを用いた治療実験
- 脂肪幹細胞，SP 細胞，薬剤を用いたアプローチ

（阪井丘芳）

参考文献

1) Fox PC et al.：Pilocarpine treatment of salivary gland hypofunction and dry mouth（xerostomia）. *Arch Intern Med*, **151**：1149～1152, 1991.

2) Marmary Y et al.：Radiation-Induced Loss of Salivary Gland Function Is Driven by Cellular Senescence and Prevented by IL6 Modulation. *Cancer Res*, **76**：1170～1180, 2016.

3) Liu X et al.：Radiation inhibits salivary gland function by promoting STIM1 cleavage by caspase-3 and loss of SOCE through a TRPM2-dependent pathway. *Sci Signal*, **10**：482, 2017.

4) Fife RS et al.：Cevimeline for the treatment of xerostomia in patients with Sjogren syndrome：a randomized trial. *Arch Intern Med*, **162**：1293～1300, 2002.

5) Mishima K：Dysfunction and Restoration of Damaged Salivary Glands. *Dental Medicine Research*, **32**：146～153, 2012.

6) Pringle S et al.：Human Salivary Gland Stem Cells Functionally Restore Radiation Damaged Salivary Glands. *Stem Cells*, **34**：640～652, 2016.

7) Yamaguchi S et al.：Dental pulp-derived stem cell conditioned medium reduces cardiac injury following ischemia-reperfusion. *Sci Rep*, **5**：16295, 2015.

8) Hyun I et al.：New advances in iPS cell research do not obviate the need for human embryonic stem cells. *Cell Stem Cell*, **1**：367～368, 2007.

9) Lombaert IM et al.：Rescue of salivary gland function after stem cell transplantation in irradiated glands. *PLoS One*, **3**：e2063, 2008.

10) Sakai T et al.：Fibronectin requirement in branching morphogenesis. *Nature*, **423**：876～881, 2003.

11) Sumita Y et al.：Bone marrow-derived cells rescue salivary gland function in mice with head and neck irradiation. *Int J Biochem Cell Biol*, **43**：80～87, 2011.

12) Lim JY et al.：Systemic transplantation of human adipose tissue-derived mesenchymal stem cells for the regeneration of irradiation-induced salivary gland damage. *PLoS One*, **8**：e71167, 2013.

13) Xiong X et al.：Human adipose tissuederived stem cells alleviate radiationinduced xerostomia. *Int J Mol Med*, **34**：749～755, 2014.

14) Mishima K et al.：Transplantation of side population cells restores the function of damaged exocrine glands through clusterin. *Stem Cells*, **30**：1925～1937, 2012.

15) Nishimura Y et al.：Radioprotection of mice by lactoferrin against irradiation with sublethal X-rays. *J Radiat Res*, **55**(2)：277～282, 2014.

16) Sakai M et al.：Identification of the protective mechanisms of Lactoferrin in the irradiated salivary gland. *Sci Rep*, **7**：9753, 2017.

第4章　最先端歯科再生医療

5 口腔粘膜組織再生医療

1 はじめに

　口腔外科医がしばしば遭遇する広範な口腔粘膜欠損は，30年以上前は主に植皮や有茎皮弁で再建されていた．その後，マイクロサージェリーによる遊離組織移植術や人工真皮材料の普及により，再建術のオプションは広がった．口腔粘膜欠損は口腔粘膜組織で再建されることが理想的ではあるが，口腔粘膜の部位的特殊性と，採取量が限られることから，そういった再建はほとんど行われていない．再生医療はティッシュエンジニアリングと幹細胞生物学を基盤として，失われた組織，臓器を修復・再生するテクノロジー/学問で[1]，小さな自家組織から大きな組織を再生することが可能であるため，口腔粘膜再建の新たな選択肢となりうる．口腔粘膜再生医療の先駆的偉業は，De Luca らによる自家培養口腔粘膜上皮移植による粘膜再建という1990年の報告である[2]．口腔粘膜のティッシュエンジニアリングの歴史は比較的古いため，関連したテクノロジーの進歩により，臨床応用にかかわる報告や in vitro モデルの開発は数多く，その種類も多様化している．

　本稿ではまず，臨床応用実績のある"培養口腔粘膜"を中心に，タイプ別に概説する．次に，近年進められている口腔粘膜を含めた上皮組織の再生医療や in vitro モデル開発について紹介する．

2 口腔粘膜上皮再生医療におけるティッシュエンジニアリング的アプローチ

　ティッシュエンジニアリングは生きた細胞を用いて，生体機能を備えた組織・臓器を人工的につくりだす技術で，再生医療における基盤技術である．その3要素は，細胞，足場，細胞を分化させるための生理活性物質（成長因子）である．バイオミメティックス biomimetics ということばをよく耳にするようになったが，ティッシュエンジニアリングを駆使して生体組織に近いさまざまな組織・臓器をつくることは，再生医療の目標ということもできる[3]．口腔粘膜，皮膚や角膜の基本的な組織学的構造は，重層扁平上皮層とその下に存在する結合組織という主要な2つの層で構築されている．したがって，このような組織に対するティッシュエンジニアリング的アプローチ法は3つ存在する．①上皮（細胞）成

分のみで構成されるもの，②粘膜（上皮）下結合組織に類似した構造物，そして，③上皮細胞層と結合組織層を合体させて2層構造にしたものである．

1 上皮細胞シート

　表皮における幹細胞/前駆細胞研究を基盤とし，1975年に米国ハーバード大学のGreenらが，ヒトの表皮細胞を培養・増幅させる技術を開発し，上皮組織に対する細胞治療法（移植法）が産声をあげ，これを端緒として上皮系組織の再生医療が発展していった[4]．彼らは，マウス3T3-J2細胞をフィーダー細胞として表皮細胞と共培養することで効率よく増幅することを見出し，わずかに残った正常皮膚から単離した表皮幹細胞・前駆細胞から *in vivo* 組織と同様に *in vitro* で上皮を重層化させ，再構築することで自家培養表皮シートを作製し，熱傷患者の治療や巨大母斑切除後の組織再建に成功した．この技術が口腔粘膜上皮再生医療に応用された．

　Greenらの培養技術を利用した自家培養上皮細胞シート移植による口腔粘膜欠損の再建が，1990年以降に報告されるようになった[2,5]．また，口腔粘膜上皮培養では，フィーダー細胞なしでも上皮細胞シートの作製・移植が可能であることも明らかにされた[6]．一方，100％上皮細胞のみで構成される上皮細胞シートには，移植材として結合組織層がないため，細胞シートの創面への生着率は高くなく，移植後の水疱形成やシートの剥離，さらに創収縮が少なくなかった[7]．このような欠点は口腔内移植では顕著に現れた．また，上皮細胞シートは脆弱で，周囲組織と縫合しづらい欠点もあった．この結果，2000年以降，自家口腔粘膜上皮細胞シートを用いた口腔内移植症例の報告は見当たらなくなった．

　一方，細胞シート工学という非常に画期的な基盤技術が2000年に入ってから再生医療に応用され，ほどなく臨床応用されて以来，細胞シート工学は再生医療にとって不可欠な存在になった[8]．これを可能にしたのが，温度応答性培養皿の開発であった．それまで上皮細胞シートはタンパク質分解酵素を用いて培養皿から剥がしていたが，温度応答性培養皿を利用することで，温度を室温程度に下げるだけで，表面が親水化し酵素を使うことなく，コンフルエントになった細胞が1枚の細胞シートとして回収される．かつ，この細胞シートの底面には，培養期間に沈着した細胞外基質が保持されており，患部組織への移植時にきわめて良好な接着が観察される．この基盤技術のおかげで，自家培養口腔粘膜上皮細胞シートは，口腔外利用という形で再生医療の世界にデビューした．たとえば，スティーブンス・ジョンソン症候群，化学腐食などの外傷による角膜上皮幹細胞疲弊症では，視力の低下や失明を招く．それまで角膜移植という治療法に限られていた両眼性疾患であったが，2004年には西田ら[9]が，自家培養口腔粘膜上皮細胞シートの角膜移植を報告した．この方法による角膜疾患治療法は，従来の角膜移植術に比較しても良好な成績が得られるようになり，現在ではこの細胞シートの多施設臨床研究が実施され，成果を上げている[10,11]．同様に，食道癌に対して実施される内視鏡的粘膜下層剥離術の術後食道狭窄の予防にも使用され，国内にとどまらず，世界レベルで臨床応用されている[12,13]．

第4章　最先端歯科再生医療

2 上皮下結合組織（真皮）移植材

　表皮や口腔粘膜上皮の下に存在する真皮・結合組織（口腔粘膜では粘膜固有層とよばれることもある）は線維性組織で構成され，Ⅰ型コラーゲン線維を代表とする細胞外基質成分の中に細胞が点在するのが特徴である．細胞外基質の存在と細胞成分が乏しいこと（細胞の種類は非常に多い）が，上皮との大きな違いである．この組織が果たす大きな役割の1つは，血管や神経を含み，上にある血管のない上皮組織を栄養することである．したがって，2つ目のアプローチは，バイオマテリアルを中心とした細胞外基質の形成が基本になる．つまり，結合組織移植材としてさまざまな生体適合性材料が再生医療で利用されるので，バイオマテリアルの進歩と切り離せない領域である．

　ヒトに応用できる生体移植材料，すなわちバイオマテリアルは，天然由来物質やタンパク質を含む細胞外基質や人工合成材料（高分子材料，無機材料）があり，皮膚に関しては，線維芽細胞を含む移植材は 培養真皮として，線維芽細胞を含まなければ人工真皮として分類され，バイオマテリアルと組み合わせると膨大な数で，商品化されたものも多い[14]．一方，口腔粘膜用の結合組織移植材で，これまでに商品化された材料は存在せず，口腔粘膜固有層由来成分や同組織由来線維芽細胞を用いた材料も開発されていない．臨床的には真皮のそれが代用されてきた．詳細は他の総説などに譲るが[15,16]，バイオマテリアルとして特徴的な移植材を4つ紹介する．①テルダーミス®（テルモ），ペルナック®（グンゼ）は，シリコーン膜がついた動物由来のアテロコラーゲンでできた真皮欠損用の移植材である．コラーゲンは多孔質で，創面からの宿主細胞の進入を促し，健全な肉芽組織形成・創傷治癒を促進させる．②オアシス®（クックジャパン）は，凍結乾燥したブタ小腸粘膜下組織コラーゲンシートである．次の2つは，口腔外科領域では結合組織欠損用移植材として臨床応用された報告があるが，移植材に含まれる線維芽細胞が分泌する各種細胞成長因子による，皮膚の難治性潰瘍に対する治療法として認可されている．③Dermagraft®（Organogenesis，米国）は，新生児から採取した真皮線維芽細胞を polyglactin という生体吸収性材料に組み込んだ移植材である．細胞成分は新生児由来の線維芽細胞なので，同種他家移植に相当する．④Integra®（LifeScience，米国）は，ウシ由来のⅠ型コラーゲンとサメ由来のグリコサミノグリカンでできた細胞外基質内に患者自身の組織から単離した線維芽細胞が埋め込まれている．結合組織に類似した細胞外基質成分の存在は，移植材の創面への接着・生着を助け，移植された上皮組織を支持し，創の収縮や瘢痕形成を抑えるのに有効である．

3 全層培養口腔粘膜

　皮膚，口腔粘膜の生体における最も重要な役割は，さまざまな外部刺激から生体組織を保護するという防護機能である．それを担うのは上皮組織であるが，上皮細胞シートを口腔粘膜欠損部に移植した場合にみられた欠点は，結合組織成分がないことに起因している．結合組織は上皮組織の機能を補助する機能は備えているものの，直接的な防護機能を果たすことはない．そのため，結合組織移植材を臨床応用した場合は，別に上皮組織成分の移植を行うか周囲組織から上皮化が起こらない限り，創傷治癒には至らない．すなわち，移

植後の水庖形成や上皮剝離，創収縮を未然に防ぐ移植材は，上皮層と結合組織層を一体化させたものが口腔粘膜欠損再建用移植材としては優れていることは明らかである[17]．過去の臨床経験や動物実験の積み重ねから，現在（2019 年 2 月）において，いわゆる tissue-engineered oral mucosa というと，上皮細胞層と足場に相当する結合組織成分の 2 層構造をもつ全層の培養口腔粘膜をさす場合が一般的になっている．

　線維芽細胞を組み込むかどうかは別として，バイオマテリアル（足場）上に口腔粘膜上皮細胞を播種し，それを重層化させたものが全層培養口腔粘膜の最も一般的な作製方法である．表皮細胞同様に，単層の口腔粘膜上皮細胞 oral keratinocyte を空気にさらすと上皮細胞は重層化を始め，このような組織構築が完成する．この培養法は気相液相培養 air-liquid interface といい，市販の専用培養器を使えば誰もが作製可能である[18]．こうして上皮下結合組織と一体化した重層扁平上皮を“再生”させることで，いわゆる口腔粘膜の三次元（3D）培養を構築することができる．口腔粘膜に限らず，こうした培養方法は organotypic culture といわれる．細胞培養といえば，フラスコやディッシュの平面に細胞を播種した形態が一般的である．しかし，生体において細胞が“平面（2D）”的に育ち，組織を形成していることはない．つまり，従来の培養法は生体の環境を再現している状態とはほど遠いことから，近年は，より生体環境に類似している（biomimicking）三次元培養法を確立し，それを使用した研究が主流となりつつある．実際，同じ細胞であっても 2D と 3D 培養で反応が異なるという現象はよく遭遇する．

　臨床的に組織欠損は全層で生じるため，全層組織が移植材として好ましいのはいうまでもないが，全層培養口腔粘膜（口腔粘膜の 3D 培養）が上皮細胞シートや結合組織移植材と大きく異なる点は，2 層構造ゆえにその界面に形成される上皮基底膜の存在である．上皮組織にとって基底膜は，上皮細胞の分化，増殖，遊走，極性などを調節する機能を有し，上皮下組織との接着にもかかわり，移植材の移植後動態を大きく左右する．基底膜は，全層培養口腔粘膜作製過程で上皮細胞が足場に播種されてから，上皮細胞と線維芽細胞の相互作用によって基底膜成分の沈着・形成・成熟が始まる．報告された全層培養口腔粘膜の中で，足場に線維芽細胞を含まないものは少なくないが，基底膜形成の面で足場中の線維芽細胞の存在は重要である．生体内で上皮下の基底膜は厚さ約 50 nm で，膜というより沈着物程度の構造である．しかし，現在までに，基底膜構造を付与した上皮下結合組織（真皮）移植材や，単独の tissue-engineered basement membrane は開発されていない．ナノテクノロジーの進歩によって基底膜様バイオマテリアルが開発されれば，口腔粘膜再生医療の質の向上につながる．

　一方，全層口腔粘膜移植材の作製と臨床応用に関して，倫理的な問題は避けて通れない．手術の性質上，救命が第一選択である火傷や熱傷に対する処置は緊急手術になるが，口腔外科手術は選択的手術に分類される．培養細胞の増殖目的で，細胞培養用培地にウシ血清や脳下垂体抽出物を加えることはよくあり，特に実験室レベルでは，線維芽細胞用培地にはたいていウシ血清を加える．しかしながら，動物由来物質には，BSE やクロイツフェルト・ヤコブ病などの人獣共通感染症の原因である異常プリオンや未知の外来汚染物質が含

まれていることがある．全層口腔粘膜移植材で選択的手術が予定されている患者細胞が，培養中にマウスのフィーダー細胞との直接的な接触も含め，培地を介した未知の汚染物質と接触する機会があることは倫理上好ましくない．究極的には，一切の試薬が動物由来物質でないことがベストであり，極力使用を避けることが臨床応用には望ましい[19]．

本項の最後に，口腔内・外に臨床応用されている全層培養口腔粘膜について紹介する．その前に，前項で臨床応用における倫理面の課題に触れたが，全層培養口腔粘膜作製にあたり，線維芽細胞を足場に組み込む場合，線維芽細胞培養システムにはウシ血清を用いることが多く，足場としても動物に由来するバイオマテリアルを使用する場合が多い中，Rohらはヒト自家血由来の血清とフィブリンを利用した"完全自家"全層培養口腔粘膜の作製に成功し，動物実験までながら良好な治癒経過を報告した[20]．今後，ヒト臨床応用に発展することを期待する．

まず，全層培養口腔粘膜で唯一商品化されている製品は，米国 Organogenesis 社が販売する Gintuit™ である．同社は，皮膚難治性潰瘍治療用に ApliGraf® も市場に出しているが，その歯肉版で，特に付着歯肉欠損部への適応がある．ウシ由来Ⅰ型コラーゲンゲルを足場とし，ヒト皮膚由来角化細胞と線維芽細胞（他家細胞）が使用されている．基本的に全層培養口腔粘膜の臨床試験は，症例集積研究がほとんであるが，唯一，大規模臨床試験が実施された再生医療製品である[21]．

また，EVPOME（ex vivo produced oral mucosa equivalent）を用いた口腔内移植によるヒト臨床応用が日本と米国で行われている（**図 4-5-1**）[22-26]．詳細な作製法は文献を参照していただきたいが，EVPOME は線維芽細胞を含まない足場に自家口腔粘膜上皮細胞を播種して作製される"自家培養口腔粘膜"である．足場には，AlloDerm® というヒト新鮮屍体真皮を用いている．AlloDerm® の特長は，表皮側表面に正常な"基底膜"と，内部に毛細血管網を有し，網状真皮側は多孔性になっていることである．こうした構造は生体由来組織ならではだが，将来的に 3D プリンティング技術を駆使して，ふさわしいバイオマテリアルに適用することで，構築可能になることを期待したい．

生体組織由来の足場として，羊膜も有用である．羊膜は，妊婦子宮内で胎児を包む，無血管性で厚さ約 $100\,\mu\mathrm{m}$ ながら，柔軟かつ強靱な膜で，抗炎症作用もあり，古くから開腹手術後の内臓癒着防止を目的として使用されてきた．眼科領域で，羊膜を足場とした自家培養口腔粘膜を作製し，角膜移植による両眼性疾患の治療が行われ，臨床的効果が確認されている．最近では，口腔粘膜欠損部への移植も実施されている[27,28]．

泌尿器科領域では尿管の再建に，全層の自家頬粘膜組織が利用されることが多い．必然的に，頬粘膜組織から上皮細胞を単離して作製した全層培養頬粘膜も臨床応用されている．眼同様に，培養口腔粘膜が口腔外の組織再建に利用される典型例である．総説によれば，Ⅰ型コラーゲン膜や AlloDerm® など，使用されている足場はさまざまである[29,30]．

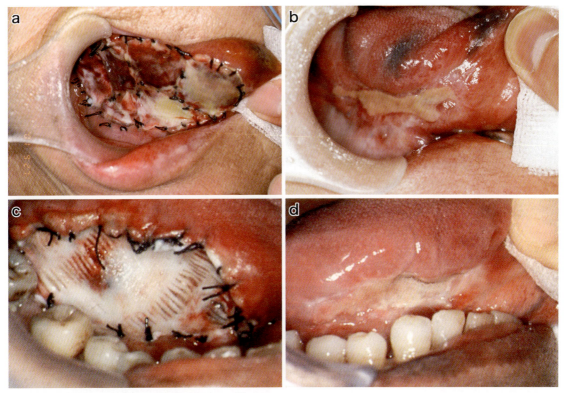

図 4-5-1　EVPOME を用いた口腔内移植（文献[54]へ筆者が提供した写真）
a：舌癌切除後に EVPOME 移植を実施した口腔粘膜再建症例の術後 6 日目.
b：同症例の術後 3 週目.
c：舌癌切除後に AlloDerm® を単独で移植した口腔粘膜再建症例の術後 6 日目.
d：同症例の術後 3 週目.
EVPOME 移植後 6 日目には EVPOME が暗赤色を呈し，足場の AlloDerm® 内への血液の流入が示唆される．一方，AlloDerm® の移植 6 日目では，AlloDerm® 自体の色のままであり，3 週間経っても上皮化，肉芽組織形成が乏しい部分が残存している．

3　口腔粘膜のティッシュエンジニアリングを進化させるためのストラテジー

　ティッシュエンジニアリングによる生体組織再生には，成長因子，足場，そして細胞を効果的に利用することが必要とされる．本項では，口腔粘膜のティッシュエンジニアリングを発展させていくうえで注目すべき研究や観点を紹介する．この中には臨床応用ではなく，現時点では *in vitro* モデルの確立が最終目標の研究もあるが，将来的には必ず臨床応用に向かっている技術であると確信している．

1 ハイブリッド型組織構築（骨）

　隣接する軟組織や骨がおおむね健常に保たれている骨単独あるいは軟組織単独の欠損症例に遭遇する頻度と同様に，骨と軟組織の両方を再建しなければならない複合組織欠損も少なくない．自家組織にしろ，ティッシュエンジニアリング技術で作製された組織にしろ，移植材料として口腔粘膜を含めた軟組織と骨は，別々に論じられることが多い．しかし臨床的に，（移植）骨は軟組織にカバーされない限り，口腔内で機能することはなく，逆に，軟組織も下部に骨の支持がなければ機能しない．つまり，移植材料として骨と軟組織が一体化したハイブリッド型の再生医療用材料作製のニーズが生じてくることは想像に難くない．現状では，動物実験の代替法としての *in vitro* モデル開発としているが，ハイドロキシアパタイト/リン酸三カルシウムを足場にした培養骨に，フィブリンを接着材として培養口腔粘膜を一体化させて3層型複合組織モデル作製に成功した Almela らの取り組みは画期的である[31]．

2 ハイブリッド型組織構築（血管，筋）

　前項で3層型複合組織モデルということばを使用したが，本項では口腔粘膜と血管[32]，また，筋層[33] とを複合化させたモデルを紹介する．上皮組織は細胞密度が非常に高いものの組織内に血管が存在せず，隣接する結合組織から栄養を受けている．移植された自家口腔粘膜移植の場合でも，移植床からの血液が移植組織内に流入（血管形成）しない限り移植材は壊死に陥る．これは培養口腔粘膜移植でも同様である．AlloDerm® は既存の毛細血管網を保有しているので問題とならないが，全層培養口腔粘膜の作製にあたり，AlloDerm® に類似した血管を模した管腔構造ネットワークが広がった足場の開発は，決して容易ではない．この課題に立ち向かうアイデアとして，動物実験段階であるが，pre-vascularized oral mucosa があげられる．すなわち，足場が何であれ，線維芽細胞と血管内皮細胞を共培養して足場内に定着させると，相互作用で移植後に管腔形成が起こり，移植床からの血流の回復が早期に起こり，泌尿器科領域の再建に有効である[32]．また，筋芽細胞を小腸粘膜下組織，口腔粘膜上皮細胞を羊膜にそれぞれ播種したものを一体化させることによるブタ食道壁再建が，すでに条件の最適化まで図られている[33]．

3 低分子化合物

　ウシ血清やマウスフィーダー細胞を用いると，培養上皮角化細胞の質がよくなり，速く増殖するということは経験的に知られていることであるが，臨床応用における倫理面の課題としては，動物由来物質を含まない培養システムを用いることがベストであると述べた．ところが最近，ROCK 阻害剤である Y-27632 という化合物を加えた結果，上皮細胞の増殖が速くなったという報告はこの課題を解決できる可能性を秘めている．ウシ血清やマウスフィーダー細胞を使用しなくても，問題なく上皮細胞の増殖と上皮細胞シートの作製が達成されるので，臨床応用プロトコールにとって非常に有効であり，今後は長期的な観察による安全性確認が必要となろう[34]．

5. 口腔粘膜組織再生医療

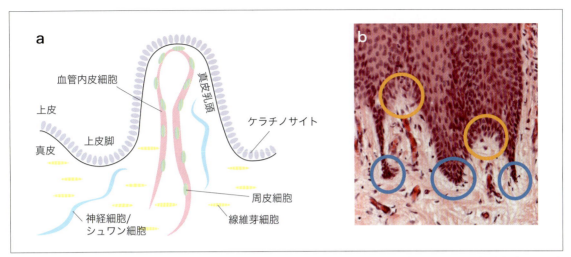

図 4-5-2　表皮真皮間乳頭様構造の模式図（a）と口腔粘膜組織における上皮–粘膜下結合組織間乳頭様構造（b：HE 染色）[55]
橙丸で囲んだ凸状の結合組織乳頭部と，青丸で囲んだ凹面の結合組織が創出する物理的微小環境は口腔粘膜上皮特異的で，この彎曲構造が，接している上皮細胞を制御している可能性がある．

4 トポロジー

　組織幹細胞は組織が損傷した際の再生に中心的な役割を果たすので，ティッシュエンジニアリングの 3 要素のうち，細胞に注目が集まる[35]．とはいうものの，組織幹細胞は単独で生存・機能できず，組織内のニッチとよばれる特殊な微小環境によって維持・制御されている[36,37]．再生医学において組織幹細胞の解析は必須であるが，それらの増殖，分化，接着，運動などの生理学的細胞機能の司令塔であるニッチの理解も必要不可欠である[38]．皮膚，口腔粘膜の上皮細胞層は上皮脚という構造を有するが，これは，直下の結合組織界面の乳頭様構造に一致している（図 4-5-2）．最近，この乳頭様構造自体が，幹細胞ニッチの役割を果たしていることを示唆する報告がなされた[39,40]．口腔粘膜でもこの構造に注目している研究者はおり[41-43]，口腔粘膜上皮特異的な物理的微小環境があるという仮説から，非常に簡便な方法で凹凸構造を，培養口腔粘膜の足場に付与する方法が開発されている（図 4-5-3）[44]．今後は，分子レベルの表面改質も合わせた上皮幹細胞ニッチ環境の探索が必要であろう[37]．

5 組織内酸素濃度

　細胞培養用インキュベーター内の酸素濃度は大気中の酸素濃度に相当する 21％程度（酸素分圧で約 160 mmHg）である．一般に生体各種組織においての組織内酸素濃度は 2〜9％と報告されているので，21％は生理学的酸素濃度を超えている．また，細胞が単層培養されている培地中の酸素濃度は，培地交換，細胞代謝や大気圧などに影響を受けるので一定しないが，たいていの細胞培養環境は酸素過剰である．一般に，上皮組織には血管がないため，上皮内酸素濃度は 2％未満と考えられている[45]．つまり，口腔粘膜上皮幹細胞ニッ

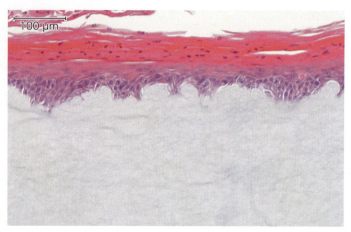

図4-5-3 ナイロンメッシュを圧接して凹凸構造を細胞播種面に付与した，魚うろこコラーゲンゲルを足場として，本学医歯学総合病院のヒト臨床応用プロトコールと同様の方法で作製した培養口腔粘膜の組織像（HE染色）[44]
凹凸構造を保ったまま，重層扁平上皮が形成されている．

チはかなりの低酸素環境であると推測される．残念ながら，口腔粘膜に関連した細胞の低酸素応答を解析した研究は非常に少ない．ヒト正常歯肉における酸素濃度の経粘膜的測定データはあるが（約5％＝40 mmHg），プローブなどで実際に測定したという報告がなく，実験に供する酸素濃度の設定がむずかしい．当然，局所の酸素濃度は血流量や細胞代謝にも左右されるので，皮膚に比べ細胞増殖能が高く，血流の多い口腔粘膜では皮膚のデータは参考になりえない．表皮においてさえ，低酸素環境で発現するHIF1分子と低酸素マーカーのピモニダゾールの発現パターンが必ずしも一致せず，角質層と基底層のどちらがより低酸素か定説はない．一方，Perez-Amodioらは，培養口腔粘膜が産生する各種成長因子量を高圧酸素と低酸素の両方の環境で測定し，いずれにおいても血管新生促進作用のある成長因子の放出量の増加を報告している[46,47]．また，口腔粘膜上皮細胞の低酸素応答として，細胞の老化が抑えられ，増殖能が上がると報告されている[48]．こうした所見は，患者移植後の培養口腔粘膜の生存に有効であり，低酸素環境そのものを，移植用製品の作製プロトコールへ導入できる可能性を示している．

6 上皮移行帯

上皮組織では，角膜-結膜，肛門，膣など，さらに，食道-胃をはじめとして消化管で多いが，組織学的に異なる上皮が出会う部位が存在する．正常上皮組織が突如変異し，上皮の分子マーカー発現も激変する部位で，このような部位をMcNairn & Guaschは上皮移行帯 epithelial transition zoneと称している[49]．上皮移行帯では発癌頻度が高く，ヒトパピローマウイルスの突然変異も生じるという事実もあり，上皮幹細胞ニッチ研究のカギを握る組織として，独特で注目に値する．この報告には述べられていないが，皮膚と口腔粘膜の境界部に存在する口唇は，口腔領域での代表的上皮移行帯である．現在までのティッシ

ュエンジニアリングの世界で，上皮移行帯の *in vitro* モデルは開発されていない．上皮移行帯の移植材の開発，応用というレベルに至るまでは遠い道のりかもしれないが，基礎研究レベルでの上皮移行帯モデルの開発は急ぐべきと考える．

7 自家培養口腔粘膜細胞の移植部での長期生存

最後になるが，全層自家培養口腔粘膜の臨床応用に関する最も重要なテーマは，移植した自家細胞が創部で長期に生存し続け，欠損した組織の再生という役割を果たしているのかという点である．一般に，他家細胞は遅かれ早かれ免疫拒絶によって宿主から排除されるので，他家細胞で構成されている再生医療用細胞・組織製材は，移植床の創傷治癒を促進する成長因子を放出するバイオマテリアルによる創傷被覆にしかなりえない．一方，自家組織の採取から細胞培養を経て移植材の完成まで時間がかかろうとも，患者自身の細胞によって自己組織が再生されなければ，自家細胞で構成される移植材で組織欠損を再建する意味がない．こうした再生医療の根本的観点に関して，2003年にCounterらは[50]，表皮細胞シート移植部の表皮細胞のテロメアが有意に短くなっていたことを示し，間接的に移植細胞の長期生存を示唆した．そして，表皮水疱症や口腔粘膜の角膜移植のケースにおいて，移植細胞の *in situ* での長期生存を直接的に立証する論文が最近報告されている[11,51-53]．残念ながら口腔粘膜でこのことを直接的に立証した報告はまだないが，いずれ，同様の結論であることが立証されることを願っている．

4 おわりに

生体ニッチの知見を *in vitro* 環境に活かし，*in vivo* に模倣した幹細胞ニッチ構築の研究成果が，さらに組織幹細胞研究を推し進め，各組織のティッシュエンジニアリングをさらに進化させることができると期待している．また，口腔粘膜のティッシュエンジニアリングは一見成熟したかのようにみえるが，*in vivo* に模倣した組織再生の実現という観点からは，小唾液腺が組み込まれていないので，まだ道半ばにいるに過ぎない．小唾液腺を有する培養口腔粘膜が開発されることで，術後の患者だけでなく，口腔乾燥症や放射線治療への適用が広がるだけでなく，その歯科領域から発展したテクノロジーが，培養皮膚へも応用することができ，再生医学への貢献度は計り知れないであろう．本稿を読んでくださった方々には，医歯薬工，異分野，産学連携など，さまざまな研究業種とよく議論し，お互いの長所を活かし，口腔粘膜組織再生医療の発展に向かい邁進していただきたい．

第4章　最先端歯科再生医療

■ 口腔粘膜軟組織の再生

課題
- 上皮基底膜成分の足場への付与と，一体化
- *in vitro* モデルへの免疫担当細胞の導入

実施項目
- 上皮基底膜成分の足場材表面への吸着，固定化技術の開発あるいは，細胞自身に基底膜成分を特異的に分泌させるような培養環境構築
- 免疫担当細胞と共培養できる新しい培養環境検討

実現化
- 物理学的，生物学的に機能強化した培養口腔粘膜や無細胞性足場を用いた，創傷部の上皮化促進技術による培養口腔粘膜の適用拡大と皮膚領域への技術発信
- アレルギー疾患など，より多くの *in vitro* 口腔粘膜疾患モデルによる病態解明

（泉　健次）

参考文献

1) Wong VW, Sorkin M, Gurtner GC：Enabling stem cell therapies for tissue repair：Current and future challenges. *Biotechnology Advances*, **31**：744〜751, 2013.
2) De Luca M et al.：Evidence that human oral epithelium reconstituted *in vitro* and transplanted onto patients with defects in the oral mucosa retains properties of the original donor site. *Transplant*, **50**：454〜459, 1990.
3) Mao AS, Mooney DJ：Regenerative medicine：Current therapies and future directions. *Proc Natl Acad Sci USA*, **112**：14452〜14459, 2015.
4) Rheinwald JG, Green H：Serial cultivation of strains of human epidermal keratinocytes：the formation keratinizing colonies from single cells. *Cell*, **6**：331〜343, 1975.
5) Raghoebar GM et al.：Use of cultured mucosal grafts to cover defects caused by vestibuloplasty：An *in vitro* study. *J Oral Maxillofac Surg*, **53**：872〜878, 1995.
6) Arenholt-Bindslev D et al.：The growth and structure of human oral keratinocytes in culture. *J Invest Dermatol*, **88**：314〜319, 1987.
7) Clugston PA et al.：Cultured epithelial autografts：Three years of clinical experience with eighteen patients. *J Burn Care Rehabil*, **12**：533〜539, 1991.
8) Matsuura K et al.：Cell sheet approach for tissue engineering and regenerative medicine. *J Control Release*, **190**：228〜239, 2014.

9) Nishida K et al.：Corneal reconstruction with tissue-engineered cell sheets composed of autologous oral mucosal epithelium. *N Engl J Med*, **351**：1187〜1196, 2004.

10) Nakamura T et al.：Transplantation of cultivated autologous oral mucosal epithelial cells in patients with severe ocular surface disorders. *Br J Ophthalmol*, **88**：1280〜1284, 2004.

11) Soma T et al.：Maintenance and distribution of epithelial stem/progenitor cells after corneal reconstruction using oral mucosal epithelial sheets. *PLoS One*, **9**：e110087, 2014.

12) Ohki T et al.：Regenerative medicine：tissue-engineered cell sheet for the prevention of post-esophageal ESD stricture. *Gastrointestinal Endoscopy Clinics of North America*, **24**：273〜281, 2014.

13) Jonas E et al.：Transplantation of tissue-engineered cell sheets for stricture prevention after endoscopic submucosal dissection of the oesophagus. *United European Gastroenterol J*, **4**：741〜753, 2016.

14) Cheung ATM et al.：Biomimetic Scaffolds for Skin and Skeletal Tissue Engineering. *J Biotechnol Biomater*, **5**：191, 2015.

15) Izumi K et al.：Three-dimensional reconstruction of oral mucosa；Tissue engineering strategies. Stem Cell Biology and Tissue Engineering in Dental Science. 1st ed. Academic Press/Elsevier, Waltham, 2014, 721〜731.

16) Moharamzadeh K et al.：Tissue-engineered oral mucosa：a review of the scientific literature. *J Dent Res*, **86**：115〜124, 2007.

17) Izumi K et al.：Development and characterization of a tissue-engineered human oral mucosa equivalent produced in a serum-free culture system. *J Dent Res*, **79**：798〜805, 2000.

18) 泉　健次：再生医療叢書8, 歯学系. 朝倉書店, 東京, 2012, 138〜151.

19) Izumi K, Song J, Feinberg SE：Development of a Tissue Engineered Human Oral Mucosa：From the Bench to the Bed Side. *Cells Tissues Organs*, **176**：134〜152, 2004.

20) Roh JL et al.：Use of oral mucosal cell sheets for accelerated oral surgical wound healing. *Head Neck*, **40**：394〜401, 2018.

21) Schmidt C：Gintuit cell therapy approval signals shift at US regulator. *Nat Biotechnol*, **30**：479, 2012.

22) Izumi K et al.：Intraoral grafting of an ex vivo produced oral mucosa equivalent：a preliminary report. *Int J Oral Maxillofac Surg*, **32**：188〜197, 2003.

23) 寺師浩人ほか：培養複合口腔粘膜の臨床応用. 頭頸部癌, **32**：276〜280, 2006.

24) 芳澤享子ほか：培養複合口腔粘膜（EVPOME）の口腔癌治療への応用. 再生医療, **6**：203〜208, 2007.

25) 飯田明彦ほか：培養複合口腔粘膜移植を応用した口唇口蓋裂の2例. 日口蓋誌, **35**：235〜240, 2010.

26) Izumi K et al.：Intraoral grafting of tissue-engineered human oral mucosa. *Int J Oral Maxillofac Implants*, **28**：295〜303e, 2013.

27) Man RC et al.：Corneal regeneration by induced human buccal mucosa cultivated on an amniotic membrane following alkaline injury. *Mol Vis*, **23**：810〜822, 2017.

28) Amemiya T et al.：Autologous transplantation of oral mucosal epithelial cell sheets cultured on an amniotic membrane substrate for intraoral mucosal defects. *PLoS ONE*, **10**：e0125391, 2015.

29) Ram-Liebig G et al.：Results of Use of Tissue-Engineered Autologous Oral Mucosa Graft for Urethral Reconstruction：A Multicenter, Prospective, Observational Trial. *EBioMedicine*, **23**：185〜192, 2017.

30) de Kemp V et al.：Tissue engineering for human urethral reconstruction：systematic review of recent literature. *PLoS One*, **10**：e0118653, 2015.

31) Almela T et al.：Characterization of Multilayered Tissue-Engineered Human Alveolar Bone and Gingival Mucosa. *Tissue Eng Part C Methods*, **24**：99〜107, 2018.

32) Heller M et al.：Tissue engineered pre-vascularized buccal mucosa equivalents utilizing a primary triculture of epithelial cells, endothelial cells and fibroblasts. *Biomaterials*, **77**：207〜215, 2016.

33) Poghosyan T et al.：In vitro development and characterization of a tissue-engineered conduit resembling esophageal wall using human and pig skeletal myoblast, oral epithelial cells, and biologic scaffolds. *Tissue Eng Part A*, **19**：2242〜2252, 2013.

34) Aslanova A et al.：A chemically defined culture medium containing Rho kinase inhibitor Y-27632 for the fabrication of stratified squamous epithelial cell grafts. *Biochem Biophys Res Commun*, **460**：123〜129, 2015.

35) Kinikoglu B, Damour O, Hasirci V：Tissue engineering of oral mucosa：a shared concept with skin. *J Artif Organs*, **18**：9〜19, 2015.

36) Fuchs E et al.：Socializing with the Neighbors：Stem Cells and Their Niche. *Cell*, **116**：769〜778, 2004.

37) Gattazzo F, Urciuolo A, Bonaldo P：Extracellular matrix：A dynamic microenvironment for stem cell niche. *Bio-*

chim Biophys Acta, **1840**：2506〜2519, 2014.

38) Wong VW et al.：Stem Cell Niches for Skin Regeneration. *Int J Biomater*, 2012. doi：10.1155/2012/926059. Epub 2012 Jun 3.

39) Clement AL, Moutinho TJ Jr, Pins GD：Micropatterned dermal-epidermal regeneration matrices create functional niches that enhance epidermal morphogenesis. *Acta Biomater*, **9**：9474〜9484, 2013.

40) Watt FM：Engineered Microenvironments to Direct Epidermal Stem Cell Behavior at Single-Cell Resolution. *Development Cell*, **38**：601〜609, 2016.

41) Sa GL et al.：KGF enhances oral epithelial adhesion and rete peg elongation via integrins. *J Dent Res*, **96**：1546〜1554, 2017.

42) Xiong X, Wu T, He S：Physical forces make rete ridges in oral mucosa. *Med Hypotheses*, **81**：883〜886, 2013.

43) Wu T et al.：Morphogenesis of rete ridges in human oral mucosa：a pioneering morphological and immunohistochemical study. *Cells Tissues Organs*, **197**：239〜248, 2013.

44) 特開 2017-147951　公開日平成 29 年 8 月 31 日【発明の名称】細胞培養方法及び培養組織【発明者】泉　健次, 加藤寛子, 前田　竜, 河上貴宏, 山口　勇.

45) Rezvani HR et al.：HIF-1α in epidermis：oxygen sensing, cutaneous angiogenesis, cancer, and non-cancer disorders. *J Invest Dermatol*, **131**：1793〜1805, 2011.

46) Perez-Amodio S et al.：Hypoxia preconditioning of tissue-engineered mucosa enhances its angiogenic capacity *in vitro. Tissue Eng Part A*, **17**：1583〜1593, 2011.

47) Tra WM et al.：Hyperbaric oxygen treatment of tissue-engineered mucosa enhances secretion of angiogenic factors *in vitro. Tissue Eng Part A*, **20**：1523〜1530, 2014.

48) Kato H et al.：Hypoxia induces an undifferentiated phenotype of oral keratinocytes *in vitro. Cells Tissues Organs*, **199**：393〜404, 2014.

49) McNairn AJ, Guasch GJ：Epithelial transition zones：merging microenvironments, niches, and cellular transformation. *Eur J Dermatol*, **21**：21〜28, 2011.

50) Counter CM, Press W, Compton CC：Telomere shortening in cultured autografts of patients with burns. *Lancet*, **361**：1345〜1346, 2003.

51) Rosa LD et al.：Long-Term Stability and Safety of Transgenic Cultured Epidermal Stem Cells in Gene Therapy of Junctional Epidermolysis Bullosa. *Stem Cell Rep*, **2**：1〜8, 2014.

52) Sugiyama H et al.：Evidence of the Survival of Ectopically Transplanted Oral Mucosal Epithelial Stem Cells After Repeated Wounding of Cornea. *Mol Ther*, **22**：1544〜1555, 2014.

53) Hirsch T et al.：Regeneration of the entire human epidermis using transgenic stem cells. *Nature*, **551**：327〜332, 2017.

54) Bates D, Kampa P：Cell-based regenerative approaches to the treatment of oral soft tissue defects. *Int J Oral Maxillofac Implants*, **28**：e424〜e431, 2013.

55) 泉　健次：ホーム, スイートホーム：口腔粘膜ティッシュエンジニアリングの展望. 新潟歯学誌, **47**：1〜10, 2017.

第4章　最先端歯科再生医療

6 神経組織再生医療

1　はじめに

　口腔顎顔面の神経疾患の理解には，脳神経支配の理解が必要不可欠である．口腔顎顔面の皮膚感覚のほとんどは三叉神経支配であるが，外耳道や耳介の一部は顔面神経支配である．味覚は舌の前部2/3が顔面神経（中間神経）支配，後部1/3が舌咽神経支配である．顔面の運動を担う表情筋はすべて顔面神経支配で，咀嚼筋（咬筋，側頭筋，内側翼突筋，外側翼突筋）は三叉神経支配，舌の運動は舌下神経支配である．口腔顎顔面を支配する三叉神経や顔面神経などは，顎骨内や顎骨の表層，さらにはその近辺の軟組織内を複雑に走行し，歯根とも近接している．したがって，腫瘍や炎症などの疾患に加えて，歯科治療，外科手術など，さまざまな原因で容易に損傷を受けやすい．本稿では三叉神経痛，三叉神経麻痺，顔面神経麻痺の原因と症状，およびそれぞれの現在の治療法を紹介するとともに，近年，急速な発展を遂げている末梢神経再生研究の最前線についても，末梢神経再生の機構と生体適合性材料の開発に焦点を絞り紹介する．

2　原因と症状

1　三叉神経痛

　多くの症例では，三叉神経根に対する血管や腫瘍による圧迫が原因とされている．片側の顔面の三叉神経支配領域に発作性・反復性の電撃痛を生じる神経痛である．発作は数秒から数十秒持続し，いったん消失する．また，触れると痛みが生じる領域があり，歯磨き，洗顔，食事などが発作の誘因となることが多い．

2　三叉神経麻痺

　椎骨動脈による三叉神経の圧迫，悪性リンパ腫による神経脱落，多発性硬化症などに加え，外傷，歯科治療なども原因となる．知覚障害として，顔面の皮膚や口腔粘膜など三叉神経の支配領域に知覚麻痺や知覚鈍麻の症状を呈する．また，軽い刺激による痛みや痛覚過敏など多彩な症状を呈することもある．運動障害として，咀嚼筋の運動麻痺のため，口が開けづらい，噛むときに力が入らない，顎がずれているなどの症状を呈することもある．

283

3 顔面神経麻痺

　水痘帯状疱疹ウイルスによって生じるハント症候群や単純ヘルペスウイルス1型によって生じるベル麻痺に加え，脳血管障害や脳腫瘍などの中枢性疾患，外傷や手術なども原因となる．表情筋の麻痺に加え，アブミ骨筋の麻痺による聴覚過敏，中間神経の麻痺による涙腺や唾液腺の分泌低下と舌前部2/3の味覚障害を起こす．また，皮膚感覚障害による耳介後部の痛みも伴うことがある．

3　薬物療法

1 三叉神経痛

　三叉神経痛においては，薬物療法の有効性が高い．最も頻用されているのは，ナトリウムチャネルを阻害し，神経細胞の興奮抑制能をもつカルバマゼピンである．副作用のため使用ができない症例の場合，カルシウムチャネルを阻害し，神経細胞の興奮抑制能をもつガバペンチンが用いられる．

2 三叉神経麻痺

　三叉神経麻痺における神経障害性疼痛には，抗菌薬や消炎解熱鎮痛薬を用いた一般的な消炎鎮痛剤のほかに，ノルアドレナリンやセロトニンの再取り込み阻害作用のある三環系抗うつ薬アミトリプチリン，持続的な投与による痛覚閾値の上昇効果があるカプサイシン，NMDA受容体の阻害作用による痛覚過敏の抑制効果があるケタミン，さらに，積極的な神経修復を目的とし，神経細胞のタンパク質合成を促進させるメチコバール（ビタミンB_{12}）も利用される．

3 顔面神経麻痺

　頻度の高いベル麻痺は，メチコバールの投与で良好に回復する．重度麻痺例では，副腎皮質ホルモンや抗ウイルス剤が適用される．一方で，外傷や腫瘍切除後による麻痺は，神経切断や神経損傷の程度が大きい症例が多く，薬物療法だけでは回復せず，手術を要する例が多い．

4　神経ブロック

　三叉神経痛や三叉神経麻痺による神経障害性疼痛には神経ブロックも利用される（**図4-6-1**）．口腔顔面領域の痛みの多くが，三叉神経経路による神経伝達が原因となる．三叉神経の伝達経路は，末梢の障害受容器から脊髄，延髄，中脳，視床を介し，大脳知覚野で伝達された信号を痛みとして認識する．神経ブロックは，これらの痛みに対して神経伝達を遮断するための薬物を投与することで，痛みを抑制・軽減させる方法である．使用する薬剤は局所麻酔薬が主体であるが，神経破壊の目的でアルコールやフェノール–グリセリ

6. 神経組織再生医療

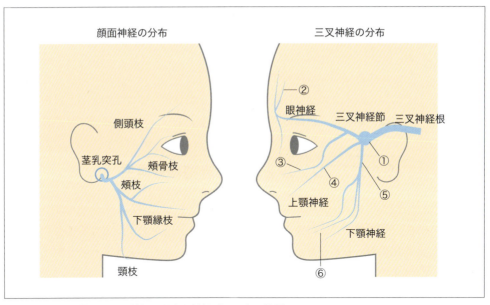

図4-6-1　顔面神経・三叉神経の分布と神経ブロックの位置
①ガッセル神経節ブロック，②眼窩上神経ブロック，③眼窩下神経ブロック，④上顎神経ブロック，⑤下顎神経ブロック，⑥オトガイ神経ブロック

ンが用いられることもある．薬剤以外の方法として，三叉神経起始部へのガンマナイフ治療や熱凝固によって細い神経線維のみを破壊する高周波凝固術もある．

5 外科療法

1 三叉神経痛

　現在，唯一の根本的治療法として考えられている手術として，神経を圧迫している血管を取り除く微小血管減圧術があげられる．具体的には，神経を圧迫している血管を移動し，元に戻らないようにテフロンなどの人工物を利用し固定することで神経を圧迫している血管を離し，減圧するという手術である．耳の後ろの頭蓋骨から開頭し，脳幹から神経が出入りする部分を観察し，血管が触れていれば血管と神経を剝離する．剝離する方法には，接着剤で血管を別のところに張りつける方法や，ひもで血管を吊り上げる方法，脳幹と血管の間に綿を詰める方法などがある．

2 三叉神経麻痺

　神経縫合術と神経移植術があげられる．神経縫合術は，損傷した三叉神経線維を切断し，切断によって新たに生じた末端部同士を顕微鏡下で縫合する手術である．融合により神経線維が短くなるため，30 mm程度の縫合が限界とされている．また，広範囲に三叉神経が切断された症例や，神経縫合術が適応できない症例には，神経移植術がなされる．神経移植術は，身体の他の部分から神経を採取し，欠損したところに移植する方法で，移植され

る神経には，大耳介神経や前腕神経や外側皮神経を用いることが多い．

3 顔面神経麻痺

　顔面の外傷による神経切断にも神経縫合術や神経移植術が適用される．縫合する神経同士の間に，下腿の知覚神経を一部採取して移植することが多い．自然回復が期待できる場合には，顔面神経自体の再生を阻害しないよう，神経の側面に移植神経を縫合する．

6 バイオマテリアルを用いた末梢神経再生

　バイオマテリアルとは，医療応用を目的につくられた生体親和性の高い人工材料のことで，ゲル状の合成高分子を用いたコンタクトレンズや，生分解性の合成高分子を用いた手術用の溶ける糸などが例としてあげられる．また，天然高分子もバイオマテリアルとして利用されている．

　神経移植術に代わる末梢神経再生の方法として，チューブ形状のバイオマテリアルが1970年代から開発されてきた．切断した神経線維の両端をチューブ形状のバイオマテリアルを用いて結合させると，中枢側から神経線維が伸長し，チューブ内で連結する．1980年代には，シリコーン性のチューブを用いた末梢神経再生研究が進められ，研究が大きく発展した[1,2]．しかしながら，シリコーンチューブを用いると再生部位の血管新生が阻害されるため，機能回復のためのシリコーンチューブ除去が必要となる．そこで1990年代には生体内で分解する高分子材料を用いた研究が大きく発展した．米国では，生分解性の高いポ

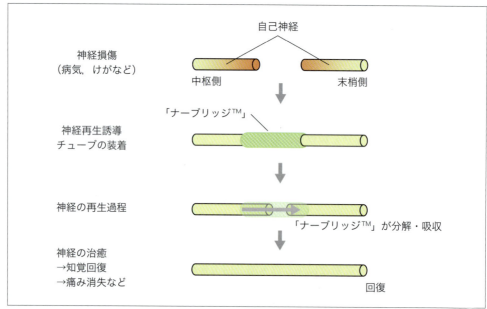

図4-6-2　わが国で臨床応用されている神経再生誘導チューブ：ナーブリッジ™
(http://www.toyobo.co.jp/news/2013/release_3886.html より引用)

リグリコール酸を用いた Neurotube という神経再生誘導チューブが開発され，1999 年に FDA の承認も得て実用化に至った．その後も NeuroGen®（Ⅰ型コラーゲン・米国），Neuroflex®（Ⅰ型コラーゲン・米国），NeuroMatrix（Ⅰ型コラーゲン・米国），AxoGuard®（ブタ腸粘膜組織・米国），Neurolac（ポリ乳酸-カプロラクタム・オランダ）などが市販され，40 mm 程度の神経線維再生に効果を得ている[3]．

　わが国では，1990 年頃から京都大学の清水らを中心に，神経再生誘導チューブの研究開発が進められてきた[4,5]．これらの研究成果をもとに，東洋紡株式会社にて独自に開発された神経再生誘導チューブ，ナーブリッジ™ が 2013 年に厚生労働省より製造販売承認を取得し，2016 年には FDA の承認も得た．米国発の神経再生誘導チューブが主に中空状の構造であるのに対し，ナーブリッジ™ はポリグリコール酸のチューブにスポンジ形状のタイプⅠコラーゲンを充塡した構造となっており，50 mm 程度の神経欠損に対しても適用可能である（**図 4-6-2**）．

7 末梢神経再生の最先端

　これまで紹介した神経縫合術や神経移植術に加え，現在，臨床応用されている神経再生誘導チューブを用いることで外傷性神経損傷の一部は回復に至るようになってきた．しかしながら，回復までに長い時間を要する広範な外傷性神経損傷に対して効果が乏しいなどの理由から，これまでとは異なる方法で末梢神経再生を促進させるアプローチも期待されている．本稿では，まず末梢神経再生のメカニズムを紹介し，それを模倣した末梢神経再生バイオマテリアルの研究開発に関して紹介する．

1 末梢神経再生のプロセス

　末梢神経の軸索に傷害が加えられた場合，軸索の傷害部位から遠位端はワーラー変性とよばれる変性プロセスを経る（**図 4-6-3**）．このプロセスにより，軸索およびミエリンが断片化し，ミエリン由来脂質の再利用環境が整えられ，軸索再生に適した細胞外環境がつくりあげられる．マクロファージは傷害部位に集積して貪食し，シュワン細胞とともに再生環境を整える．この間に，近位部ではさまざまなカルシウム流入などの細胞内外のシグナルを受容し，遠位部では細胞外基質や細胞接着因子からのシグナルを受容し，これらの相乗的効果によって軸索再生が進んでいく．また，損傷後に脱分化したシュワン細胞は増殖し，損傷領域で柱状に配列し，ビュングナー帯とよばれる構造をつくる．ビュングナー帯は，再生軸索の足場として機能するとともに，神経栄養因子を供給し，軸索再生を促進させる．

2 血管新生の重要性

　血管は酸素や栄養分の供給を担う脈管で，細胞や組織の生存に必要不可欠である．1980 年代に開発されたシリコーン製の神経再生誘導チューブ研究から，損傷軸索の再生におけ

第4章　最先端歯科再生医療

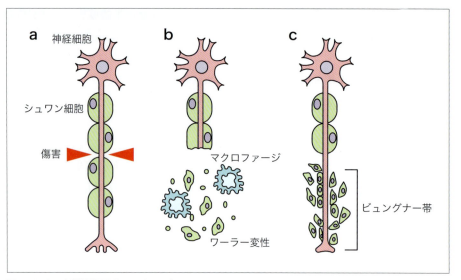

図 4-6-3　末梢神経再生のメカニズム
末梢神経の軸索が傷害されると（a），軸索の傷害部位から遠位端はワーラー変性に至る（b）．このプロセスにより，軸索およびミエリンが断片化し，マクロファージは傷害部位に集積して貪食し，シュワン細胞とともに再生環境を整える．損傷後に脱分化したシュワン細胞は増殖し，ビュングナー帯を形成する（c）．

る血管新生の重要性は示唆されていた．たとえば，1990年代前半には，血管を含有した神経再生誘導チューブの効果が検討され，血管挿入の重要性が明らかにされてきた[6,7]．

血管内皮細胞増殖因子（VEGF）は，血管新生に必須の増殖因子であることに加え，軸索伸長や，シュワン細胞の生存と増殖を促進する活性をもっている．たとえば，VEGFを含有させてシリコーン製の神経再生誘導チューブを用いることで，軸索再生が促進される[8]．

一方で，軸索再生プロセスにおける血管新生誘導メカニズムや新生血管の機能は長く明らかになっていなかった．最近，損傷後に脱分化したシュワン細胞がビュングナー帯を形成するために，遊走する以前に血管形成が先んじること，シュワン細胞がその血管に沿って遊走すること，血管新生阻害により，シュワン細胞の遊走が阻害され，異所的な血管新生によりシュワン細胞の遊走も異所性に導かれることなどが明らかにされ，軸索再生の場として機能するビュングナー帯の形成には血管新生が必要不可欠であることが明らかとなった[9]．また，血管新生を誘導するVEGFは傷害部位に集積したマクロファージが分泌し，マクロファージのVEGF分泌を阻害すると軸索再生も阻害されることが明らかとなった[9]．したがって，軸索再生には，マクロファージや血管内皮細胞といった非神経系細胞による細胞外環境の整備が必要不可欠であることが判明した（**図 4-6-4**）．従来，血管新生は細胞に酸素や栄養を与える脈管機能としての重要性が議論されてきたが，再生環境を整えるための細胞足場としても注目されつつあり，今後のバイオマテリアル開発にも生かされるかもしれない．

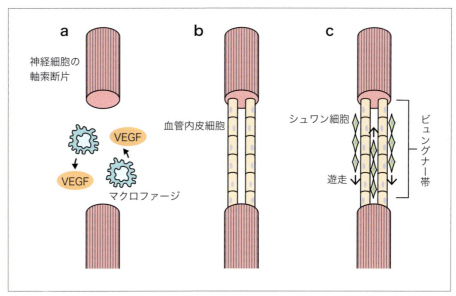

図 4-6-4　末梢神経再生における血管新生の重要性
ワーラー変性時に集積したマクロファージが血管内皮増殖因子（VEGF）を分泌し（a），血管新生が起こる（b）．その血管を足場としてシュワン細胞は遊走し，ビュングナー帯を形成する（c）．

3 細胞外基質の重要性

　基底膜が毛細血管表面にあり，血管が軸索再生の足場となるという事実からも，基底膜に存在する細胞外基質タンパク質が重要な役割を担うことは容易に想像できる．基底膜に存在する細胞外基質タンパク質の主なものとして，ラミニン，IV型コラーゲン，パールカンなどが知られているが，ラミニンは軸索再生の重要な足場として知られている．ラミニンは，α，β，γの3種類のサブユニット鎖がコイルドコイル構造を介して十字架様に会合したヘテロ三量体タンパク質である（**図4-6-5**）．このラミニンを構成する3本のサブユニット鎖にはそれぞれ種類があり，α鎖には5種類，β鎖とγ鎖には3種類ずつの異なるタイプがあり，それらの組み合わせの異なるラミニンアイソフォームが存在する（**表4-6-1**）．α2鎖はシュワン細胞の基底膜に強く発現しているが，他の基底膜にはほとんど発現していない．一方，α4鎖は血管基底膜に選択的に発現している．末梢神経損傷後には，これらのラミニンの発現が上昇し[10]，末梢軸索再生におけるラミニンの重要性が示唆された．また，α2鎖に特異的な抗体を作用させると，神経突起伸長が抑制され[11]，シュワン細胞特異的にγ1鎖を欠損したマウスにおいても，損傷末梢神経の軸索再生が阻害されることも知られている[12]．したがって，軸索損傷後の血管新生によるシュワン細胞遊走にはα4鎖，シュワン細胞を足場とし，軸索再生にはα2鎖を介していること可能性が考えられる．

　一方，損傷後の軸索再生を促進させるために，神経再生誘導チューブにラミニンを利用する研究も多くなされている．1980年代には，ラミニン111を含むゲルをチューブ中空に注入した神経再生誘導チューブが，損傷末梢神経の軸索再生を促進するという報告がなされた[13,14]．しかし，実際の生理的な軸索再生条件下では上記のようにシュワン細胞が発現

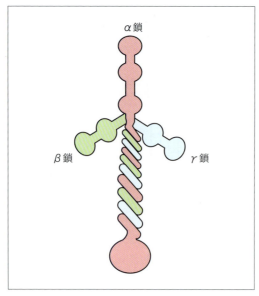

図 4-6-5　ラミニンの構造
ラミニンは，α，β，γ の 3 種類のサブユニット鎖がコイルドコイル構造を介して十字架様に会合したヘテロ三量体タンパク質である．

表 4-6-1　ラミニンアイソフォーム

	α	β	γ
ラミニン 111	α1	β1	γ1
ラミニン 211	α2	β1	γ1
ラミニン 121	α1	β2	γ1
ラミニン 221	α2	β2	γ1
ラミニン 332	α3	β3	γ2
ラミニン 311	α3	β1	γ1
ラミニン 321	α3	β2	γ1
ラミニン 411	α4	β1	γ1
ラミニン 421	α4	β2	γ1
ラミニン 511	α5	β1	γ1
ラミニン 521	α5	β2	γ1
ラミニン 213	α2	β1	γ3

する α2 鎖が重要な役割を担っており，ラミニン 111 はほぼ存在しないと考えられている．その後 2000 年には，α2 鎖に富むヒト胎盤由来のラミニンをファイバー状のコラーゲンにコートし，ファイバーの束をポリグリコール酸（PGA）で包むような神経再生誘導チューブも開発され，イヌ腓骨神経の 80 mm の軸索再生と機能再生に成功したという報告もなされた[15]．現在，ラミニンを利用した神経再生誘導チューブは臨床応用に至っていないが，今後の発展が期待される．

4 液性因子の重要性

神経細胞に対する増殖因子やその受容体を介したシグナル伝達も損傷後の末梢神経再生に重要な役割を担っている．成長因子の中でも神経栄養因子は NGF，BDNF，NT3，NT4/5 からなり，受容体は高親和性の Trk 受容体（TrkA，TrkB，TrkC）と低親和性の p75 からなる．p75 はすべての神経栄養因子と結合し，TrkA は NGF，TrkB は BDNF と NT4/5，TrkC は NT3 とそれぞれ結合する（図 4-6-6）．多くの細胞では，p75 が Trk 受容体と共発現しており，p75 は Trk 受容体とヘテロ二量体を形成し，神経栄養因子と高い親和性で結合するようになると考えられている．軸索損傷後は NGF，BDNF，NT4/5，p74NTR の発現が誘導され，NGF と p75 の発現上昇による効果でシュワン細胞の増殖と遊走が促進されると考えられている[16]．神経栄養因子という名のとおり，神経細胞に対しても生存促進効果があるが，損傷後に損傷領域で産生される神経栄養因子は，神経細胞の生存促進に十分量ではない[17,18]．一方で，軸索損傷後に NGF を外から投与すると軸索再生が促進され

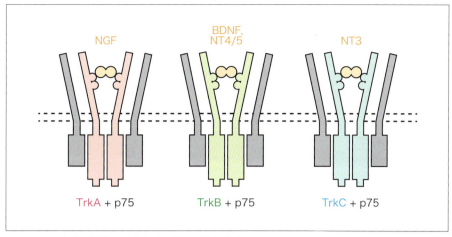

図 4-6-6　各神経栄養因子と各受容体の選択的結合
神経栄養因子は NGF, BDNF, NT3, NT4/5 からなり，NGF は TrkA，BDNF と NT4/5 は TrkB，NT3 は TrkC と選択的に結合する．p75 は Trk 受容体とヘテロ二量体を形成し，神経栄養因子と高い親和性で結合するようになると考えられている．

る[19]．

　バイオマテリアルを用いて NGF を効果的に神経生存因子として作用させる研究も進んでいる．NGF を神経細胞の足場上に固定化するためには，架橋が必要不可欠だが，カルボジイミドやグルタルアルデヒドなどの一般的な架橋試薬は毒性の高さが問題となっている．一方で，植物由来のゲニピンは毒性を低く抑えられるのが特徴で，ゲニピンを利用して生体高分子キトサンを架橋し，その後，NGF を固定化することで神経再生チューブから NGF を徐放させるバイオマテリアルも開発されている[20]．この NGF-キトサン神経再生誘導チューブや，ゲニピンを用いて NGF をゼラチンに固定化した神経再生誘導チューブなどでも生体内での軸索再生を促進させる作用があることが報告されている[21-23]．また，エレクトロスピニング法とよばれる，シリンジ内の高分子溶液と受容器電極の間に高電圧をかけることで，ナノメートルサイズの線維を作製する技術がある．この方法を用いて作製したファイバーに NGF を固定化し，神経再生誘導ファイバーに挿入した NGF 徐放ファイバーにも，末梢神経再生を促進することが報告されている[24,25]．また，吸着能の違いを利用して作製した NGF の濃度勾配をもつ神経再生誘導ファイバーも開発され，末梢神経再生を促進するという報告もある[26]．

8　おわりに

　近年の医療技術の爆発的な発展により，多くの神経疾患が治癒するようになってきた．一方で，本稿で紹介した口腔顎顔面における，重度の末梢神経損傷に対する治療法は確立されていないのも現状である．本稿では，神経組織再生に関して，実際に臨床応用されているもの，また，将来臨床応用が期待されているものについて紹介した．最近の基礎研究

によって，末梢神経の損傷後には，マクロファージ，血管内皮細胞，シュワン細胞といった複数の細胞の振る舞いが時空間的にきわめて統率され，軸索再生が起こることが明らかとなってきた．これらの細胞を時空間的に制御し，神経組織が潜在的にもっている再生能を十分に発揮させる技術開発を進めることが，治療困難な口腔顎顔面における末梢神経損傷の治療法開発に必要不可欠であろう．

■ 神経組織再生

課題
- 神経組織再生時における複数の細胞の時空間的制御機構の解明
- 神経組織が潜在的にもつ再生能力を発揮させる人工材料の創製

実施項目
- 動物モデルを用いた逆遺伝学的アプローチによる形態学的解明
- 生物学的知見と材料化学の設計論に基づいた再生促進材料の創製

実現化
- 広範な外傷性神経損傷に対する神経再生治療の実現化
- 短期間での神経組織修復の実現化

（味岡逸樹）

参考文献

1) Lundborg G et al.：Nerve regeneration *in silicone* chambers：influence of gap length and of distal stump components. *Exp Neurol*, **76**(2)：361～375, 1982.
2) Williams LR et al.：Spatial-temporal progress of peripheral nerve regeneration within a silicone chamber：parameters for a bioassay. *J Comp Neurol*, **218**(4)：460～470, 1983.
3) Daly W et al.：A biomaterials approach to peripheral nerve regeneration：bridging the peripheral nerve gap and enhancing functional recovery. *J R Soc Interface*, **9**(67)：202～221, 2012.
4) 清水慶彦：バイオ人工神経ガイド．医学のあゆみ，**195**(3)：184～187, 2000.

5) 中村達雄：人工神経. 人工臓器, **44**(3)：164〜168, 2015.

6) Kakinoki R et al.：Relationship between axonal regeneration and vascularity in tubulation — an experimental study in rats. *Neurosci Res*, **23**(1)：35〜45, 1995.

7) Kakinoki R et al.：Nerve regeneration over a 25 mm gap in rat sciatic nerves using tubes containing blood vessels：the possibility of clinical application. *Int Orthop*, **21**(5)：332〜336, 1997.

8) Hobson MI et al.：VEGF enhances intraneural angiogenesis and improves nerve regeneration after axotomy. *J Anat*, **197**(4)：591〜605, 2000.

9) Cattin AL et al.：Macrophage-Induced Blood Vessels Guide Schwann Cell-Mediated Regeneration of Peripheral Nerves. *Cell*, **162**(5)：1127〜1139, 2015.

10) Wallquist W et al.：Laminin chains in rat and human peripheral nerve：distribution and regulation during development and after axonal injury. *J Comp Neurol*, **454**(3)：284〜293, 2002.

11) Agius E, Cochard P：Comparison of neurite outgrowth induced by intact and injured sciatic nerves：a confocal and functional analysis. *J Neurosci*, **18**(1)：328〜338, 1998.

12) Chen ZL, Strickland S：Laminin gamma1 is critical for Schwann cell differentiation, axon myelination, and regeneration in the peripheral nerve. *J Cell Biol*, **163**(4)：889〜899, 2003.

13) Madison R et al.：Increased rate of peripheral nerve regeneration using bioresorbable nerve guides and a laminin-containing gel. *Exp Neurol*, **88**(3)：767〜772, 1985.

14) Labrador RO et al.：Influence of collagen and laminin gels concentration on nerve regeneration after resection and tube repair. *Exp Neurol*, **149**(1)：243〜252, 1998.

15) Matsumoto K et al.：Peripheral nerve regeneration across an 80-mm gap bridged by a polyglycolic acid (PGA) -collagen tube filled with laminin-coated collagen fibers：a histological and electrophysiological evaluation of regenerated nerves. *Brain Res*, **868**(2)：315〜328, 2000.

16) Anton ES et al.：Nerve growth factor and its low-affinity receptor promote Schwann cell migration. *Proc Natl Acad Sci U S A*, **91**(7)：2795〜2799, 1994.

17) Johnson EM Jr, Yip HK：Central nervous system and peripheral nerve growth factor provide trophic support critical to mature sensory neuronal survival. *Nature*, **314**(6013)：751〜752, 1985.

18) Heumann R et al.：Changes of nerve growth factor synthesis in nonneuronal cells in response to sciatic nerve transection. *J Cell Biol*, **104**(6)：1623〜1631, 1987.

19) Lindsay RM：Nerve growth factors (NGF, BDNF) enhance axonal regeneration but are not required for survival of adult sensory neurons. *J Neurosci*, **8**(7)：2394〜2405, 1988.

20) Yang Y et al.：Nerve conduits based on immobilization of nerve growth factor onto modified chitosan by using genipin as a crosslinking agent. *Eur J Pharm Biopharm*, **79**(3)：519〜525, 2011.

21) Wang H et al.：Repairing rat sciatic nerve injury by a nerve-growth-factor-loaded, chitosan-based nerve conduit. *Biotechnol Appl Biochem*, **59**(5)：388〜394, 2012.

22) Chang CJ：The effect of pulse-released nerve growth factor from genipin-crosslinked gelatin in schwann cell-seeded polycaprolactone conduits on large-gap peripheral nerve regeneration. *Tissue Eng Part A*, **15**(3)：547〜557, 2009.

23) Hsieh SC et al.：Comparison between two different methods of immobilizing NGF in poly (DL-lactic acid-co-glycolic acid) conduit for peripheral nerve regeneration by EDC/NHS/MES and genipin. *J Biomed Mater Res A*, **99**(4)：576〜585, 2011.

24) Wang CY et al.：The effect of aligned core-shell nanofibres delivering NGF on the promotion of sciatic nerve regeneration. *J Biomater Sci Polym Ed*, **23**(1〜4)：167〜184, 2012.

25) Liu JJ et al.：Peripheral nerve regeneration using composite poly (lactic acid-caprolactone)/nerve growth factor conduits prepared by coaxial electrospinning. *J Biomed Mater Res A*, **96**(1)：13〜20, 2011.

26) Tang S et al.：The effects of gradients of nerve growth factor immobilized PCLA scaffolds on neurite outgrowth *in vitro* and peripheral nerve regeneration in rats. *Biomaterials*, **34**(29)：7086〜7096, 2013.

第4章　最先端歯科再生医療

7 次世代器官再生医療

　口腔機能の回復は国民の健康長寿に資する重要な課題であり，顎口腔領域と連携した生物学的な組織再生・機能回復を目的とする歯科再生医療は，次世代を担う医療技術として期待されている．これまでに，歯の喪失に対する器官再生医療として，三次元的な幹細胞操作による歯胚再生治療や，歯周組織を有する次世代型バイオハイブリッドインプラントの開発が進められてきた．本稿では，生物学的な器官発生に基づく機能的な歯の器官再生治療の進展と課題について解説する．

1 はじめに

　高齢化社会を迎えた現代において，咀嚼や嚥下などの口腔機能の維持・回復は，国民の健康長寿や quality of life（QOL）に資する重要な課題である[1-3]．歯や歯周組織，咀嚼筋，顎関節を含む顎口腔器官は，互いに連携して生理的な機能運動を担っており，いずれの組織が損傷・障害されても機能的咬合系に悪影響を及ぼす[4]．歯の喪失に対して，これまでの歯科治療ではクラウン・ブリッジや可撤性床義歯，口腔インプラントによる人工的な機能代替治療が行われてきており，機器や材料ベースによる開発・改良が進められてきた[5-7]．しかしながら，歯の喪失に対するこれらの人工的代替治療は，咬合機能や審美機能の回復において有用であるものの，骨リモデリングを介した歯の移動を可能とする歯根膜機能や，侵害刺激を中枢に伝達しうる神経機能といった歯の生理機能を代替できないことが課題であり，天然歯と同等の構造や生理機能の回復を可能とする生物学的な歯科再生治療が望まれている[8]．

　近年の基礎医学研究の進展に伴い，組織再生を可能とする幹細胞と組織工学技術を融合させた次世代を担う再生医療技術の開発が進められている[9]．歯科領域においても，組織幹細胞の移植治療やサイトカイン療法，細胞シートと人工材料を併用した組織工学的手法などが試みられており，歯や歯周組織などの部分的な障害に対する再生療法として臨床応用化が進められている[10-13]．一方で，再生医療に求められる最大の目標は，疾患や外傷，加齢によって機能不全に陥った器官に対して，機能的に完全な再生器官で置き換える「器官再生医療」であり，歯の喪失に対する患者の機能的・生理的・審美的な治療ニーズに応える本質的な再生治療技術として，近い将来に確立されることが期待されている[8]．われわ

7. 次世代器官再生医療

れはこれまでに，器官のもとになる器官原基を三次元的に再構築する細胞操作技術を確立
し，再生した歯胚を歯の喪失部位に移植することにより，顎顔面領域と連携機能する完全
な歯の再生治療の概念を実証してきた[14-17]．また，近い将来に実用可能な再生治療技術と
して，歯小嚢幹細胞と歯科用インプラント体を融合させた次世代型バイオハイブリッドイ
ンプラントの治療概念も実証してきた[18,19]．本稿では，歯の器官再生医療の実現に向けた
技術開発と今後の課題ついて解説する．

2 器官発生プログラムに立脚した歯の再生戦略

　すべての器官は複数種の細胞から構成され，高効率に器官固有の機能発現を果たすのに
適した三次元的な構造を有している[20]．この複雑な器官構造は，胎児期における自律的な
器官誘導によって形成されており，さまざまな組織工学的技術を駆使しても，これらの細
胞・組織配置を完全に再現することは未だ達成されていない．そこで，組織工学的に細胞
を三次元的に配置して完成された歯を再生するのではなく，生物学的な歯の発生プログラ
ムを利用して歯全体を再生する研究戦略が考えられるようになった[8,21,22]．マウスでは，歯
の発生予定領域の上皮細胞が間葉細胞側に陥入する現象から始まり，胎齢13日目には陥入
上皮に接する間葉細胞が凝集して歯胚を形成する[23,24]．胎齢15日目には上皮細胞からエナ
メル芽細胞，間葉細胞から象牙芽細胞が分化して，上皮・間葉組織境界面から硬組織形成
が始まり，歯冠が形成される．また，歯胚間葉細胞から生み出される歯小嚢細胞が歯胚周
囲に形成され，歯根伸長に伴ってセメント質，歯根膜，歯槽骨からなる歯周組織に分化す
る[20]．

　これらの歯胚発生プログラムに立脚した歯の再生戦略として，胎児期に誘導される未分
化な上皮・間葉細胞からなる再生歯胚を構築し，歯の欠損部位へ移植することにより，乳
歯・永久歯に続く第三の歯を生やす，「再生歯胚からの歯の再生治療」の実証研究が進めら
れてきた[8]（**図4-7-1a**）．さらに，発生過程における歯周組織発生メカニズムに着目し，
人工歯根の周囲に天然歯と同等の歯周組織を形成させることにより，顎口腔領域と連携す
る機能的なバイオハイブリッドインプラントの開発が，歯科再生医療における早期の実用
化のために期待されてきた[18]（**図4-7-1b**）．

3 三次元的な細胞操作技術による機能的な歯の器官再生

1 歯胚再生のための三次元的な細胞操作技術の開発

　三次元的な歯を再生する技術開発に向けて，古くから歯胚の上皮細胞と間葉細胞を用い
て歯胚を再構築する研究が進められてきた．歯の特徴的な立体構造を再現するために，天
然材料や人工ポリマーにて作製した生体（内）分解性足場を用いる方法が確立され，これ
らの材料にブタ第三大臼歯やラット蕾状期歯胚から分離した上皮・間葉細胞を播種するこ
とによって，足場内に多数の小さな歯の構造を形成できることが報告されてきた[25,26]．し

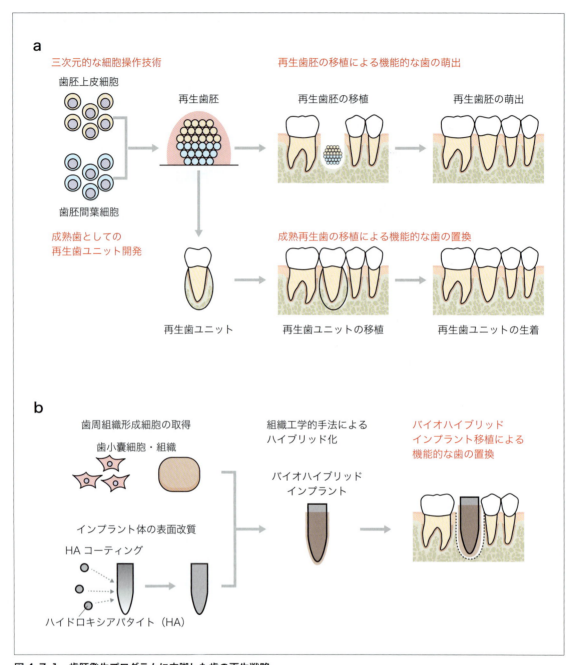

図 4-7-1　歯胚発生プログラムに立脚した歯の再生戦略
胎児期の未分化な上皮細胞と間葉細胞の相互作用による歯胚発生プログラムを利用して，再生歯胚を作製して口腔内にて萌出・機能化させる歯の器官再生医療（a）と，歯周組織発生メカニズムを利用した歯周組織を有するバイオハイブリッドインプラントによる機能的な歯の置換（b）による歯の再生戦略が考えられる．

7. 次世代器官再生医療

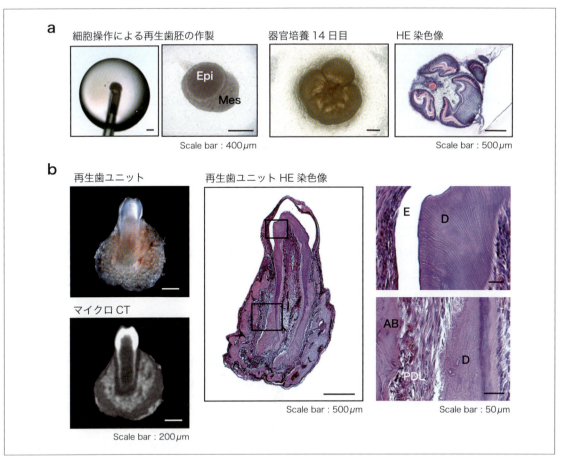

図 4-7-2　器官原基法による再生歯胚の作製技術
a：器官原基法による再生歯胚の作製方法（左図，左中図）と，器官培養 14 日目の再生歯胚の実態像ならびに HE 染色像（右中図，右図）．
上皮細胞と間葉細胞による細胞凝集塊から複数の臼歯歯胚が発生している．
Epi：上皮細胞，Mes：間葉細胞．
b：再生歯胚を腎臓皮膜下に移植して発生した再生歯ユニットの実体像と CT 像（左図）ならびに組織像（右図）．
エナメル質や象牙質，歯髄，歯周組織から構成される 1 つの機能ユニットとしての再生歯が発生している．
E：エナメル質，D：象牙質，AB：歯槽骨，PDL：歯根膜．

かしながら，この方法は歯の発生頻度が低く，天然歯と同等のサイズや組織構造を再現させる技術としては十分ではなかった．一方で，遠心分離操作を利用して器官原基を再構築する細胞凝集法が取り組まれており，上皮細胞と間葉細胞を貼り合わせた再生歯胚から歯の発生が可能であることが示されたものの，細胞凝集の制御と再生歯胚の発生率の低さにおいて課題が残されていた[27, 28]．これらの技術的課題を克服するために，われわれは上皮細胞と間葉細胞を三次元的に高細胞密度で区画化して再配置する「器官原基法」という細胞操作技術を開発した[14, 15]（**図 4-7-2a**）．本技術により作製されたマウス再生歯胚は，正常な組織構造を有する歯を高頻度に再生できるばかりでなく，生体内における発生モデルにより，歯と歯根膜，歯槽骨が適切に分化した再生歯ユニットとして，移植可能な成熟し

297

第4章　最先端歯科再生医療

た再生歯をつくり出す技術が確立された[16]（**図4-7-2b**）．さらに，上皮細胞と間葉細胞の接触面積を調節することによって，歯の太さと咬頭の数を制御することを可能としており，従来の技術と比較して技術レベルの高い細胞操作技術であることを示した[29]．また，この細胞操作技術は歯胚再生のみならず，同じ上皮間葉相互作用により発生する毛包原基や分泌腺原基の再生にも適応しうる，幅広い器官再生技術であることが示された[30-32]．

2 再生歯の生着と生理機能の回復

　生物学的な歯の再生治療を達成するためには，再生歯が正常な組織構造を有することだけでなく，成体の口腔内への移植により発生・生着し，顎口腔領域や中枢神経系と連携することが期待される[8]．歯の器官再生治療としては，再生歯胚を歯の喪失部位に移植して発生・萌出させる戦略と，再生歯胚から成熟した歯の構造体である再生歯ユニットを作製し，口腔内に移植・生着させる戦略が考えられる（**図4-7-1a**）．そこでわれわれは，成体マウス顎骨に歯牙欠損モデルを作製し，再生歯胚の移植による歯の発生解析を行った[15]．再生歯胚を移植後37日目には再生歯が口腔内に萌出を始め，対合歯と咬合するまで成長した．萌出した再生歯は，萌出に伴って自律的に対合歯と咬頭嵌合を成立させ，エナメル質や象牙質，歯髄，歯周組織など天然歯と同等の組織構造を有していた（**図4-7-3a**）．また，再生歯胚を生体内にて異所的に発生させて，成熟歯としての再生歯ユニットを作製し，成体マウスの歯の喪失部位へ咬合関係を成立させて移植を行ったところ，移植40日目には再生歯と周囲歯槽骨が骨リモデリングを介して生着した[16]（**図4-7-3b**）．このことから，細胞操作技術によって作製した再生歯胚，ならびに成熟歯としての再生歯ユニットを口腔内に移植することにより，天然歯と同等の組織構造と咬合機能を有する歯の再生治療の可能性が示された[15,16]．

　機能的な歯科再生治療の実現のためには，咬合機能ばかりでなく，再生歯には力学的負荷（メカニカルストレス）に応答する歯根膜機能や，侵害刺激を中枢に伝達可能な神経機能が備わっていることが重要である[8]．生着したマウス再生歯に実験的矯正によるメカニカルストレスを加えたところ，骨芽細胞と破骨細胞の適正な局在を介した生理的な細胞応答が認められ，天然歯と同様に骨リモデリングを介して再生歯が移動することが示された[15,16]．一方，生着した再生歯の歯髄と歯根膜には，交感神経や知覚神経などの複数種類の末梢神経が侵入していることが確認されており，露髄や矯正治療に伴う末梢の侵害刺激を中枢神経に伝達可能であることが明らかとなった（**図4-7-3c**）．これらの結果から，再生歯による器官再生治療は，咬合やメカニカルストレスに対する歯根膜の細胞応答能，外部侵害刺激の伝達能といった歯のすべての生理機能の回復が可能であることが実証された[15,16]．

3 大型動物モデルにおける歯の器官再生

　マウスモデルにおいて確立された歯の再生技術は，上皮間葉相互作用に立脚した器官発生プロセスを完全に模倣し，器官形態や機能を完全に再現する未来の器官再生医療のモデ

7. 次世代器官再生医療

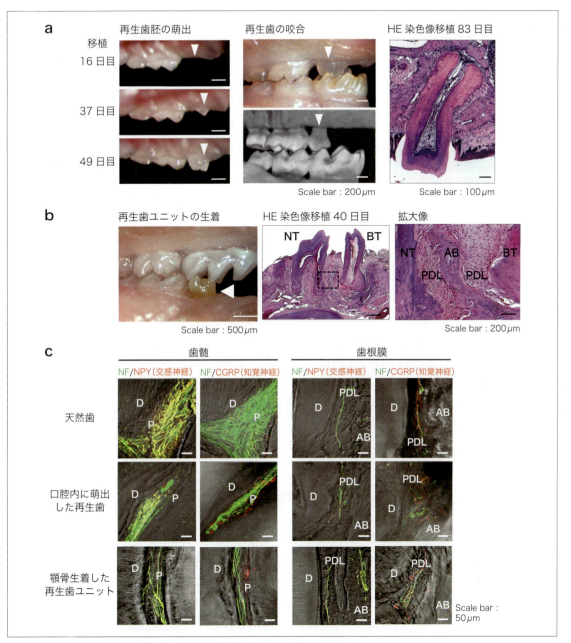

図 4-7-3 再生歯胚移植および再生歯ユニット移植による再生歯の機能的生着
a：再生歯胚移植後の経時的な再生歯の萌出（左図）と咬合様式（中図），ならびに生着後の HE 染色像（右図）．組織学的に適切な再生歯が発生し，口腔内に萌出・咬合することが示された．
矢尻：再生歯．
b：再生歯ユニット移植後の顎骨生着と咬合様式（左図），ならびに移植 40 日目の顎骨生着した再生歯の組織像（中図，右図）．再生歯ユニットの歯槽骨とレシピエント歯槽骨との骨結合により顎骨に生着している．
矢尻：再生歯，NT：天然歯，BT：再生歯，AB：歯槽骨，PDL：歯根膜．
c：天然歯，再生歯胚移植による再生歯，および顎骨生着後の再生歯ユニットの歯髄・歯根膜の神経線維の分布．交感神経伝達物質の 1 つである Neuropeptide Y（NPY；左列）および知覚神経において発現する Calcitonin gene-related peptide（CGRP；右列）を，Neurofilament（NF）で染色される神経線維と共染色を行った．
D：象牙質，P：歯髄，AB：歯槽骨，PDL：歯根膜．

299

ルケースとして期待されてきた[8]．この再生技術の臨床応用に向けた1つの課題として，大型動物モデルによる実証が必須と考えられてきたものの，歯胚再生に利用する細胞シーズの探索や細胞操作技術の最適化を含めて，これまで十分に達成されていなかった．そこでわれわれは，マウスモデルにおいて確立された「器官原基法」を利用して，大型動物であるイヌを対象とした歯の器官再生が可能であるかを検証した．

　ヒトにおける歯の再生治療を考えた場合に，利用する歯胚細胞は，免疫学的な問題から自己口腔内から採取し，自家移植が可能であることが重要である．われわれは，高等動物であるイヌが，ヒトと同様に乳歯と永久歯を有する二生歯性であることに着目し，生後30日のイヌ顎骨に存在する小臼歯の永久歯歯胚を歯胚再生のための細胞シーズとして利用する方法を開発した．摘出した小臼歯歯胚を上皮組織と間葉細胞に単離した後，器官原基法に準じてイヌ再生歯胚を作製し，同一個体に自家移植を実施した（**図4-7-4a**）．移植した再生歯胚は，永久歯歯胚と同様に発生が進行し，移植180日目には再生歯が口腔内に萌出することが示された（**図4-7-4b**）．再生歯は，組織学的にエナメル質や象牙質，歯髄，歯周組織が適切に形成されており（**図4-7-4c**），電子顕微鏡にて解析したところ，エナメル小柱や象牙細管などの特徴的な硬組織微細構造が認められ，炭素・リン・酸素・カルシウムといった硬組織の成分比率も天然歯と同等であることが明らかとなった．加えて，再生歯に対して実験的矯正力を付加したところ，天然歯と同等の生理的移動が可能であることから，再生歯は顎口腔領域と連携しうる歯根膜機能を有していることが実証された[17]．これらの結果から，三次元的な細胞操作による歯胚再生治療は大型動物においても適応可能な技術であり，構造的・機能的に完全な歯を再生しうる実用化モデルとしての器官再生治療が実証された[17]．

4　歯根膜機能を有するインプラントの開発に向けた試み

　歯の喪失に対する歯科治療において，口腔インプラントは健全歯に侵襲を与えることなく，咬合機能の代替や審美性の回復，長期的な予後に寄与することから，従来の歯科治療を根本から変革するまでに発展した[6,33]．しかしながら，現在の口腔インプラントは，歯槽骨と直接結合するオッセオインテグレーションという結合様式を呈するため，天然歯のように歯根と歯槽骨を連結する歯根膜が存在していない．この歯根膜の欠如により，インプラント治療は，顎骨が成長過程にある若年者に適応不可であることや，経年的な咬合変化への対応が困難であることが指摘されており，歯の生理機能を有していないことが課題とされてきた[34,35]．

　これまでに，既存の口腔インプラントに歯根膜を形成させること，または歯根膜機能を付与させることを目的とした研究開発が試みられてきた．たとえば，咬合力の緩衝機構を組み込んだインプラント体の開発[36]や，インプラント体周囲に歯根膜様組織の形成を促進する材料開発[37]など，材料・材質を中心とした開発がなされてきた．しかしながら，複雑な機構によるインプラント体の破損や，線維性結合組織の被包によるインプラント体の脱

7. 次世代器官再生医療

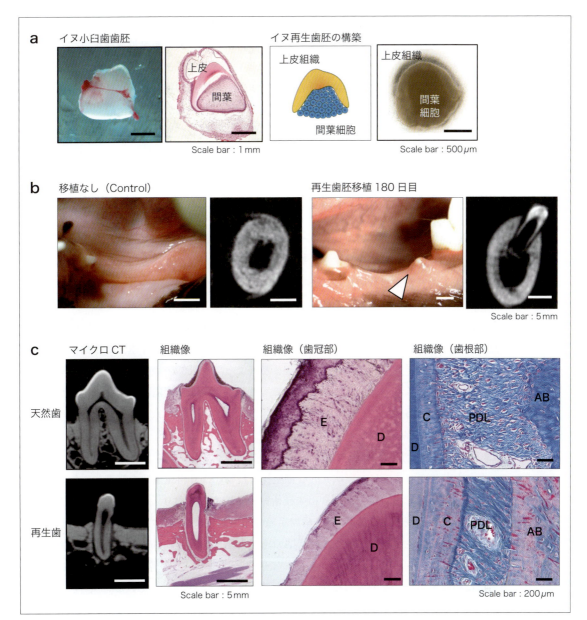

図 4-7-4 イヌ再生歯胚の作製と自家移植による機能的な歯の再生
a：歯胚再生に利用するイヌ小臼歯永久歯歯胚の実態像（左図）と HE 染色像（左中図）．器官原基法により作製したイヌ再生歯胚の模式図（右中図）と実態像（右図）．再生歯胚は歯胚上皮組織と，単一化された歯胚間葉細胞を器官原基法により凝集化させて作製した．
b：イヌ顎骨への移植なし（左列），および再生歯胚（右列）における移植 180 日目の口腔内写真（各左図）と CT 像（各右図）．再生歯胚が顎骨内にて発生し，口腔内に萌出することが示された．
矢頭：萌出した再生歯．
c：天然歯（上段）および口腔内に萌出した再生歯（下段）の CT 像（左列），ならびに HE 染色像（左中列・右中列），トルイジンブルー染色像（右列）．再生歯は，天然歯と同等の組織構造を有していることが示された．
E：エナメル質，D：象牙質，AB：歯槽骨，PDL：歯根膜，C：セメント質．

301

第4章　最先端歯科再生医療

落が生じたことから，広く実用化に至っていない．また，生物工学的なアプローチとして，歯根膜形成を誘引する分子をコーティングする方法[38]や，歯周組織形成能を有する細胞をインプラント表層に配置する方法も試みられている[34,35,39]．さらには，歯根形態に成型した人工担体に，象牙質と歯根膜形成のための組織幹細胞を播種した人工歯根様構造物を移植する治療概念も報告されている[13,40]．このように，天然歯が有する歯周組織の構造と生理機能を有する次世代型インプラント（人工歯根）の開発が期待されているものの，完全な歯周組織形成は未だ達成されていない．

5 歯周組織を有するバイオハイブリッドインプラントの開発

生物学的な発生・再生の原理に基づく再生医学は，新たな学問体系として確立されつつあり，中でも器官機能を代替する幹細胞と人工材料との高度な融合によるバイオハイブリッド型人工器官が次世代の医療において果たす役割は大きいとされている[41-43]．歯科領域においても，象牙質や歯髄，歯周組織を構成する組織幹細胞が同定されており，人工材料と組み合わせたバイオハイブリッド化による機能的な歯科再生治療が早期の臨床応用の観点からも期待される[44]．これらの背景から，口腔インプラントの課題である歯根膜機能を幹細胞と組織工学技術によって補塡することによって，天然歯の生理機能を有する次世代型バイオハイブリッドインプラントとして，より生物学的な機能的咬合系の回復が可能であると考えられる[18]．

1 歯周組織を介したバイオハイブリッドインプラントの顎骨生着

われわれはこれまでに，三次元的な細胞操作技術により再生歯胚を構築し，歯胚発生プログラムを再現して再生歯を創り出す技術開発を確立しており[14-17]，バイオハイブリッドインプラント治療の実証に向けて，歯周組織の発生現象に立脚した研究戦略を着想した[18]．マウス歯胚の発生過程において，鐘状期の歯胚周囲に形成される歯小嚢組織は，歯周組織を構成するセメント質，歯根膜，歯槽骨に分化しうるすべての幹細胞を含む組織であり，歯根周囲に歯周組織を形成しながら顎骨と連結することが知られている[20,23]．そこで，胎齢18日目の歯小嚢組織を摘出し，ハイドロキシアパタイト（HA）コーティングインプラント周囲に付与して，マウス下顎骨に作製した歯牙欠損モデルに移植を行った（**図4-7-5a**）．歯小嚢組織を付与したバイオハイブリッドインプラントでは，組織解析によりインプラント表層からセメント質，歯根膜，歯槽骨で構成される歯周組織の形成が認められた．また，形成された歯根膜は，横走する膠原線維と縦走する弾性線維により構成される天然歯の歯根膜線維走行と同等であることが示された（**図4-7-5b**）．さらに電子顕微鏡による解析では，インプラント表層から層板状のセメント質が形成され，歯根膜シャーピー線維の侵入も認められた（**図4-7-5c**）．これらのことから，歯小嚢組織を付与したインプラントを移植することにより，天然歯と同等の歯周組織形成を介して顎骨生着することが実証された[18]．

302

7. 次世代器官再生医療

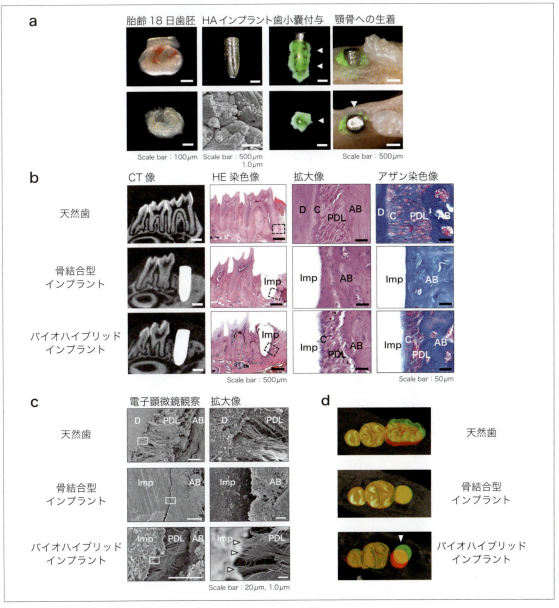

図 4-7-5 バイオハイブリッドインプラントによる機能的な歯の置換

a：胎齢18日の臼歯歯胚（左上段）と歯小囊組織（左下段），成型したHAインプラント（左中上段）と表面構造解析（左中下段），およびインプラントへの歯小囊組織の付与像（右中）と生着（右）を示す．インプラント周囲に付与した歯小囊組織が分化することにより顎骨内に生着することが示された．
b：天然歯，骨結合型インプラント，バイオハイブリッドインプラントの口腔内移植を行い，28日目におけるCT像，HE染色像，アザン染色像を示す．バイオハイブリッドインプラント表層にはセメント質・歯根膜・歯槽骨で構成される歯周組織が形成されて生着した．
D：象牙質，C：セメント質，PDL：歯根膜，AB：歯槽骨，Imp：インプラント．
c：天然歯，骨結合型インプラント，バイオハイブリッドインプラントのSEM像を示す（右下図矢尻：インプラント表面に結合する歯根膜線維）．天然歯の歯根膜線維と同様に，バイオハイブリッドインプラントでは，インプラント表層と歯槽骨を連結する歯根膜線維が形成されていた．
d：矯正力付与14日後における天然歯，骨結合型インプラント，バイオハイブリッドインプラントの移動像を示す．バイオハイブリッドインプラントは，天然歯と同様に矯正力の付与に対して，生理的な移動能を有することが示された．
赤：矯正前，緑：矯正後．矢頭：矯正力付加を行ったバイオハイブリッドインプラント．

303

第4章　最先端歯科再生医療

2 バイオハイブリッドインプラントの生理機能と歯槽骨再生

　歯科再生治療の実用化を考えた場合，バイオハイブリッドインプラントに期待される生理機能として，咬合機能ばかりでなく，機械的外力に応答する歯根膜機能や中枢への刺激伝達が可能な神経機能を有することが望まれる．顎骨に生着したバイオハイブリッドインプラントに実験的矯正力を加えたところ，骨芽細胞と破骨細胞の適正な局在を介した細胞応答が認められ，天然歯と同様に骨リモデリングを伴う生理的移動が可能であることが示された[18]（**図4-7-5d**）．一方，バイオハイブリッドインプラントの歯根膜には，Neurofilament陽性の末梢神経が侵入していることが認められ，矯正治療に伴う末梢侵害刺激を中枢に伝達することが示された．これらの結果から，バイオハイブリッドインプラントは，機械的外力に対する生理的移動能，侵害刺激の伝達能といった従来の口腔インプラントが有していない生理機能の回復が可能であることが実証された[18]．一方，歯科疾患に伴う歯槽骨吸収はインプラント治療の大きな障害となり，さまざまな骨再生療法が試みられているものの，垂直的および水平的に吸収した歯槽骨を効率的に再生する治療技術は未だ十分ではない[45-47]．そこで，マウス顎骨に自然治癒が不可能な3壁性骨欠損モデルを作製し，バイオハイブリッドインプラントを移植したところ，垂直的な歯槽骨再生を伴いながら歯周組織を介して顎骨生着することが示された．これらの結果から，バイオハイブリッドインプラントは，現在のインプラント治療では対応できない垂直性骨欠損にも適応可能な治療技術となりうることが示された[18]．

6　おわりに

　歯の喪失に対する歯科再生治療の技術開発は大きく進展し，歯胚再生による機能的な歯の器官再生や，バイオハイブリッドインプラントによる生物学的な人工器官治療の概念が示された[14-19]．今後，歯胚再生治療を実用化するためには，歯胚誘導能を有する細胞シーズを取得することが課題である[8,17]．若齢期における第三大臼歯歯胚は，先天性歯牙欠損を含む若齢患者に利用できる歯胚再生のための細胞シーズと考えられるばかりでなく，摘出した歯胚を欠損部に移植する治療方法も存在している[48]．しかしながら，移植に利用可能な歯胚数は限られていることから，歯胚を生物学的に分割して複数の歯胚を生み出す技術開発は，現代の歯科治療でも適応しうる重要な技術として期待される[49]．一方で，成人における歯の喪失に対しては，利用可能な歯胚が顎骨内に存在しないことから，成体から採取可能な細胞シーズの探索が必要である．患者本人から作製可能な多能性iPS細胞は，倫理的問題や免疫拒絶の回避，幹細胞を大量に確保できるという点で有用であり，歯ばかりでなく再生医療全般において応用が検討されている[50,51]．

　また，バイオハイブリッドインプラントによる治療概念は，幹細胞による組織再生療法と，現在の歯科治療技術を統合しうる次世代再生医療技術となることが期待される．すでに同定されている第三大臼歯周囲の歯小囊細胞や歯根膜幹細胞などは，本技術に有用な細胞シーズと考えられる[12,13,52,53]．この技術は，歯胚再生治療よりも確実かつ早期に臨床応用

される可能性を有しており，われわれはインプラント周囲に効率的な歯根膜形成・成熟を可能とする移植技術の開発も進めており，大型動物モデルにおいてその効果を実証してきている．今後，実用化に向けた課題に取り組むことにより，歯科再生治療を推進するとともに，歯科領域から発信される再生技術が，幅広い他器官の再生研究に応用されることが望まれる．

■ 次世代器官再生

課題
● 患者から採取可能な歯胚誘導能を有する幹細胞シーズの取得

実施項目
● 代替可能な幹細胞の探索と同定，多能性幹細胞からの誘導技術の開発

実現化
● 成人にも適応可能な歯科再生治療となり，失った天然歯を取り戻す歯科治療へ発展

（大島正充，辻　孝）

第4章　最先端歯科再生医療

参考文献

1) Proffit WR et al.：Contemporary orthodontics. St. Louis, Mosby Press, 2004, 78〜83.
2) Nickel JC et al.：Human masticatory muscle forces during static biting. *J Dent Res*, **82**：212〜217, 2003.
3) Yamamoto T et al.：Association between self-reported dental health status and onset of dementia：a 4-year prospective cohort study of older Japanese adults from the Aichi Gerontological Evaluation Study（AGES）Project, *Psychosom Med*, **74**(3)：241〜248, 2012.
4) Dawson PE：Functional occlusion：from TMJ to smile design. Mosby Press, St. Louis, 2006, 18〜26.
5) Rosenstiel SF et al.：Contemporary fixed prosthodontics. Mosby Press, Missouri, 2015, 209〜366.
6) Burns DR et al.：A review of selected dental literature on contemporary provisional fixed prosthodontic treatment：report of the Committee on Research in Fixed Prosthodontics of the Academy of Fixed Prosthodontics. *J Prosthet Dent*, **90**(5)：474〜497, 2003.
7) Belli R et al.：Fracture Rates and Lifetime Estimations of CAD/CAM All-ceramic Restorations. *J Dent Res*, **95**(1)：67〜73, 2016.
8) Oshima M, Tsuji T：Functional tooth regenerative therapy：tooth tissue regeneration and whole-tooth replacement. *Odontology*, **102**：123〜136, 2014.
9) Sasai Y：Next-generation regenerative medicine：organogenesis from stem cells in 3D culture. *Cell Stem Cell*, **12**：520〜530, 2013.
10) Gronthos S et al.：Postnatal human dental pulp stem cells（DPSCs）*in vitro* and *in vivo*. *Proc Natl Acad Sci USA*, **97**：13625〜13630, 2000.
11) Miura M et al.：SHED：stem cells from human exfoliated deciduous teeth. *Proc Natl Acad Sci USA*, **100**：5807〜5812, 2003.
12) Seo BM et al.：Investigation of multipotent postnatal stem cells from human periodontal ligament. *Lancet*, **364**：149〜155, 2004.
13) Sonoyama W et al.：Mesenchymal stem cell-mediated functional tooth regeneration in swine. *PLoS One*, **1**：e79, 2006.
14) Nakao K et al.：The development of a bioengineered organ germ method. *Nat Methods*, **4**：227〜230, 2007.
15) Ikeda E et al.：Fully functional bioengineered tooth replacement as an organ replacement therapy. *Proc Natl Acad Sci USA*, **106**：13475〜13480, 2009.
16) Oshima M et al.：Functional tooth regeneration using a bioengineered tooth unit as a mature organ replacement regenerative therapy. *PLoS One*, **6**：e21531, 2011.
17) Ono M et al.：Practical whole-tooth restoration utilizing autologous bioengineered tooth germ transplantation in a postnatal canine model. *Scientific Reports*, **7**：44522, 2017.
18) Oshima M et al.：Functional tooth restoration by next-generation bio-hybrid implant as a bio-hybrid artificial organ replacement therapy. *Scientific Reports*, **4**：6044, 2014.
19) Nakajima K et al.：Development of a functional bio-hybrid implant formed from periodontal tissue utilising bioengineering technology. *Tissue Engineering Part A*, **22**(17)：1108〜1115, 2016.
20) Avery JK：Oral development and histology. Thieme Press, New York, 2002, 153〜212.
21) Volponi AA, Pang Y, Sharpe PT：Stem cell-based biological tooth repair and regeneration. *Trends in cell biology*, **20**：715〜722, 2010.
22) Sharpe PT, Young CS：Test-tube teeth. *Sci Am*, **293**：34〜41, 2005.
23) Thesleff I：Epithelial-mesenchymal signalling regulating tooth morphogenesis. *J Cell Sci*, **116**：1647〜1648, 2003.
24) Jernvall J, Thesleff I：Tooth shape formation and tooth renewal：evolving with the same signals. *J Development*, **139**(19)：3487〜3497, 2012.
25) Young CS et al.：Tissue engineering of complex tooth structures on biodegradable polymer scaffolds. *J Dent Res*, **81**：695〜700, 2002.
26) Iwatsuki S et al.：Cell proliferation in teeth reconstructed from dispersed cells of embryonic tooth germs in a three-dimensional scaffold. *Eur J Oral Sci*, **114**：310〜317, 2006.
27) De Bank PA et al.：Accelerated formation of multicellular 3-D structures by cell-to-cell cross-linking. *Biotechnol Bioeng*, **97**(6)：1617〜1625, 2007.
28) Hu B et al.：Tissue engineering of tooth crown, root, and periodontium. *Tissue Eng*, **12**：2069〜2075, 2006.
29) Ishida K et al.：The regulation of tooth morphogenesis is associated with epithelial cell proliferation and the ex-

pression of Sonic hedgehog through epithelial-mesenchymal interactions. *Biochem Biophys Res Commun*, **405**：455〜461, 2011.

30) Toyoshima KE et al.：Fully functional hair follicle regeneration through the rearrangement of stem cells and their niches. *Nature Communications*, **3**：784, 2012.

31) Ogawa M et al.：Functional salivary gland regeneration by transplantation of a bioengineered organ germ. *Nature communications*, **4**：2498, 2013.

32) Hirayama M et al.：Functional lacrimal gland regeneration by transplantation of a bioengineered organ germ. *Nature Communications*, **4**：2497, 2013.

33) Adell R：Tissue integrated prostheses in clinical dentistry. *Int Dent J*, **35**(4)：259〜265, 1985.

34) Lin Y et al.：Bioengineered periodontal tissue formed on titanium dental implants. *J Dent Res*, **90**(2)：251〜256, 2011.

35) Gault P et al.：Tissue-engineered ligament：implant constructs for tooth replacement. *J Clin Periodontol*, **7**：750〜758, 2011.

36) Kirsch A, Ackermann KL：The IMZ osteointegrated implant system. *Dent Clin North Am*, **33**(4)：733〜791, 1989.

37) Kuba K, Katagiri M：Clinicopathological Prognostic Criteria of Implantation：Based on Clinical Histories of Patients and Histopathological Findings Obtained by Biopsy. *J Hard Tissue Biology*, **16**(4)：157〜171, 2007.

38) Yoshinari M et al.：Oxygen plasma surface modification enhances immobilization of simvastatin acid. *Biomed Res*, **27**(1)：29〜36, 2006.

39) Lee DJ et al.：Bio-implant as a novel restoration for tooth loss. *Sci Rep*, **7**(1)：7414, 2017.

40) Wei F et al.：Functional tooth restoration by allogeneic mesenchymal stem cell-based bio-root regeneration in swine. *Stem Cells Dev*, **22**：1752〜1762, 2013.

41) Kelly SK et al.：A hermetic wireless subretinal neurostimulator for vision prostheses. *IEEE Trans Biomed Eng*, **58**：3195〜3205, 2011.

42) Rauschecker JP, Shannon RV：Sending Sound to the Brain. *Science*, **295**：1025〜1029, 2002.

43) Kuiken TA et al.：Targeted reinnervation for enhanced prosthetic arm function. *Lancet*, **369**：371〜380, 2007.

44) Egusa H et al.：Stem cells in dentistry — part I：Stem cell sources. *J Prosthodont Res*, **56**(3)：151〜165, 2012.

45) Van der Weijden F et al.：Alveolar bone dimensional changes of post-extraction sockets in humans：a systematic review. *J Clin Periodontol*, **36**：1048〜1058, 2009.

46) Kim SH et al.：Alveolar bone regeneration by transplantation of periodontal ligament stem cells and bone marrow stem cells in a canine peri-implant defect model：a pilot study. *J Periodontol*, **80**(11)：1815〜1823, 2009.

47) Bueno EM, Glowacki J：Cell-free and cell-based approaches for bone regeneration. *Nat Rev Rheumatol*, **5**：685〜697, 2009.

48) Lai FS：Autotransplantation of an unerupted wisdom tooth germ without its follicle immediately after removal of an impacted mandibular second molar：a case report. *J Can Dent Assoc*, **75**：205〜208, 2009.

49) Yamamoto N et al.：Functional tooth restoration utilising split germs through re-regionalisation of the tooth-forming field. *Sci Rep*, **5**：18393, 2015.

50) Takahashi K, Yamanaka S：Induction of pluripotent stem cells from mouse embryonic and adult fibroblast cultures by defined factors. *Cell*, **126**(4)：663〜676, 2006.

51) Takagi R et al.：Bioengineering a 3D integumentary organ system from iPS cells using an *in vivo* transplantation model. *Science Advances*, **2**(4)：e1500887, 2016.

52) Kémoun P et al.：Human dental follicle cells acquire cementoblast features under stimulation by BMP-2/-7 and enamel matrix derivatives（EMD）*in vitro*. *Cell Tissue Res*, **329**：283〜294, 2007.

53) Yalvac ME et al.：Comparison and optimisation of transfection of human dental follicle cells, a novel source of stem cells, with different chemical methods and electro-poration. *Neurochem Res*, **34**：1272〜1277, 2009.

第4章　最先端歯科再生医療

8　今後の歯科再生医学

1　はじめに

　本書であげた知識，技術に加えて，いままでにない新しい技術が組み合わさり，今後の歯科再生医学はさらなる進歩が見込まれる．本稿では，先にあげたロードマップの補足的な意味合いで，今後の歯科再生医学に関与しうる新しい取り組みや，技術，社会の流れについて予測も含めて話を進める．

2　生命科学の進展

1　分子医薬と精密医療

　20世紀後半に劇的に進んだ分子生物学を通して，細胞や組織におけるさまざまな分子，遺伝子の役割が明確になってきた．これにより現在，組織再生を目的とした分子医薬品の研究が進められている．また，これら分子の機能を研究するうえで明らかになってきた分子内モチーフのデータを元に，さらに高機能なモチーフをデザインし薬剤の効果を高める取り組みも進んでいる（ケミカルバイオロジー）[1]．同様に，これまでに化学，薬学の分野で進められてきたさまざまな小分子化合物の薬剤候補（ライブラリー）から網羅的に，目的の組織再生への効果を検討する取り組みも進められている（ハイスループット・ドラッグスクリーニング）[2]．次々世代のナノポアシークエンサー[3,4]やタンパク質分析装置により，遺伝子，タンパク質の網羅的解析はさらに廉価，高精度になり，より身近なものとなってきた．さらにこれらデータ解析の専門家であるバイオインフォマティシャンの育成や専用のコンピュータソフトの開発に伴い，個人の必要に応じた個別の組織再生プロトコールといった新しい医療のアプローチが始まろうとしている（個別化医療，予測医療，精密医療）[5]．

2　遺伝子操作の新展開

　遺伝子操作は今後ますます重要になってくると考えられる．ここでの遺伝子操作とは従来からの遺伝子導入，遺伝子デリバリーといったことに加えて，遺伝子編集 gene editing や核内遺伝子のメチル化制御など，より高度な遺伝子制御技術も含む．Crisper/Cas9 シス

8. 今後の歯科再生医学

テムの開発により遺伝子編集の簡易化は劇的に進み，その実用化について議論が始まっている[6]．これら遺伝子編集について，生殖細胞の段階では応用が比較的容易であることから，動物の体内でヒトの臓器をつくるといった取り組みがこの技術をベースに進み始めている．一方，成長が進んだ個体，組織に対して局所的にどのようにして遺伝子編集を実現するかといった技術は依然，発展途上である．これを用いた再生医療の実現についてはさらなる研究が必要である．

3 細胞操作技術の実用化，高度化

　細胞を基礎材料とした再生医療を実現するうえで重要な達成すべき事項の1つに品質コントロールがされた細胞ソースの確保があげられる．この実現にあたり，日本発の技術であるiPS細胞作製と利用が解決策の1つであることに疑いはない[7,8]．ターゲット組織が明確な場合，その細胞ソースとしては体性幹細胞の利用が有望視されている．しかし，この体性幹細胞の十分な制御方法，たとえば分化の程度をそろえる技術であったり，必要量の細胞数を超短期間で獲得する技術など，依然解決すべき問題も多数あるのが現状である．体性幹細胞の採取部位としては体内の脂肪組織や骨髄，歯髄組織などさまざまな部位での採取が検討されているのは本書に記述のとおりである[9]．また，近年，再生における免疫細胞の働きに関して理解が深まっており，組織常在型マクロファージ（M2マクロファージ）やT細胞，樹状細胞などが組織再生に重要な働きをすることがわかってきた[10]．これら免疫細胞の制御も重要な研究対象の1つになってきている．そして，この実現化にあたっては上記の機能性分子や遺伝子操作といった技術の組み合わせが必要である．

3 医用工学（バイオメディカルエンジニアリング）の進展

　生命科学の進展に加えて新しいテクノロジー（技術）の進展も高度な再生医療の実現における重要な役割を占める．ここでのテクノロジーはこの本にも記載のあるバイオマテリアルや微小デバイスに加えて，センサー，ロボットなどとの組み合わせも考えられている．

　バイオマテリアルは薬剤や細胞の単なる担体としての働きだけでなく，局所における細胞や組織の環境を再現し細胞機能や組織再生能を高めるなど局所環境制御を担い，細胞，組織に対して能動的に作用するように進化している．たとえば，近年組織成長における組織周囲の堅さ環境の重要性が認識され，組織の種類や時期により適切な堅さが必要であることが示されている[11]．このようなことから再生期間に応じて堅さ調節が可能となるバイオマテリアルの開発なども期待されている．また，微小なチップ状のマイクロデバイスは細胞機能を能動的に制御する場として利用が進み始めている[12]．また，マイクロデバイスは単純な流路だけでなく電子回路との複合化も可能であり，局所温度やpHなど物理化学環境の制御も容易である[13]．たとえば，近年神経に対して電気刺激を継続的に負荷するといった治療がアルツハイマー病など神経性疾患に適用されようとしている[14]．一方，組織発生，再生における神経細胞の重要性が示されはじめている[15]．つまり，バイオマテリア

309

第4章　最先端歯科再生医療

ルとマイクロデバイスとの複合化により，神経組織再生に適した人工環境を局所につくることが可能になる．さらに近年，時間生物学の進展が著しく，概日リズムと細胞周期や組織再生の関係に関する理解が進みつつある[16]．概日リズムをベースに，時間に依存した物理化学的環境の制御による組織再生も1つのアプローチとなりうる．

in vitro での細胞操作もさかんになっている．たとえば，幹細胞の増殖，分化をつかさどる部位は幹細胞ニッチとよばれ，特殊な物理・化学・生物学的な環境により維持されているが，この幹細胞ニッチを人工的に構築するという試みが注目されている[17]．たとえば，この本でも記載のある Bone marrow-on-a-chip はその代表的な試みであるが，このような技術を応用した高品質な細胞を大量に獲得するシステムの開発などが期待される[18]．

体内の pH 環境やイオン，分子などを利用して駆動する体内微小ロボットの開発も現実味を帯びつつあり[19]，これら技術と組み合わせた新しい歯科再生医学のアプローチづくりが期待される．

4　倫理問題，臨床応用

日本では 2015 年以降，医薬品医療機器等法，再生医療法などの法整備に伴い，ようやく細胞の取り扱いも含めて再生医療技術が産業として進み始めている[20]．これにより，細胞の品質管理や細胞製品の均質化が見込まれ，質の高い再生医療を患者に届けるシステムがようやく整いつつある．また，新しい材料，技術の承認についてもこれまでよりも早い認可に向けた体制の整備が進められている．これらは，現在 90% 以上を占める輸入医療機器の割合を少しでも国産製品へと転換するための重要な取り組みであり，これに伴い，より競争力の高い国産医療製品が生まれることが期待される[21]．また，臨床研究中核病院の整備や医師主導治験システムの導入など国内での先進医療を増やす試みがさかんになっており，これらは民間の医療業界参入を促すとともに，新しい医療を早く患者に届けるということにつながる[22]．このような医療技術，医療政策の過渡期において，歯科再生医療も本格的に変革を進めるタイミングである．

5　おわりに

今後，さらなる生命科学の進歩，医用工学の進歩とが組み合わさり，また，計算科学を含む予測的要素も加わり，より患者のニーズに即した新しい歯科医療が生み出されるであろう．そういった新しい歯科医療の中で歯科再生医学が果たす役割は大きいものと期待できる．

（松本卓也，村上伸也）

参考文献

1) Längle D et al.：Small Molecules Targeting in Vivo Tissue Regeneration. *ACS Chem Biol*, **91**：57～71, 2014.

2) Brafman DA et al.：High-throughput systems for stem cell engineering. Stem Cell and Tissue Engineering（Li S, L'Heureux N and Elisseeff J ed.）. World Scientific Publishing, New Jersey, 2011, 347～374.

3) Tsutsui M et al.：Identifying single nucleotides by tunnelling current. *Nat Nanotech*, **5**：286～290, 2010.

4) Wang Y et al.：Nanopore-based detection of circulating microRNAs in lung cancer patients. *Nat Nanotech*, **6**：668～674, 2011.

5) Chan IS, Ginsburg GS：Personalized Medicine. *Annu Rev Genomics Hum Genet*, **12**：217～244, 2011.

6) Jinek M et al.：A programmable dual-RNA-guided DNA endonuclease in adaptive bacterial immunity. *Science*, **337**：816～821, 2012.

7) Takahashi K, Yamanaka S：Induction of pluripotent stem cells from mouse embryonic and adult fibroblast cultures by defined factors. *Cell*, **126**：663～676, 2006.

8) Egusa H et al.：Gingival fibroblasts as a promising source of induced pluripotent stem cells. *PLoS One*, **5**：e12743, 2010.

9) Venkataiah VS et al.：Periodontal regeneration by allogeneic transplantation of adipose tissue derived multi-lineage progenitor stem cells in vivo. *Sci Rep*, **9**：921, 2019.

10) Juliera Z et al.：Promoting tissue regeneration by modulating the immune system. *Acta Biomater*, **53**：13～28, 2017.

11) Miyajima H et al.：Hydrogel-based biomimetic environment for in vitro modulation of branching morphogenesis. *Biomaterials*, **32**：6754～6763, 2011.

12) Takayama S et al.：Subcellular positioning of small molecules. *Nature*, **411**：1016, 2001.

13) Maoz BM et al.：Organs-on-Chips with combined multi-electrode array and transepithelial electrical resistance measurement capabilities. *Lab Chip*, **17**：2294～2302, 2017.

14) Dheeraj S et al.：Memory retrieval by activating engram cells in mouse models of early Alzheimer's disease. *Nature*, **531**：508～512, 2016.

15) Taketa H et al.：Peptide-modified substrate for modulating gland tissue growth and morphology in vitro. *Sci Rep*, **5**：e11468, 2015.

16) Ueda HR et al.：System-level identification of transcriptional circuits underlying mammalian circadian clocks. *Nat Genet*, **37**：187～192, 2005.

17) Quarta M et al.：An artificial niche preserves the quiescence of muscle stem cells and enhances their therapeutic efficacy. *Nat Biotechnol*, **34**：752～759, 2016.

18) Torisawa YS et al.：Bone marrow-on-a-chip replicates hematopoietic niche physiology in vitro. *Nat Methods*, **11**：663～669, 2014.

19) Seo Y et al.：Diatom Microbubbler for Active Biofilm Removal in Confined Spaces. *ACS Appl Mater Interfaces*, **10**：25685～25692, 2018.

20) 飛田護邦：再生医療等の安全性の確保等に関する法律と歯科再生医療. 日再生歯医会誌, **12**：23～29, 2014.

21) 片岡一則ほか：医療を支えるバイオマテリアルに関する提言. 日本学術会議材料工学委員会. 2017.

22) 澤 芳樹：再生医療の最前線. 医療と社会, **28**：93～102, 2018.

索 引 Index

あ

アクチン　62, 66, 140
足場　2, 149, 170, 182, 219, 234, 252
足場材料　149, 182
アスポリン　96
アメロゲニン　12, 115
アメロブラスチン　13, 115
アルカリホスファターゼ　12
アルミナ　167

い

イオン化傾向　188
異種骨　249
一塩基多型　88
遺伝子操作　308
遺伝子デリバリー　308
遺伝子導入　308
遺伝子編集　308
医用工学　309
インスリン様成長因子　10, 100
インテグリン　62, 139

う

ウィント　7
ウォルフの法則　39
ウシ血清　273
ウシ由来多孔性骨移植材　161

え

液性因子　290
液胞型プロトンポンプ　41
エックス線造影性　183
エナメライシン　13
エナメリン　13, 115
エナメル芽細胞　9, 10, 13, 14, 16, 115, 208
エナメル器　9, 23
エナメル結節　9, 10
エナメル質　3, 115
エナメル小柱　14
エナメルマトリックスタンパク質　12, 13, 14, 113, 115, 237

エムドゲイン®　128
エラスチン　117
塩基性線維芽細胞増殖因子　99, 129, 228, 240, 252

お

応力　151
応力遮蔽　190
オキシタラン線維　3, 117
オステオカルシン　12
オステオネクチン　12
オステオポンチン　12, 41, 141
オッセオインテグレーション　36, 190
オルガノイド　150, 206
温度応答性　173

か

カーボン　167
外エナメル上皮　9, 13
介在部導管　50
ガイダンス分子　81
外套象牙質　10
外胚葉性間葉　7, 9, 16
外胚葉性間葉細胞　9
海綿骨　32
外来線維　18
下顎骨　32
化学的接着　190
角化　5
角化細胞層　61
顎下腺　47
加工硬化　186
加工熱処理　187
顎骨　3
カップリング　36
カテプシンK　41, 92
カドヘリン　64
ガラスセラミックス　160
カリクレイン4　13
顆粒　162
顆粒細胞層　61
顆粒性導管　51
カルシウム　64

管腔形成　54
幹細胞　3, 61, 260, 263, 264
幹細胞ニッチ　310
顔面神経麻痺　284, 286
間葉系幹細胞　124, 253
間葉上皮転換　67

き

機械的嵌合　190
機械的性質　151, 186
器官原基法　300
器官再生　298
器官再生医療　294
貴金属　188
基質改変　3
基質細胞外リン糖タンパク質　12
基質小胞　12, 34
基底層　61
基底膜　273
逆行性輸送　74
ギャップ結合　63
休止期象牙芽細胞　12
休止線　36
共重合体　174
筋上皮細胞　4, 48
金属間化合物　186
金属材料　183

く

クラック　165
グラフト共重合体　174
グリア瘢痕　77, 78
クレフト　53
クローン理論　9

け

形状記憶　190
形態形成　52
外科的再生療法　84
血液脳関門　77, 78
欠陥　186
血管内皮細胞増殖因子　102

血管柄付き遊離腸骨　255
結合組織移植材　272
結晶化ガラス　160
結晶構造　186
血小板由来増殖因子　239, 252
ゲノムワイド関連解析　88
ケミカルバイオロジー　308
原生象牙質　12

こ

工業用純チタン　183
合金　185
抗菌性　191
口腔乾燥症　260
口腔粘膜　5, 270
口腔粘膜上皮　3
口腔粘膜上皮細胞　273
剛性　183
合成高分子　174
硬組織適合性　185
誤嚥性肺炎　260
骨移植　236
骨改造　33
骨芽細胞　33
骨芽細胞分化　212
骨形成　190
骨形成タンパク質　7, 228, 252
骨再生治療　212
骨細胞　32
骨細胞ネットワーク　4
骨シアロタンパク質　12
骨質　4, 43
骨髄海綿骨細片　255
骨髄環境　198
骨接合　190
骨粗鬆症　34
骨代謝回転　43
骨単位　32
骨伝導　4
骨伝導能　34
骨補塡材　160, 249
骨誘導　4

313

索 引 Index

骨誘導能　34
骨リモデリング　4, 33
骨梁　32
虎斑融解　74, 79
個別化医療　308
コポリマー　174
固有歯槽骨　22, 34
固有線維　18
固溶体　186
コラーゲン　112, 113
コラーゲンファミリー　113

さ

サービカルループ　10
再生　265, 267
再生医療　78, 260, 262
再生歯　298
再生歯胚　302
再生歯胚移植　299
再生歯ユニット　298
再生歯ユニット移植　299
最大応力　153
サイトカイン　98
サイトカイン療法　238
再付着　233
細胞足場　170
細胞移植　219, 222, 243
細胞外基質　3, 112, 113, 289
細胞外マトリックス　→ 細胞外基質
細胞希薄層　15
細胞構造体　150
細胞シート　5, 150
細胞接着　177
細胞増殖因子　173
細胞稠密層　15
細胞治療　206
細胞培養足場　170
細胞分化　52
細胞誘導　220
錯角化　5
酸　41
酸化チタン　167

三叉神経痛　283, 284, 285
三叉神経麻痺　283, 284, 285
三次元オルガノジェネシス　206
三次元細胞培養法　206
三次元培養　209, 273
酸素供給　211

し

シェーグレン症候群　260, 261
自家骨移植　248
耳下腺　46
磁気共鳴画像診断装置　190
軸索　73
軸索再生　4
歯根膜　3, 19, 93, 117, 235
　　——の発生　26
歯根膜幹細胞　129, 132
支持歯槽骨　22, 34
歯周組織　3, 116, 128
歯周組織幹細胞　235
歯周組織再生　233
歯小囊　9, 23, 116
歯小囊幹細胞　130, 131, 222
篩状板　22
歯髄幹細胞　15, 16, 125, 127, 129, 221
歯髄再生療法　218
歯髄細胞バンク　225
歯槽硬線　22
歯槽骨　3, 32
　　——の発生　26
歯槽骨造成　248
歯肉　3
　　——の発生　26
歯肉溝上皮　3
歯乳頭　9, 10, 23
歯乳頭幹細胞　125, 221
歯胚発生プログラム　295
脂肪幹細胞　265
脂肪組織由来多系統前駆細胞　245
脂肪由来間葉系幹細胞　254
シャーピー線維　3, 18, 33
重層扁平上皮　5

終末細管　55

樹状突起　73

酒石酸抵抗性酸性ホスファターゼ　41

主線維　20

主導管　50, 51

シュミット-ランターマン切痕　76

腫瘍壊死因子　7

シュワン細胞　5

シュワン鞘　75

準安定相　186

順行性輸送　74

純鉄　192

漿液細胞　48

漿液半月　48

上顎骨　32

鐘状期　9, 10

上皮移行帯　278

上皮間葉相互作用　3, 7, 54, 116

上皮間葉転換　25, 67

上皮細胞シート　271

上皮性付着　3, 233

ジルコニア　167

ジルコニウム　190

神経栄養因子　81

神経栄養因子受容体　81

神経膠細胞　72

神経細管　74

神経細糸　74

神経再生誘導チューブ　83

神経細胞　72

神経腫　79

神経突起　73

神経ブロック　284

人工骨　159

人工臓器　263

人工代用骨　250

人獣共通感染症　273

親水性　177

靱性　153

新付着　233

す

髄周象牙質　12

髄鞘　75

ストレスシールディング　190

スフェロイド培養　208

スポンジ　170

せ

成熟象牙芽細胞　10

星状網　9, 13

生体活性　166

生体吸収性　162

生体材料　170

生体親和性　155

生体適合性　155, 189

生体不活性　166

成長円錐　81

静的接触角　177

生分解性　155

生分解性金属　191

精密医療　308

石灰化　34, 113

舌下腺　47

接合上皮　14

摂食嚥下障害　260, 267

接触角　177

接着結合　63, 64

接着斑　63, 64

セメント質　3, 18

　──形成　24

セメントライン　36

線維芽細胞　273

線維芽細胞増殖因子　7

線維性骨　42

線維性付着　3, 233

線条部導管　50, 51

前象牙芽細胞　10

腺房　48

腺房細胞　4

315

索 引 Index

そ

臓器　267
象牙芽細胞　9, 10, 12, 15
象牙芽細胞層　15
象牙質　3, 114
象牙質基質タンパク質1　12, 114
象牙質形成不全症　114
象牙質シアロタンパク質　12
象牙質シアロリンタンパク質　12, 114
象牙質糖タンパク　114
象牙質リンタンパク質　12, 114
創傷治癒　5
増殖因子　98
束状骨　22, 33
組織幹細胞　4, 244, 262
組織再建用材料　148
組織再生　2, 170
組織再生用材料　148
組織常在型マクロファージ　309
組織非特異型アルカリホスファターゼ　39
疎水性　177
塑性変形　183
ソニックヘッジホッグ　7, 127

た

ターンオーバー　3, 61
第一象牙質　12
耐久性　189
退縮エナメル上皮　14
耐食性　188
体性幹細胞　309
大唾液腺　46
体内埋入型デバイス　183
第二象牙質　12
唾液　260
唾液腺　4, 260, 261, 262, 264, 265, 267
　——の発生　52
唾液分泌障害　262, 263, 265
多血小板血漿　99, 251
多孔質　161
脱灰凍結乾燥同種骨　249

脱落乳歯幹細胞　125, 126, 222

炭酸アパタイト　160, 250
弾性線維　112
弾性変形　183
弾性率　153, 190
単独重合体　174
タンパク質吸着　177
タンパク質分析装置　308

ち

チタン　183
チタン合金　183
緻密骨　32
中間径フィラメント　62
中間層　13
超弾性　190

て

低酸素　211
低酸素環境　278
低磁化率　190
底頂極性　54
デコリン　92
デュアルファンクション表面　192
転位　186
天然高分子　174, 176

と

導管系　48
導管様構造物　55
凍結乾燥同種骨　249
同種骨　249
頭部神経堤　23
頭部神経堤由来間葉　3, 7, 16
トームス突起　14, 15
ドラッグデリバリーシステム　172
トランスフォーミング増殖因子β　103

な

内エナメル上皮　9, 13
内エナメル上皮細胞　10, 13
ナノポアシークエンサー　308

軟骨内骨化　34
軟組織接着　191

に

二次エナメル結節　10
ニッケル・チタン合金　190
ニッケルフリー形状記憶・超弾性合金　190
ニッスル小体　74
ニッチ　127, 277
乳酸-グリコール酸共重合体　173, 175
乳頭層　14
乳頭様構造　277
ニューロン　72

ぬ

ぬれ性　154

ね

ネスチン　12
熱間静水圧成形　165
熱ショックタンパク質　12
熱膨張　154
粘液細胞　48
粘弾性　154

の

脳下垂体抽出物　273
濃度勾配　199

は

バイオインフォマティシャン　308
バイオインフォマティックス　88
バイオセラミックス　158
バイオハイブリッドインプラント　302, 304
バイオフィルム形成　191
バイオマテリアル　170, 286, 309
バイオメディカルエンジニアリング　309
バイグリカン　92
排出導管　50, 51
ハイスループット・ドラッグスクリーニング　308
ハイドロキシアパタイト　12, 15, 39, 158, 250
ハイドロゲル　170, 172

培養口腔粘膜　270
パウダー　162
波状縁　41
歯の発生　113
場の理論　9
反応性アストロサイト　77, 78

ひ

非角化　5
非貴金属　188
非筋型ミオシン　66
非コラーゲン性タンパク質　113, 114
微細線維　117, 118
皮質骨　32
比重　153
微小管　66
微小環境　194
ヒト新鮮屍体真皮　274
非破壊　189
ビュングナー帯　5, 79
標準電極電位　188
表面形態制御　191
表面自由エネルギー　177
表面張力　177
表面ナノ構造　192
表面物性　176
微粒子　162, 170

ふ

ファイバー　170
ファインセラミックス　158
フィーダー細胞　198, 271, 274
フィブリリン1　117, 119
フェリチン　92
腐食　188
付着歯肉　22
付着上皮　3, 23
不動態　189
不動態皮膜　188
ブロック共重合体　174
分枝　53
分子医薬　308

索 引 Index

分枝形態形成　53

へ

ヘミデスモゾーム　62
ペリオスチン　3, 91, 116
ヘルトウィッヒ上皮鞘　21, 127, 237
変性　154

ほ

放射線照射　260, 261, 262, 265
放射線治療　267
放出制御　173
帽状期　9, 10
帽状期歯胚　9
ホメオボックス遺伝子　9
ホメオボックス遺伝子モデル　9
ホモポリマー　174
ポリ N-イソプロピルアクリルアミド　173
ポリアクリルアミドゲル　179
ポリエチレングリコール　191
ポリ共重合体　173, 175
ポリジメチルシロキサン　211

ま

マイクロデバイス　194, 309
マイクロ流体デバイス　194
マウスフィーダー細胞　274
膜性骨化　34
マグネシウム　191
末梢神経　5
末梢神経再生　287
マトリックスメタロプロテアーゼ　229
マラッセ上皮遺残　21
マルファン症候群　118

み

密接結合　63
密着結合　64
密度　153
ミニモデリング　33
未分化間葉系幹細胞　235, 244

む

無細胞外来線維性セメント質　24
無細胞セメント質　19

め

明帯　41
メカニカルストレス　3, 33, 117
メカノトランスダクション　138
免疫細胞　309

も

モデリング　4, 36

や

ヤング率　153

ゆ

有棘細胞層　61
有細胞セメント質　19, 26
遊離歯肉　22
遊離腸骨移植　255

よ

幼若骨　41
幼若象牙芽細胞　10
羊膜　274
予測医療　308

ら

蕾状期　9
ライブラリー　308
ラクトフェリン　265, 267
ラミニン　62, 116, 290
ランヴィエの絞輪　5, 75
ランダム共重合体　174

り

力学的な環境　195
力学的負荷　→ メカニカルストレス
力学特性　179
リグロス®　94, 129, 241

318

リン酸カルシウム　158, 189, 213
リン酸カルシウム結晶　12
リン酸三カルシウム　159
リン酸八カルシウム　160, 213, 250

れ

冷間静水圧成形　165
レジリエンス　153

ろ

ロイシンリッチドメイン　93

わ

ワーラー変性　5, 79

数字

3Dプリンター造形　172
3D培養　273
Ⅰ型コラーゲン　12, 113, 114
Ⅰ型コラーゲン線維　3, 10

ギリシャ文字

α-TCP　34, 159
β-TCP　34, 102, 159, 236, 250
αリン酸三カルシウム　→ α-TCP
βリン酸三カルシウム　→ β-TCP

A

ADAMTSL6　120
ADMPC　245
Al_2O_3　167
ALPase　12, 14
asporin　116

B

baso-apical polarity　54
BMP　7, 105, 252
BMP2　93, 105, 106, 239
BMP4　106
BMP7　105, 106
BMP11　106
Bone marrow-on-a-chip　197

bone quality　43
bone remodeling　33
BSP　12
bundle bone　33

C

C　167
CIP　165

D

DDS　172
dental pulp stem cells　125
dentin matrix protein 1　141, 229
dentin sialophosphoprotein　141
DFSC　130, 222
DGP　114
DMP1　12, 114, 141
DPP　12, 114
DPSC　125, 127, 129
DSP　12
DSPP　12, 114, 141

E

ECM　112
embryonic stem cell　244
EMD　237
epithelial-mesenchymal interaction　54
ES細胞　244, 262, 263, 264, 267

F

FGF　7, 10, 99
FGF2　99, 129, 240, 252
Fスポンジン　28

G

GBR法　250
GDF5　105, 106
GEM21S®　239
GTR法　237
GTR膜　149, 237
guided tissue regeneration法　237
guided tissue regeneration膜　149

索 引 Index

GWAS 88

H

HAP 158
HIP 165
HSP25 12

I

IGF 10, 100
IGF1 100, 101
IGF2 100
IGFR 100
in vitro モデル 270
inducible pluripotent stem cells 244
INFUSE® 239
insulin-like growth factor 100
iPS 細胞 4, 244, 262, 263, 264, 267

L

LRP5 106
LRR5 93

M

M2 マクロファージ 309
MEPE 12
mesenchymal stem cell 244
mini-modeling 33
MMP20 13
MRI 190
MRI アーチファクト 190
MSC 124, 244
MS チャネル 139

N

nestin 12

O

OCP 160, 213
OPN 141
Organ-on-a-chip 194
osterix 39
Oxy chip 212

P

PDGF 101, 239, 252
PDLSC 129
PDMS 211
PEG 191
periodontal ligament 33
Periodontal Tissue Engineering 234
PIPAAm 173
PLAP-1 92, 116
PLAP-1 ノックアウトマウス 94
PLGA 175
polytetrafluoroethylene 膜 250
prefabricated vascularized bone graft 256
PRP 98, 99, 251
PTFE 膜 250

R

RA 14
RANK 39
RANKL 39
regenerative endodontics 125, 226
resting odontoblast 12
revascularization 125, 226
ruffle-ended ameloblast 14
Runx2 39

S

SA 14
scaffold 170
SCAP 125, 221
Sharpey's fiber 33
SHED 125, 126, 222
SHH 7, 10, 127
SIBLING(s) 12, 141
small integrin-binding ligand *N*-linked glycoproteins 12, 141
smooth-ended ameloblast 14
SNP 88
SP 細胞 265

T

TAZ　140

TCP　159

TGFβ　99, 103

TGFβ スーパーファミリー　10

TGFβ スーパーファミリータンパク質　105

Ti-6Al-4V 合金　183

Ti-6Al-7Nb 合金　184

TiMe 法　251

TiO_2　167

TiO_2 ナノチューブ　191

Tissue Engineering　234, 252

TLR2　95

TLR4　95

TNF　7

transcriptional coactivator with PDZ-binding motif
140

transforming growth factor β スーパーファミリー　10

TRAPase　41

V

VEGF　99, 102

W

Wnt　7, 10, 106

Y

YAP　140

Yes-associated protein　140

Z

ZrO_2　167

むら かみ しん や
村 上 伸 也
　1984 年　大阪大学歯学部卒業
　1988 年　大阪大学大学院歯学研究科修了
　2002 年　大阪大学大学院歯学研究科教授，現在に至る

あみ づか のり お
網 塚 憲 生
　1988 年　新潟大学歯学部卒業
　1992 年　新潟大学大学院歯学研究科修了
　2005 年　新潟大学超域研究機構教授
　2009 年　北海道大学大学院歯学研究科教授，現在に至る

さい とう まさ ひろ
齋 藤 正 寛
　1989 年　神奈川歯科大学歯学部卒業
　2013 年　東北大学大学院歯学研究科教授，現在に至る

まつ もと たく や
松 本 卓 也
　1997 年　大阪大学歯学部卒業
　2011 年　岡山大学大学院医歯薬学総合研究科教授，現在に至る

歯科再生医学　　　　　　　　　　　ISBN978-4-263-45838-9

2019 年 4 月 10 日　第 1 版第 1 刷発行

編集　村　上　伸　也
　　　網　塚　憲　生
　　　齋　藤　正　寛
　　　松　本　卓　也
発行者　白　石　泰　夫
発行所　医歯薬出版株式会社

〒113-8612　東京都文京区本駒込 1-7-10
TEL. (03)5395-7638(編集)・7630(販売)
FAX. (03)5395-7639(編集)・7633(販売)
https://www.ishiyaku.co.jp/
郵便振替番号　00190-5-13816

乱丁，落丁の際はお取り替えいたします　　　印刷・教文堂／製本・皆川製本
Ⓒ Ishiyaku Publishers, Inc., 2019. Printed in Japan

本書の複製権・翻訳権・翻案権・上映権・譲渡権・貸与権・公衆送信権（送信可能化権を含む）・口述権は，医歯薬出版㈱が保有します．
本書を無断で複製する行為（コピー，スキャン，デジタルデータ化など）は，「私的使用のための複製」などの著作権法上の限られた例外を除き禁じられています．また私的使用に該当する場合であっても，請負業者等の第三者に依頼し上記の行為を行うことは違法となります．

JCOPY ＜出版者著作権管理機構 委託出版物＞
本書をコピーやスキャン等により複製される場合は，そのつど事前に出版者著作権管理機構(電話 03-5244-5088, FAX 03-5244-5089, e-mail : info@jcopy.or.jp)の許諾を得てください．